サイコパス
秘められた能力

ケヴィン・ダットン

訳▶小林由香利

Kevin Dutton

THE WISDOM of PSYCHOPATHS

What Saints, Spies, and Serial Killers
Can Teach Us About Success

NHK出版

サイコパス　秘められた能力

WISDOM OF PSYCHOPATHS

by Kevin Dutton

装幀　高柳雅人

Cover Photo : © Bill Jacobson / gettyimages

リチャード・ダットンに捧げる

精神は何ものにも縛られず、地獄から天国を、天国から地獄をつくり出せる。

――ジョン・ミルトン『失楽園』

目次

◆本文中（　）は原注、〔　〕は訳注、＊は見開きページ左端に傍注（原注）があることを表す。傍注が見開き以降にある場合は、＊←とした。注番号は巻末の原注を参照のこと。本文中の書名は、邦訳版がないものは初出に原題とその逐語訳を併記した。

● 著者より

この本に登場する人びとの氏名および個人の特定につながるような情報は、法的な理由（ときには個人的な理由）から変更を加えている。それでも、こうした人びとの〝声〟の信憑性は保証する——あらゆる手を尽くして、その場の雰囲気ややりとりをできるかぎり正確かつ忠実に再現している。ただし、これはとくにブロードムーア病院の箇所についてだが、記録機器に関する規制により、患者の秘密保持に努めると同時に人物や会話の独自性も再現するため、ある程度フィクションの要素を加えざるを得なかったことを、お断りしておく。

はじめに

わたしの父はサイコパス（精神病質者）だった。今ごろになってそんなことを言うのは少し変だが、たしかにそうだった。間違いない。父は魅力的で、怖いもの知らずで、容赦なかった（でもけっして暴力を振るったりはしなかった）。良心のなかに何が潜んでいるやら、ジェフリー・ダーマーの冷蔵庫並みに怪しいものだった〔ジェフリー・ダーマーはアメリカの連続殺人犯。自宅から人肉の詰まった冷蔵庫が発見された〕。父は人殺し《キリング》はしなかったけれど、大儲け《キリング》したことは一度や二度ではなかった。

何もかもが遺伝によって決まるわけじゃなくて本当によかったと思う。

その一方で、父は自分の望みどおりのものを手に入れる不思議な才覚の持ち主でもあった。それもたいてい、さりげないひと言を口にするだけで、あるいはひとつ印象的な仕草をするだけで、だ。ＢＢＣテレビのコメディードラマ「オンリー・フールズ・アンド・ホーセズ」に出てくる市場の商人で、正直ではないけれど憎めない「デルボーイ」に似ているとまで言われたものだ。たしかに似ていた。ふるまいもデルボーイのようだった（父も市場の商人だった）が、それだけではなかった。

「オンリー・フールズ・アンド・ホーセズ」を見ていると、わが家のホームビデオを見ているような気分だった。

いつだったか父を手伝って、ロンドンのイーストエンドにあるペチコートレーンの青空市で、日記帳を山ほど売ったことがあった。わたしは当時十歳で、その日は学校があったのだが。問題の日記帳は物好きが欲しがりそうな品だった。一年分の日記帳なのに、十一か月分しかなかったのだ。

「こんなの売っちゃだめだよ」とわたしは言った。「一月がないもん！」

「ああ、ないとも」父は言った。「父さんがおまえの誕生日を忘れたのはそのせいさ」

「さあさあ、世にも珍しい日記だよ。一年がなんと十一か月……今なら一冊分の値段で再来年の日記も予約できて、しかも再来年のやつには一か月分おまけがつくよ……」

日記は飛ぶように売れた。

父は現代の生活には理想的な人格の持ち主だったと、わたしは前々から思っている。父がパニックになるのを見たことがなかった。冷静さを失うのを見たことがなかった。何かでカッとなるのを見たことがなかった。正直、そうなってもおかしくない場面が何度もあったのに。

「人間が進化の過程で恐怖を発達させたのは、捕食者から身を守るためなんだとさ[1]」と父がわたしに言ったことがある。「でも、原始時代じゃあるまいし、今どき、治安の悪いエレファント・アンド・キャッスルの界隈だって、サーベルタイガー（剣歯虎《けんしこ》）はそんなにうろついてやしないよな」

父の言うとおりだった。たしかに一頭も見かけたことはなかった。ヘビのように油断のならない連中なら少しばかりいたかもしれないが。

父のそんな気の利いた冗談も露店での当意即妙のジョークと同じで、その場かぎりのものだと、わたしは長いこと思っていた。変な話、父が売りさばいていた数々のがらくたにちょっと似ている、と。しかし何年もたった今になってわかる。あの食えないおやじの言葉には、じつは深い生物学的真実が潜んでいた。それどころか、現在の進化心理学の考えかたを父は人並みはずれた正確さで先取りしていた。わたしたち人間はどうやら本当に、捕食者から身を守るために恐怖を発達させたらしい。たとえば脳の扁桃体——感情を整理する領域——に異常のあるサルは、恐怖を正常に感じることができず、猛毒のコブラをつかもうとするなど、危険極まりない行動に出る。[2]

しかし何百万年もたって、街角に必ず野生動物が潜んでいる心配のなくなった世界では、この恐怖メカニズムは過剰反応する可能性がある。神経質なドライバーがいつでもブレーキを踏める態勢をとっているようなものだ。現実には存在しない危険に反応し、わたしたちに非論理的で不合理な決断をさせる。

「更新世と違って今は貯えというものがある」[3]とカーネギーメロン大学の経済学・心理学教授であるジョージ・ローエンスタインは指摘する。「それでも人類は病的なまでにリスクを嫌う。人間の感情をつかさどる多くのメカニズムは、現代生活に十分に適応しているとは言えない」

父の説明のほうがわたしは好きだ。

現代人が病的なまでにリスクを嫌うといっても、もちろん、つねにそうだというわけではない。むしろ現在、病的にリスクを嫌う人――慢性不安を抱えている人など――は、単にいいものをもちすぎているからだとさえ言えるだろう。進化生物学者が言うように、わたしたちの祖先の時代には、人並み以上に警戒心が強い人間がいるかどうかが、捕食者との戦いの行方を左右したのではないか。だとすれば、不安が環境適応にかなり有利に働いたことは間違いないだろう。やぶのなかからがさごそ音がするのに敏感であればあるほど、自分や家族、さらにより大きい集団の仲間が生き延びる可能性が高い。今でも心配性の人のほうが脅威に敏感だ[4]。コンピューターの画面に怒った顔とうれしそうな顔、そのどちらでもない顔を表示すると、そのなかから怒った顔を見つけるのは心配性の人間のほうがはるかに速い――そういう能力があれば、ひとりで夜道を歩いていて知らない界隈に入り込んでしまったときにはなかなか都合がいい。心配性が役に立つ場合もあるわけだ。

精神障害もときには好都合――患者をひどく苦しめはするが、意外で変わった強みももたらす可能性がある――という考えかたはもちろん昔からある。今から二千四百年以上前に哲学者アリストテレスが言ったように、「天才にはいくばくかの狂気がつきものだ」。「天才」と「狂気」の結びつきといえば、ほとんどの人が思い出すのは、おそらく、大ヒット映画「レインマン」と「ビューティフル・マインド」で描かれた自閉症と統合失調症のケースだろう。神経科学者で精神科医のオリヴァー・サックスは著書『妻を帽子とまちがえた男』[5]で、その双子との有名な出会いについて書いている。重度の自閉症であるジョンとマイケルは当時二十六歳で、施設で暮らしていた。マッチ箱が落ちてマッチが散乱したとき、ふたりは同時に「百十一」と叫んだ。サックスはマッチを拾って数を数えはじめた……。

同様に、聡明だが「精神の苦悩にあえぐ芸術家」という陳腐なステレオタイプにも、根拠がないわけではない。画家のゴッホも、ダンサーのワスラフ・ニジンスキーも、「ゲーム理論」（詳細は後述する）の生みの親であるジョン・ナッシュも精神に障害があった。偶然だろうか。いや、偶然ではないらしい。ハンガリーの首都ブダペストにあるセンメルベイス大学の研究者サボルチ・ケーリは、統合失調症と創造性の両方に関連する遺伝子の変異を突き止めたようだ。[6]ニューレグリン1という遺伝子のDNA配列が一文字異なる変異——以前から記憶力のなさや批判への敏感さとともに、精神障害とも関連があるとされている——が二か所ある人は、変異がひとつかゼロの人に比べて創造性が高い傾向があることを発見した。変異がひとつの人もゼロの人に比べて平均すると創造性が高い傾向がある。

鬱《うつ》でさえ悪いことばかりではない。最近の研究によれば、気分が落ち込むと思考力や注意力が増して、問題解決能力が向上する可能性がある。オーストラリアのニューサウスウェールズ大学の心理学教授ジョー・フォーガスは、独創的な実験を行った。[7]シドニーの小さな文房具店で精算レジのそばにおもちゃの兵隊やらプラスチック製の動物やらミニカーやら、こまごましたものを置いておき、店から出てきた買い物客に、どれだけ覚えているか、思い出せるかぎり答えてもらうというものだ。ただし、ちょっとしたひねりを加えた。雨の日にはヴェルディの「レクイエム」が店内に流れるようにし、晴れた日にはウィリアム・ギルバートとアーサー・

サリバンの喜歌劇を大音量で流したのだ。

結果は歴然としていた。「暗い気分」のときのほうが客は四倍近い数の品物を覚えていた。雨と「レクイエム」で気が滅入り、その結果、注意力が増したのだ。これを教訓に、天気のいい日は必ずお釣りを確かめよう。

精神障害がもたらすメリット、暗雲からのぞく光明や心理的慰めを探っていけば、どんな障害であれ、まったくプラスにならないとは考えにくい。強迫神経症なら、ガスコンロの火を消し忘れる心配はない。偏執病《パラノイド》なら細かい活字も苦にならない。じつのところ、恐怖と悲しみ――不安と抑鬱――は文化の違いを超えて普遍的に進化してきている。ほとんどだれもが人生のどこかで経験する基本的な五つの感情のうちのふたつだ（残る三つは怒り、喜び、嫌悪。六つ目として驚きをふくめるかどうかについては議論がある）。ただし、恐怖とも悲しみとも無縁の人間がいる――どんなにつらく苦しい状況でも、恐怖も悲しみも感じない人間。それはサイコパスだ。彼はガスの火を消し忘れても心配にならない（ほとんどの場合、「彼」だ。考えられる理由については巻末の注を参照[8]）。このことに何か利点はあるのだろうか。

こんな質問をサイコパスに投げかけたら、たいてい、そんなことを訊くおまえのほうがどうかしている、と言いたげなまなざしを向けられるはずだ。サイコパスには暗雲なんてものはない。あるのは光明だけだ。一年は十一か月じゃなくて十二か月だろう、なんて水を差されたら、あんな日記を売りさばこうという気持ちは吹き飛んでしまってもおかしくない。でも父は違った。むしろ逆だった。十一か月しかないところがセールスポイントだと考えた。

もちろん、これは父にかぎった話じゃない。父だけが人並みはずれているわけでもない。調査を進めるなかで、わたしはあらゆる経歴をもつ非常に多くのサイコパスに会った——それも、自分の身内以外にもだ。そう、わたしは密室でハンニバル・レクターやテッド・バンディ〔一九七〇年代に膨大な数の女性を殺した連続殺人犯〕級の人びとに会った——ガラス越しに受話器を手にするまでもなく、姿を見せるだけでサイコパスだとわかる、極悪非道な大物たちだ。その一方で、社会を食いものにするどころか、冷静沈着さと断固とした決断力によって社会を守り、豊かにしているサイコパスにも会った。外科医、兵士、スパイ、起業家——なんと弁護士もいた。

「あまりうぬぼれるな。おまえがどんなに優秀でもな。やつらに前途有望だと思われないようにしろ」。映画「ディアボロス　悪魔の扉」でアル・パチーノ演じる一流法律事務所の社長は言う。「それがコツだよ、自分を小さく見せるんだ。田舎者、だめなやつ、野暮ったいやつ、嫌われ者、変人になれ。おれを見ろ。初日から見くびられてきた」。パチーノが「悪魔」を演じていた。そして——当然かもしれないが——核心を突いていた。サイコパスに共通点があるとすれば、それは、どこにでもいるごくふつうの人間だと完全に信じ込ませる能力だ。しかし見せかけ——非の打ちどころのない変装——の下では、冷酷非情な捕食者の氷のように冷たい心臓が脈打っている。

　テムズ川を見下ろすペントハウスのバルコニーで、大成功を収めている若手弁護士から、こんな話を聞いたことがある。「ぼくの心の奥のどこかに連続殺人鬼が潜んでいる。だけどつねにやつの注意をそらしているんだ。コカインやＦ１レースやセックスや切れ味鋭い反対尋問なんかでね」

わたしはそろそろとバルコニーの端から離れた。

この下界をはるかに見下ろす場所での若手弁護士とのやりとり（その後、高速艇で下流にあるホテルまで送ってくれた）は、サイコパスをめぐるわたしの持論をある程度例示している。人がサイコパスに魅せられるのは幻に魅せられるから、一見ふつうだがよく見るとふつうなんかじゃないものに魅せられるからだ。カニグモ科のクモの一種は、エサとなるアリに擬態する。アリが正体に気づいたときにはもう手遅れだ。わたしが話を聞いた多くの人はまさにそう感じていた。しかも彼らは幸運にも難を逃れた人たちだった。

左ページの写真を見てみよう。サッカーボールは何個ある？　六個？　もう一度よく見て。やっぱり六個？　正解は22ページの欄外にある。

サイコパスもこれと似ている。一見感じがよく、魅力やカリスマ性や隙《すき》のない心理的カムフラージュで、「本性」からわたしたちの目をそらしている。目の前にある異常性がわたしたちには見えない。人を魅了し、惹きつけてやまない彼らの存在に、わたしたちはいやおうなくおびき寄せられる。

とはいうものの、パチーノ演じる悪魔と、その子分ともいうべきロンドンの若手弁護士が暗示したように、サイコパシー（精神病質）は、少なくとも控えめなら、プラスになる可能性もある。不安や抑鬱などいろいろな精神障害と同じように、適応性のあるサイコパシーもある。後述するが、サイコパスにはさまざまな特性――人を惹きつけてやまない個人的魅力や、人当たりがよくてそつがないように見せる才能――があり、それをうまく利用し制御する方法がわかれば、職場だけでなく日常生活全般でも相当なメリットをもたらすことが多い。サイコパシーは太陽の光のようなもの。浴びすぎればおぞましい発癌《がん》物質のように死を早めるおそれがあるが、適度に浴びれば健康にも生活の質にも大いにプラスになる。

サイコパスのこうした特質を、これからくわしく見ていく。それらの特質をわたしたち自身の心理的スキルに取り入れれば、人生が劇的に変わる可能性がある。もちろん、サイコパスのやることを美化するつもりはさらさらない――社会的に機能不全のサイコパスがやることを美化するなんて、とんでもない。そんなことをするのは認識力を蝕《むしば》む悪性腫瘍を、人格に巣食う「癌」の邪悪な企みを、美化するようなものだ。しかしサイコパシーは、美

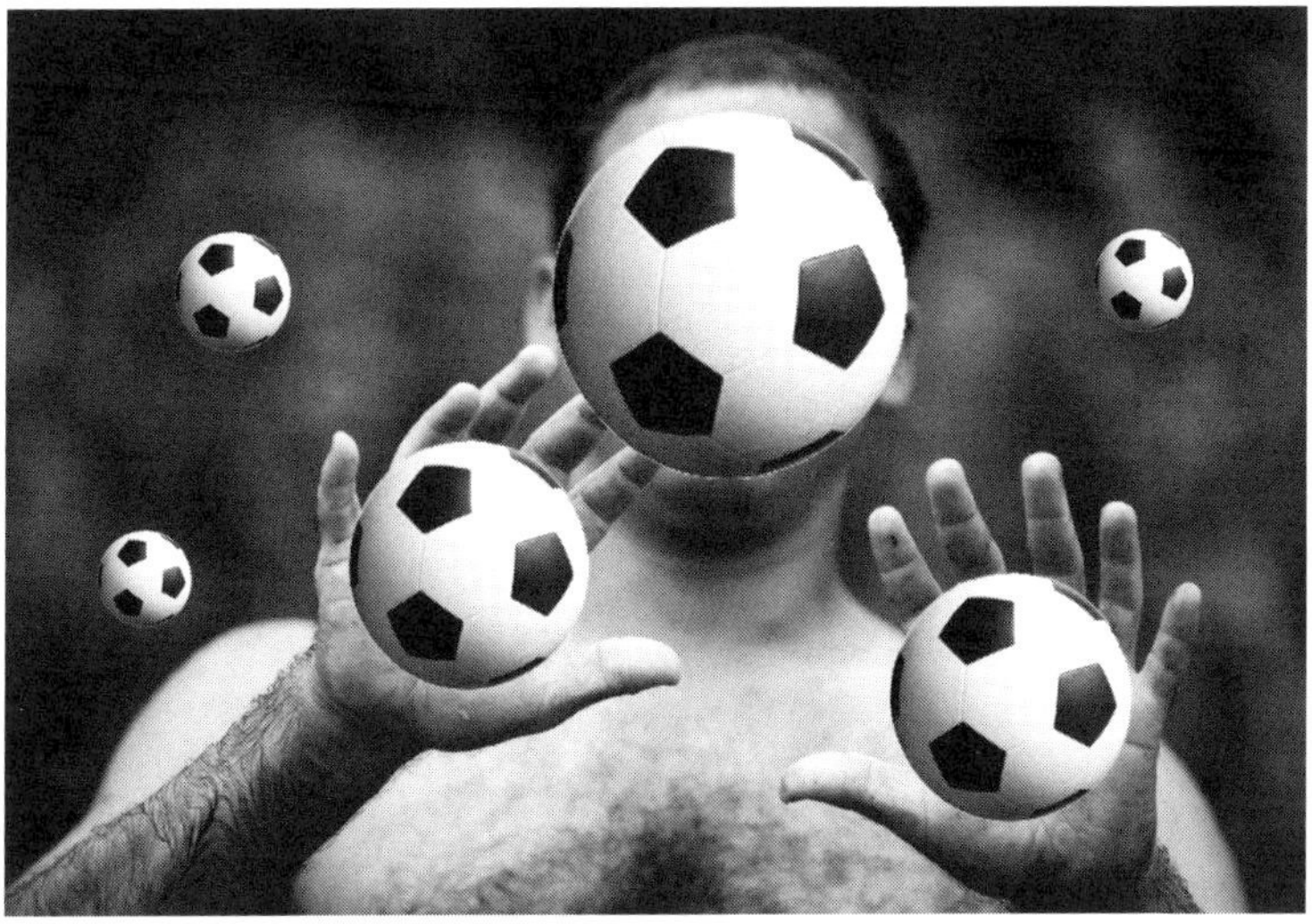

少なくとも少量であれば、人格の日焼けだと思われる節がある。本当にそうだとしたら、意外なメリットがあるかもしれない。

　そんな実例をわたしは何度か目の当たりにした。年老いて市場での仕事から引退すると、父は神様たちのご寵愛《ちょうあい》からも遠ざかった（父が選り好みしたわけではなさそうだった。仏陀やらムハンマドやらイエス・キリストの心臓やら聖母マリアやら……そういうものをかたどった像が用済みになって、父の三輪自動車の後部にごちゃ混ぜに積まれていたから）。父はパーキンソン病になり、恐ろしいほどあっという間に、十秒ジャストで荷造りできる人間（この能力は意外なほどたびたび役に立った）から、だれかに腕をつかんでもらわなくては立っていることもできない人間（「昔はよくこうやって警官に腕をつかまれたもんだ」と父はたびたび言っていた）になった。

　しかし父が真骨頂を見せつけたのは、間違いなく、病気になってからだった。そして、わたしが気づいたのは父が死んだあとだ。葬儀が終わってまもないある晩、父の遺品を調べていたところ、引き出しのなかに大量の手書きのメモがあった。最後の数か月間、父の介護をしていた人たち（人からいくら勧められても、父は最後まで自宅から離れなかった）が書いたもので、一種の介護「日記」のようになっていた。

　読みはじめてまず驚いたのは、整然と、労を惜しまず、事細かに書かれていたことだ。間違いなく女性の筆跡で、紙の上をファッションショーのモデルのように色っぽく横切っていたが、装いは青と黒のボールペンであくまでも控えめに、ひげ飾り《セリフ》や合字《リガチャー》（œやﬃなど）のような場違いな装飾はほとんど見当たらなかった。しかし読み進むうちに、この世での父の最後の数か月間がいかに変化のないものだったかがわかってきた。父の最後の店、人生という市場での最後の露店が、どんなに単調で同じことの繰り返しでわびしいことばかりだったか。もちろん、わたしが見舞ったとき、父がそんなそぶりを見せたことはなかった。パーキンソン病は父の手足を完膚《かんぷ》なきまでにたたきのめしていたはずだが、父の強靱な精神には歯が立たなかったようだ。

それでも、日記は当時の現実をまざまざと突きつけてきた。

「七時三十分、ダットンさんを起こした」

「ダットンさんのひげを剃った」

「ダットンさんにキュウリのサンドイッチを作った」

「ダットンさんにお茶を運んだ」

そんなことが延々と書き連ねてあった。

読んでいるうちにうんざりしてきて、でたらめにページを繰りはじめた。そのうち、ふと、あるものが目に留まった。あるページの真ん中に、線は震えて細いけれども大文字ででかでかと、こう書いてあった。「**ダットンさんが廊下で側転を披露した**」。その数ページ先にも。「**ダットンさんがバルコニーでストリップショーをやった**」

それが父の作り話だというのはなんとなくわかった。しかし、あの父のことだ。身に染みついた習慣を変えなくてはいけないという法があるだろうか。

それに、ゲームのルールは変わっていた。減らず口の切っ先は多少鈍っても、その裏には以前より崇高で偉大な真実が隠されていた。魂に集中砲火を浴びている男、神経回路とシナプスをどうしようもなく、情け容赦なく打ち負かされている男の物語が。ただしそれは、追い詰められて万事休すという状況でも、敵に罵詈雑言《ばりぞうごん》を雨あられと浴びせながら戦っている男の姿だった。

側転やストリップショーのほうが、ひげ剃りやキュウリのサンドイッチよりいいに決まってる。

たとえそれが作り話だったとしても、いいじゃないか。

＊答え……たしかにボールは六個ある。でも男性の手をよく見て。何かふつうと違うところに気づかないだろうか。

1　サソリのひと刺し

偉大な人と善良な人が同一人物であることはまれだ。

――ウィンストン・チャーチル

サソリとカエルが川の土手に腰かけていた。どちらも向こう岸に用があった。

「こんにちは、カエルさん！」サソリが葦《あし》のあいだから呼びかけた。「わたしを向こう岸までおぶっていってくれませんか。向こう岸に大事な用があるんですよ。でも流れが急で、泳いで渡るのは無理なんです」

カエルはたちまち警戒した。

「サソリさん、向こう岸に大事なご用があるのはわかりますよ。でもね、ちょっと考えてみてくださいよ。あなたサソリでしょ。尻尾の先に大きな毒針がある。背中に乗せたとたん、その毒針でわたしを刺すのがあなたの性分でしょうが」

予想どおり言い返されて、サソリは次のように答えた。

「カエルさん、そうおっしゃるのも無理はない。でもあなたを刺しても何の得にもなりません。どうしても向こう岸に渡らなきゃならんのです。誓って、あなたにはいっさい危害を加えませんから」

　カエルはしぶしぶ承知した。サソリが早口でまくしたてながら駆け寄って背中に飛び乗るのを待って、さっさと川に飛び込んだ。

　最初は万事順調だった。何もかも計画どおりに運んだ。ところが川の真ん中まで進んだところで突然、カエルの背中に鋭い痛みが走った――皮膚からサソリが針を抜くところがカエルの視界の端に映った。猛毒で四肢がしびれはじめていた。

「ばかやろう！」カエルは恨めしげに言った。「向こう岸に大事な用があるんじゃなかったのか。これじゃ、ふたりとも死んでしまう！」

　サソリは肩をすくめ、溺れかけたカエルの背中で軽く飛び跳ねた。

「カエルさん」サソリは軽い調子で言った。「あなた自分で言ったじゃありませんか。わたしはサソリですよ。刺すのが性分なんでね」

　そしてサソリとカエルは暗く濁った激流に呑《の》み込まれていった。

　どちらもそれきり二度と浮かんではこなかった。

サイコパスは損か得か

　一九八〇年の裁判でジョン・ウェイン・ゲイシーはため息まじりに言い切った。自分が本当に有罪なのは「無許可で墓地をやっていたことだ」と。

　それはまさしく墓地だった。一九七二年から七八年にかけて、ゲイシーは少なくとも三十三人の青少年（平均年齢は約十八歳）をレイプして殺害し、遺体を自宅の床下に放り込んでいた。被害者のひとりであるロバード・ドンリーは命こそ取り留めたものの、ゲイシーから容赦なく痛めつけられ、あまりの苦痛に何度も「もう終わりにして」殺してくれとせがんだ。

ゲイシーはとまどったように答えた。「そうするとしよう」

そのジョン・ウェイン・ゲイシーの脳を、わたしはこの手で抱えたことがある。一九九四年に薬物注射によって死刑が執行されたあと、ヘレン・モリソン博士――ゲイシーの裁判の弁護側証人で連続殺人鬼の世界的エキスパート――はシカゴの病院で検死を手伝い、小さなガラス瓶のなかで揺れているゲイシーの脳を愛車ビュイックの助手席に載せて帰宅した。外傷、腫瘍、病変など、何かふつうの人間の脳と違うところがあるのかどうか、突き止めたかったのだ。

検査の結果、ふつうと違うところは何もなかった。

数年後、シカゴのモリソン博士のオフィスでコーヒーを飲みながら、博士の発見したことの重要性について話をした……いや、何も発見しなかったことの重要性について、だ。

「ということは、つまり」わたしは博士に尋ねた。「人間はみんな、心の奥深くでは基本的にサイコパスだってことですか？　ひとりひとりに、だれかをレイプし、殺し、痛めつける性質が潜んでいると？　わたしの脳とジョン・ウェイン・ゲイシーの脳に違いがないとしたら、サイコパスかどうかの違いは厳密にはどこにあるというんです」

モリソンはためらったあと、神経科学における最も根本的な真実のひとつを口にした。

「死んだ脳は生きている脳とはずいぶん違う」と彼女は言った。「見た目は非常に似ているけれど、機能の仕方はまったく違う。異常と正常のどちらかに傾くのはライトがオフではなくオンになっているとき。ゲイシーは非常に極端なケースだったから、何かほかの要因もあるんじゃないかと思って——脳の外傷とか損傷とか、何か構造上の異常とか。でもそんなものはなかった。ふつうだった。脳がどれほど複雑で測り知れないものになりうるか、神秘を明かしたがらないかという証拠ね。子ども時代の育てかたなど、いろいろな経験が脳内の配線の構造と化学的性質をわずかに変化させて、それがゆくゆくは行動を激変させるのかもしれない」

その話を聞いて、以前耳にしたロバート・ヘアについての噂を思い出した。カナダのブリティッシュコロンビア大学の心理学教授で、サイコパスの世界的権威であるヘアは、一九九〇年代、サイコパスとそうでない人に語彙《ごい》目録を作らせて作業中の脳波を調べ、その結果を論文にして学術誌に送った。[1] 具体的には、ボランティアの被験者に文字列を見せ、文字列が単語になるかどうかをできるだけ早く判断させるという実験だ。

結果は驚くべきものだった。ふつうの被験者は、「t-r-e-e（木）」や「p-l-a-t-e（皿）」など当たり障りのない単語よりも、「c-a-n-c-e-r（癌）」や「r-a-p-e（レイプ）」のように感情をかき立てる単語のほうにすばやく反応したが、サイコパスの場合は違った。サイコパスには感情は関係なかった。

学術誌は論文の掲載を拒否したらしい。結論のせいではない。じつは、それ以上に異例の理由で、だ。査読者たち〔掲載の可否を判定する専門家〕によれば、脳波の一部があまりにも異常で、現実の人間のものとは思えなかったせいだ。実際にはもちろん実在する人間の脳波だったのだが。

サイコパスの頭脳の神秘と謎について——実際、神経の御しがたさ全般について——シカゴでモリソンと交わした話に興味をそそられて、わたしはカナダのバンクーバーにヘアを訪ねた。噂は本当なのか。論文は本当に拒否されたのか。だとしたら、いったいどんな脳波だったのか。

「脳波には四種類ある」とヘアは言った。「覚醒時のベータ波からアルファ波、シータ波、熟睡しているときのデルタ波までだ。この四種類はさまざまなときの脳の電気的活動レベルを反映する。シータ波は一般的には眠気や瞑想や睡眠状態と関連している。ところがサイコパスの場合は覚醒時に見られ——ときには興奮時にも見られる。

サイコパスにとって言語はあくまでも字義どおりのものだ。感情的なふくみなんてない。サイコパスの言う『あなたを愛している』は『わたしはコーヒーにする』と言うのと変わらない……。このせいもあって、サイコパスは極度に危険な状況にあっても非常に冷静沈着で落ちついていて、見返りを求めてリスクを負う。彼らの脳は一般人の脳に比べて、文字どおり『スイッチオン』になりにくい」

わたしはゲイシーのこと、それにモリソン博士から聞いた話を振り返った。

「くそくらえ」ゲイシーはそう言って死刑執行室に足を踏み入れた。

ゲイシーは見たところふつうだった（地域社会の中心的人物で、当時ファーストレディだったロザリン・カーターと写真に収まったことさえあった）が、人好きのする外見の下には内なるサソリが隠れていた。

毒のあるひと刺しをお見舞いするのがサソリの性分だった——たとえ水中に沈みかけていても、だ。

「獲物」は歩きかたでわかる

ファブリツィオ・ロッシは三十五歳、以前は窓の清掃の仕事をしていた。しかし結局は殺人に魅せられてしまった。その結果、なんと今ではそれを「生業《なりわい》」にしている。うららかな春の朝、ロッシと並んで立ってジョン・ウェイン・ゲイシーの「寝室」を落ちつかない気分でうろつきながら、わたしはロッシにいったいどういうことなのかと尋ねた。わたしたちはなぜサイコパスに惹かれるのか。サイコパスはなぜわたしたちを魅了してやまないのか。

ロッシは以前にも同じことを訊かれたに違いない。

「サイコパスの重要な点は、一方ではごくふつうで、みんなと変わらないのに、もう一方ではものすごく違うところです。ゲイシーはピエロの格好をして子どもたちのパーティーでパフォーマンスまでしていた……。それがサイコパスなんです。見た目はふつう。でもその下の、いってみれば床下ってやつを覗《のぞ》いたら、何が見つかるかわからない」

もちろん実際のゲイシーの寝室というわけにはいかないが、その原寸模型のなかにわたしたちは来ていた。ここは、薄気味悪さでは世界一、二を争う連続殺人鬼博物館の展示室で、フィレンツェのドゥオーモ広場に近い高級住宅地にある。

ファブリツィオ・ロッシはそこの館長をしている。

博物館はにぎわっている。それもそのはず。そういうものに夢中な人が望むものすべてがそろっているのだから。切り裂きジャックからジェフリー・ダーマー、チャールズ・マンソンからテッド・バンディまで。

バンディは興味深いケースだ、とわたしはロッシに言う。サイコパスの秘めた力を不吉な形で表している。床下をよくよく見れば、暗い秘密以外のものが見えてくるかもしれないと興味をかき立てられる。

ロッシは控えめに言っても驚いた様子だ。

「でもバンディは史上最も悪名高い連続殺人鬼のひとりです」とロッシは言う。「当館の目玉のひとつでもあります。暗い秘密以外のものが潜んでいる可能性なんて、本当にあるんでしょうか」

可能性はある。バンディがフロリダ州の州刑務所で処刑されて（バンディが電気椅子に向かっていたちょうどその時刻、地元ラジオ局はいっせいに視聴者に対し、刑務所の電力供給を最大にするため、家電のスイッチを切るよう呼びかけた）二十年後の二〇〇九年、心理学者アンジェラ・ブックらカナダのブロック大学の研究チームは、この冷酷なアメリカ人殺人鬼の言葉を信じることにした。一九七〇年代半ばに女性三十五人の頭蓋骨をたたき割ったバンディは、生前のあるインタビューの最中、少年のような、いかにもアメリカ人らしい笑顔で言ったのだ。いい被害者は歩きかたでわかる、と。

「おれは、あんたらが会ったなかでいちばん冷酷な悪党だ」バンディはきっぱり言った。それはだれも否定しないだろう。でも、とブックは思った。この男はいちばん頭の切れる人間のひとりでもあるのではないだろうか。

それを突き止めるべく、ブックは簡単な実験を行った。[2] まずサイコパシー自己評価尺度――刑務所や病院ではなく、広く一般に精神病質傾向を評価するための質問票――を男子大学生四十七人に配布。[3] その結果に基づいて学生を高得点グループ（サイコパシー傾向が高い）と低得点グループに分けた。次に別の参加者十二人に通路を通って部屋を移動してもらい、歩きかたをビデオに収め、移動先の部屋でごくふつうの人口統計調査の質問票に記入させた。質問票には次のふたつの質問がふくまれていた。(1)過去に犯罪被害者になったことがあるか（はい・いいえ） (2)「はい」と答えた人は被害に遭《あ》ったのはいつか。

最後にブックは十二人の映像を最初の四十七人に見せ、こう指示した。十二人のカモにされやすさを一から十までで採点しなさい。

理屈は単純だった。バンディの主張どおり、彼が本当に歩きかたから弱い被害者をかぎつけることができたのだとしたら、サイコパシー自己評価尺度で高得点をあげた人間ほど、他人の弱さを見極めるのがうまいはず――。

ブックの読みは当たった。しかも重警備刑務所に収容されている臨床的にサイコパスと診断された人々を対象に、再度同じ実験を行ったところ、新たな発見があった。[4] 最初の実験で高得点をあげた「サイコパス的」な学生は、他人の弱さを嗅ぎつけるのが得意だった。しかし臨床的にサイコパスと診断された受刑者はその上をいっていた。歩きかたで弱さがわかると明言したのだ。彼らもバンディ同様、自分が何を探しているのかちゃんと自覚していた。

アンジェラ・ブックの発見は一時的なものではない。近年同じような研究が相次ぎ、サイコパスに新たな、より複雑な光を当てている——新聞の見出しやハリウッドの脚本家が投げかける不吉な影とはどこか違う光だ。だが、その新説は常識的には容認しがたい。フィレンツェの一角にあるこの殺人鬼の博物館でも、よそのほとんどの場所と同じように、胡散臭《うさんくさ》そうな反応が返ってくる。

「それはつまり」とロッシがいぶかるように言う。「サイコパスも悪いことばかりではないということですか」

「それもありますが」わたしはうなずく。「悪くないだけじゃなく、じつはいい場合だってあるんです——サイコパスのほうがそうでない人たちより有利になる場合がね」

ロッシは半信半疑のようだ。周囲を見渡してみれば、信じられないのも納得できる。バンディやゲイシーはあまりお近づきになりたいタイプの人間ではない。それに正直なところ、そうした手合いがほかにもごろごろしている状況では、プラス面にはなかなか目がいかないものだ。それでも連続殺人鬼博物館はすべてを物語っているわけじゃない。じつを言えば、ほんのわずかだ。ヘレン・モリソンが雄弁に説明したとおり、サイコパスの運命を左右する要因は、遺伝子、家系、教育、知性、チャンスなど、じつに広範に及ぶ。それらの要因の相互作用にも左右される。

全米警察署長連盟のジム・クーリ副会長も似たような意見だ。クーリによれば、サイコパスの連続殺人犯によく見られる特徴——うぬぼれの強さ、説得力、外面のよさ、冷淡さ、やましさを感じないこと、他人を操ること——は、政治家や世界の指導者にも共通する。そうした特徴を備えた人物は、自分の行動が社会的、道徳的、法的にどんな結果を生もうがおかまいなしに、自分が望むときに望むことができる、とクーリは指摘する。

たとえば、しかるべき星のもとに生まれ、月が潮の満ち引きを左右するように、人の心を左右する力をもった人物がいたとする。その人物はクルド人十万人の虐殺を命じ、その結果、絞首台に向かうはめになったとしても、最後まで不可解なまでに不屈で、その姿にはいかに厳しい誹謗《ひぼう》者といえども思わず口をつぐんでしまう。

「おじけづくなよ、先生《ドクター》」絞首台に向かうとき、サダム・フセインは立会人のひとりに言った。

反米スローガンを口にし、「わが支持者向けさ」とうそぶいて見せた。

あるいは、「ハンニバル・レクター」を彷彿《ほうふつ》させるロバート・モーズリーのように暴力的で狡猾なら、自分の監房にほかの囚人をおびき寄せ、相手の頭蓋骨を釘抜き金槌でたたき割って、まるで半熟卵でも味わうかのように平然と、スプーンで脳みそを味見するかもしれない（ちなみにモーズリーは過去三十年間、イングランドのウェイクフィールド刑務所の地下にある防弾独房に隔離されている）。

あるいはまた、プレッシャーのなかでも冷静沈着で集中力を失わない聡明な神経外科医なら、ジェームズ・ゲラティのように、まったくの新天地、二十一世紀の医療の最果ての地で、運試しをしようとするかもしれない。強風のなかで雪山に登るときと同じで、リスクは極めて高く、じっくり考える余裕はない。

「執刀する患者に思いやりなんていだかない」とゲラティは言った。「そんな余裕はない。手《オ》術《ペ》室では別人になる。冷酷無慈悲な機械になって、手にしたメスやドリルやノコギリと完全に一体化するんだ。脳という雪山で死を相手に闘っているときは、感情の出る幕はない。感情は混沌をもたらし、仕事に差し支える。わたしは長年、感情を探し出してはことごとく抹殺してきた」

ゲラティはイギリスのトップクラスの神経外科医のひとりで、彼の言葉にはぞっとする面もあるが、まったくもって理にかなっている面もある。脳のとくに危険なスラム街の奥深くで、サイコパスは孤独で非情な捕食者、一瞬で獲物を誘惑する孤立種として、ちらりと姿を見せる。サイコパスと聞いただけで、背後から忍び寄ってくる殺人鬼、レイプ魔、常軌を逸した孤独な爆破犯の姿が、わたしたちの脳裏に浮かぶ。

しかし、これから別の構図を描いてみせるとしたらどうだろう。あなたの家を全焼させた放火魔も、パラレルワールドでは、炎上し崩れかけているビルに危険を顧みず飛び込んでいき、あなたの大切な人たちを捜して助け出す英雄かもしれないとしたら。あるいは映画館の裏手でナイフをもてあそんでいた子どもが、将来は手術室で別の種類のナイフを振るっているかもしれないとしたら。

たしかにおいそれとは信じられない話だが、ありえなくはない。サイコパスは怖いもの知らずで、自信にあふれ、カリスマ性があり、非情で、一点に集中する。彼らは、世間一般の思い込みとは裏腹に、必ずしも暴力的ではない。それに、サイコパスであることは朗報でさえある。というか、先ほど触れたとおり、自分の人格の隠された要素次第では朗報になりうる。サイコパスかそうでないかふたつにひとつというのではなく、サイコパスの周辺には内側にも外側にもグレーゾーンがある。地下鉄路線図の運賃区分が少しずつ変化するのにいくらか似ている。2章で触れるが、人はそれぞれサイコパシーのスペクトラム〔連続的に程度が変化する広がり〕のどこかに位置しており、「危険地帯《インナーシティ》」の住人はひと握りの有名人だけだ。

たとえば、ある人物はプレッシャーがあっても冷静沈着で、他人に対してどこまでも非情に見えるかもしれない（本書ではあとで証券取引所にいるそういう人物を紹介する）が、暴力的、反社会的な行動はとらず、悪い結果を招くようなこともしない。そういう人物はサイコパシー的な属性のうちのふたつで高得点をあげるが、それでもすべての項目で高得点をあげる人物のような危険ゾーンには遠い。

週末に趣味でゴルフを楽しむ人たちと、タイガー・ウッズのようなプロとのあいだに公式の線引きがないのと同じで、世界クラスの「ホールインワン」レベルのスーパー・サイコパスとごくふつうの「サイコパシー」との境目もはっきりしない。サイコパス的な特質はレコーディングスタジオのミキシングコンソールについている調整つまみだと考えてみよう。全部のつまみを最大にすれば、完成したサウンドトラックは使いものにならない。しかし、そのサウンドトラックを項目別に評価すれば、いくつかの項目はほかのサウンドトラックより優れている。

恐怖心の欠如、一点集中力、共感の欠如、精神的な強さ――そんな人物なら人並みはずれた優秀な外科医になれそうじゃないか。

もちろん外科医はサイコパシー的な「才能」がメリットになりそうな一例にすぎない。そういう例はほかにもある。たとえば法の執行にかかわる職業だ。二〇〇九年、アンジェラ・ブックが研究結果を論文にして発表した直後、わたしは自分でも調べてみることにした。[5] ブックが発見したとおり、サイコパスのほうが一般人より本当に人間の弱さを嗅ぎつけるのがうまいとしたら、その能力は実際に何かに使えるはずだ。この才能が社会の重荷になるのではなく、何か恩恵をもたらす面があるはずだった。光明が見えたのは友人と空港で会ったときだ。人はだれしも通関手続きにはいくらか神経質になるものだ。やましいことなどこれっぽっちもないときでも、だ。まして何か隠しごとがあるときは、いったいどんな気持ちになるのだろうか。

わたしの実験には大学生三十人が参加した。うち半数はサイコパシー自己評価尺度で高得点をあげた学生、半数は得点の低かった学生だ。五人の「協力者」も参加した。学生に与えられた課題は簡単だった。教室に座って「協力者」がドアから部屋に入ってきて、少し高くなっている小さな舞台を横切り、別のドアから出ていくまでの動きを観察すればよかった。ただし、学生たちは五人のうちだれが「有罪」か、つまり真紅のハンカチを隠しもっているかも当てなければならなかった。

協力者をその気にさせる「エサ」として、「有罪」の協力者には百ポンド〔約一万四千円〕渡した。学生はそれぞれ、「有罪」と思った協力者に投票する。「有罪」の協力者は学生たちに見破られたら――票を集計した結果、ハンカチを隠しもっている人間がトップになれば――百ポンドを返さなければならない。一方、だましとおせて、ほかの四人のだれかが疑われたら、「有罪の協力者」は報酬を受け取る。つまり、百ポンドを返さずに自分のものにできる。

協力者たちは教室に入ってきたとき、間違いなくぴりぴりしていた。さて、「税関吏」としてより優秀なのはどちらの学生だろう。サイコパスの狩猟本能が頼りになることが証明されるのだろうか。それとも人の弱みを嗅ぎつける能力は期待はずれに終わるのだろうか。

結果は驚くべきものだった。ハンカチを隠しもっている協力者を見事に当てた学生の比率は、サイコパシー自己評価尺度では三十パーセントだったのに対し、得点の高かったグループでは七十パーセントを超えた。

弱そうな獲物に目をつけるのは連続殺人鬼の手法のひとつだろう。だが同じ能力が空港でも役に立つかもしれない。

弱みを嗅ぎつける

二〇〇三年、カリフォルニア大学サンディエゴ校医科大学院の精神医学教授、リード・メロイは、真紅のハンカチの実験とは逆のパターンに目を向ける実験を行った。[6] たしかに従来の「正真正銘の」サイコパスは弱みを嗅ぎつける能力に定評があるだろう。しかし、ぞっとするような感じを与えることでも知られている。臨床の現場や日常生活で、こうした無慈悲な社会の捕食者たちに出くわしたという人びとの話は巷《ちまた》にあふれている。不可解で本能的な、核心を突いたひと言が多い。「あの男のせいで首筋に鳥肌が立った」とか「肌がむずむずした」とか。そうは言っても、そのことに本当に何か意味があるのか。このような本能的反応について調べてみる価値はあるのか。サイコパスに人を見る目があるように、わたしたちにもサイコパスを見抜く目があるのだろうか。

それを確かめるため、メロイは刑事裁判と精神衛生の専門家四百五十人を対象に、サイコパス的な相手、つまり、ミキシングコンソールのすべての調整つまみが最大に合わせてある暴力的な犯罪者との面接で、そうした奇妙な身体的反応を経験したことがあるかと尋ねた。

結果は空想の入り込む余地のないものだった。経験したことがあると回答した専門家は対象者全体の四分の三を超えた。女性のほうが男性よりも多く（男性七十一パーセントに対し、女性は八十四パーセント）、修士／学士レベルの臨床医に占める比率は、博士レベルの臨床医や司法関係者の場合を上回った（それぞれ八十四パーセント、七十八パーセント、六十一パーセント）。どんな反応かと言えば、「自分が昼食にされるかもしれないと思った」「吐き気……嫌悪感……魅入られたような心地」「邪悪な存在が体を通り抜けていった」などだ。

では、わたしたちは厳密にはサイコパスの何に反応しているのだろう。

この疑問に答えるべく、メロイは有史以前にさかのぼり、人類の進化がサイコパスの進化に影響を及ぼした可能性を探る。サイコパシーがどのようにして発生したかをめぐっては、さまざまな説があり、それらについてはあとで簡単に触れる。しかし全体的な病因学的枠組みからすると、いちばんの問題は、サイコパシーという存在をどの観点から見るべきかだ。臨床学的観点から、人格障害と見るべきか。あるいはゲーム理論の観点から、生物学上もっともな策略——太古の原始的な環境において生殖上かなり有利になる進化戦略と見るべきなのか。

バージニアコモンウェルス大学の臨床心理学の名誉教授であるケント・ベイリーは後者のゲーム理論説を支持し、さらに進めて、近い祖先集団の内部や集団間の暴力的な競争が、サイコパシー（ベイリーの言う「タカ派戦士」）の進化の先駆けだったと主張する。[7]

ベイリーによれば、「ある程度の捕食性の暴力」が「大型獣の狩りにおいて、獲物を探し出してしとめるという側面では必要だった」のではないか——そしておそらくは、無慈悲な「タカ派戦士」のエリート軍団は、獲物を追跡してしとめる戦力としてだけでなく、近隣の他集団からの侵略をはねつける防衛軍としても好都合だったのかもしれない。

もちろん問題は、タカ派戦士を平時に信用できるかどうかだった。

オックスフォード大学の心理学および進化人類学教授であるロビン・ダンバーもベイリーの説を支持している。[8] ダンバーは九世紀から十一世紀にかけての古代スカンジナビア人の「猛戦士《ベルセルク》」を引き合いに出す。ベルセルクはサーガや詩や史料によれば、英雄視されるバイキングの戦士で、残忍な、怒りに我を忘れた状態で戦ったらしい。だがもう少し掘り下げてみれば、より不吉な図が浮かび上がってくる。本来は守らなければならないはずの共同体のメンバーに牙を剝き、同胞に対する野蛮な暴力行為に走る危険なエリートたちの図だ。

ここに謎を解くカギがあるのではないかとメロイは言う。首筋に感じる鳥肌とわたしたちの内なる「サイコパス・レーダー」がどのように進化してきたのかを解くカギが。というのは、ケント・ベイリーの言うように、仮に、そうした捕食性の祖先が本当にサイコパス的だったなら、いわゆる自然淘汰の働きによって、サイコパスの進化は一方通行ではなかったはずだから。タカ派戦士の属する共同体やより大きな共同体で、平和的なメンバーは、たぶん自衛のためのメカニズムを生み出しただろう。隠れた神経的な監視技術で、捕食性の仲間が認知空間に入ると、フラグを立てて危険を知らせるメカニズム――相手を出し抜き、逃げおおせるための秘密の早期警戒システムだ。

犯罪被害者を見分けられるかどうかを調べたアンジェラ・ブックの研究と、わたし自身が行った真紅のハンカチを隠しもっている人物を当てさせる実験に照らせば、そうしたメカニズムによって、メロイの調査で明らかになった男女の違いも地位の違いもかなり説明ができる可能性がある。サイコパスが心の隙を見逃さない悪魔だというもっぱらの評判、弱みというとらえがたい低音を嗅ぎつける特殊な嗅覚の持ち主であることを考えれば、身体的にはるかに弱い女性が――地位の低い精神医療専門家と同様――彼らから身を守るために、サイコパスにより激しく、より頻繁に反応するように進化した可能性はある。たしかに有効な仮説だ。身の危険を感じるほど、だれかが押し入ってくる危険が高いほど、防犯対策の強化が重要になってくる。

もちろん、わたしたちの祖先の時代には、他人を食い物にする悪業を残虐にやってのける冷酷非情なハンターがいたことはたしかだ。ただし人の弱みを嗅ぎつけるそうしたハンターが、今で言うサイコパスだったかどうかについては、疑問の余地がある。判断のネックになるのは共感だ。

祖先たちの時代、最も成功し、熟達したハンターは、血に飢えた疲れ知らずの人間だったように思えるかもしれないが、じつはそうではなかった。それどころか最も冷静で他人に共感できる人間だった。狩られる側の考えかたに同化し、「自分の立場を離れて」獲物の身になって考え、獲物の迅速で本能的な逃走過程――逃走のルートと計画――を確実に予測することのできる人間だった。

逃走ルートの予測が重要だった理由は、幼児が歩きかたを習得するのを観察していればわかる。直立姿勢での移動が徐々に上達し、だんだんと二足歩行の姿勢になっていく。このふたつの変化を受けて初期の人類の食糧調達に、まったく新しい時代が幕を開けることになる。人類の祖先は直立姿勢によって、より合理的かつ効率的に動けるようになり、アフリカのサバンナで四足歩行をしていたころよりもかなり長い時間食糧を探し、狩猟を行うことができるようになった。

しかし人類学でいう「持久狩猟」には独自の問題がある。走る速さではヌーやレイヨウが簡単に人間を負かしてしまう。地平線の向こうに消えてしまう。逃げる際に残していった手がかりを探すか、相手の考えを読むか、あるいはその両方によって、最終的に止まる地点を正確に予想できれば、獲物をとらえて生き延びる見込みを少しばかり増やすことができる。

では、相手に共感を示す――場合によってはふつう以上の共感さえ示す捕食者が、本当にサイコパスだとどうして言えるのだろう。サイコパスは感情の欠如が顕著で、他人への理解が異常なほど欠落しているというのが大方の見かただ。なのに、相手に共感などいだくだろうか。

ヒントは認知神経科学という形で用意されている。複雑な倫理学の助けも少々借りて、だ。

トロッコの問題

ハーヴァード大学の心理学者、神経科学者、哲学者のジョシュア・グリーンは過去数年間、サイコパスがどのようにして倫理的ジレンマを解消するのか、サイコパスの脳がさまざまな倫理的プレッシャーにどう反応するのかを観察してきた。[9]グリーンは興味深いことに気づいた。共感は均質というにはほど遠く、むしろ分裂気味だった。明らかに違う二種類がある。熱い共感と冷たい共感だ。

たとえば次の難問（ケース1）を考えてみよう。[10]最初に提案したのは哲学者のフィリッパ・フットだった。

鉄道のトロッコが線路を猛スピードで走っている。その先には五人の人間が線路に縛られていて逃げられない。幸い、スイッチを切り替えれば、線路の分岐点でトロッコを五人がいる場所とは違う方向にそらすことができる――ただし代償が伴う。そちらには別の人間がひとり縛られていて、トロッコはその人間をひき殺すことになる。あなたはスイッチを切り替えるべきだろうか？

この状況でどうするべきか、ほとんどの人は決めるまでに少し迷う。スイッチを切り替えるのは必ずしもいいことではないが、この功利主義的な選択肢――五人ではなくひとりを死なせる――は「不本意ながらもほかよりはましな選択」ではないだろうか。

今度は少し違った次の問題（ケース2）を考えてみよう。【11】出題者は哲学者のジュディス・ジャーヴィス・トムソンだ。

前回と同じように、トロッコが制御できなくなって暴走し、五人が縛られているほうへ向かっている。ただし今回は、あなたは線路の上にかかる橋の上で、とても大柄な知らない男の後ろに立っている。五人を救う唯一の方法は、知らない男を突き落とすことだ。男は確実に死ぬだろう。それでも大きな体がトロッコを止めるはずだ。あなたは男を突き落とすべきだろうか。

今度は「本物」のジレンマだ、とあなたは言うかもしれない。秤《はかり》にかける命は最初の例と同じ（五人とひとり）だが、今回はより慎重で神経質になる。なぜか？　脳の領域の違いと関係があるのではないかと、ジョシュア・グリーンは言う。

ケース1は、グリーンによれば、非情《インパーソナル》なモラルジレンマとでも呼ぶべきものだ。このジレンマが関連する脳の領域は、前頭前皮質と後頭頂皮質（とくに、前部傍帯状皮質、側頭極、上側頭溝《じょうそくとうこう》）。もっぱら冷たい共感という客観的経験、つまり推論や合理的思考をつかさどる領域だ。

一方、ケース2は言ってみれば感情的《パーソナル》なモラルジレンマで、脳の感情中枢の扉を力いっぱいたたく。扁桃体と呼ばれる部分——熱い共感の回路だ。

ごくふつうの人たちと同様、サイコパスもケース1のジレンマについてはかなり短い時間で結論を出す。スイッチを切り替えてトロッコの向きを変え、ひとりの命を犠牲にして五人の命を救う。しかし——ここでプロットが複雑になる——ふつうの人とはかなり違って、サイコパスはケース2の場合もかなり短い時間で結論を出す。まばたきひとつせず、まったく平然と大柄の男を橋から放り投げる。

さらに問題をややこしくするのが、この選択の違いが、かなり明瞭に脳に反映されることだ。サイコパスとふつうの人の神経系の活性化パターンは、感情的でないモラルジレンマに直面した場合はよく似ている――ところが状況が少し感情的領域に入ってくると、劇的に違ってくる。

あなたをfMRI（機能的磁気共鳴映像法。巨大な磁石で被験者の頭部を囲み、磁界の方向が変化すると脳内の水素原子が信号を発する。脳の活動が高まって血液中の酸素濃度が高くなれば、信号が変化するので、脳のどの領域が活性化しているかがわかる）に突っ込んで二種類のジレンマを突きつけるとしよう。ひと筋縄ではいかないモラルの地雷原をあなたが切り抜ける際、何が見えるだろうか。ジレンマが非感情的な性質のものから感情的な性質のものに変わるころ、扁桃体と関連する脳の回路――内《ない》側眼窩《そくがんか》前頭皮質など――がピンボールマシンのように明るくなる。感情が動く瞬間だ。

ところが、サイコパスの場合は真っ暗なまま。神経系はしんとしている。つまり、非感情的ジレンマから感情的ジレンマへの移行はこれといった問題もなく無事終了する。

他人を観察しているときに「感じる」共感と、他人が何を考えているのかを冷静に、感情に惑わされずに判断することを可能にする、鋼鉄のような感情システム、つまり熱い共感と冷たい共感との線引きというのは、リード・メロイやケント・ベイリーのようなゲーム理論派の耳には心地よく聞こえるはずだ。なるほど、サイコパスには前者の熱い共感、あけっぴろげな愛情表現はおそらく欠けている。だが後者の冷たい共感となると、サイコパスの独擅場《どくせんじょう》だ。冷たい共感とは、「感情」というより「理解」をコード化するタイプである。個人識別ではなく抽象的で冷静沈着な予測を可能にし、情緒的共生ではなく記号処理に頼るタイプ――自然環境においてだけでなく人間社会においても、熟練のハンターや獲物のかすかな痕跡を感じとる人間がもっているような認識スキルだ。熱い共感と冷たい共感の両方がそろっている場合より、冷たい共感しかないほうが説得力に磨きがかかるくらいだ――もちろん、サイコパスが説得の達人である理由はほかにもあるが。スイッチのありかがわかっていて、スイッチを押しても熱いとかよけいなことを感じずにすめば、さっさとスイッチを押して目的を達成できる。

共感の区分はロビン・ダンバーにとっては間違いなく朗報だ。ダンバーはベルセルクについて調べている合間に、ときおりマグダレン大学の教員控え室に顔を出す。ある日の午後、回廊を見下ろすオーク板張りのアルコーブで紅茶とケーキを味わいながら、わたしはダンバーに、例のトロッコの話と、その結果明らかになったサイコパスと一般人の脳の機能の違いについて話した。ダンバーはいっこうに驚かなかった。

「当時のバイキングはかなり苦難が続いていた」とダンバーは言う。「もちろんベルセルクは、かかり合いになっちゃいけない人間だという評判を払拭《ふっしょく》するようなことはしなかった。それが彼らの務めだったから。バイキングのふつうの兵士より無慈悲で、冷血で、野蛮であることが彼らの役目だった。なぜって……ベルセルクにうってつけだったからだ！　彼らは実際にバイキングのふつうの兵士よりも無慈悲で、冷血で、野蛮だった。ベルセルクを脳スキャナーに入れてトロッコのジレンマを突きつければ、まず間違いなく、わたしが思っているとおりの結果が出るはずだ。きみがサイコパスで発見するのとまったく同じ。何も変化は見つからない。そしてその大柄の男は一巻の終わりとなっていただろう！」

わたしはスコーンを手に取りバターを塗った。

「どの社会にも汚い仕事をする人間が必要だ」ダンバーは話を続けた。「難しい決断をすることを恐れない人間。訊きにくいことを訊く人間。自分自身を危険にさらす人間。そういう人間は、彼らに課される務めが務めだけに、必ずしも一緒に午後のお茶を楽しみたいと思えるような人間ではないことが多い。キュウリのサンドイッチはどう？」

コロンビア大学のダニエル・バーテルズとコーネル大学のデーヴィッド・ピサロも同じ意見だ――その証拠資料も手に入れている。[12] 研究の結果、およそ九十パーセントの人が見知らぬ男を橋から突き落とすのを拒むことがわかった。道徳的葛藤は当然生じるはずだが、それを克服しさえすれば失われる命は五分の一になるとわかっていても、だ。ということは、残りは十パーセント。そこまで倫理的に潔癖ではない少数派、本当に切羽詰まればなんのためらいもなく他人の命を秤にかける人びとだ。それにしても、この不謹慎な少数派は何者なのか。十パーセントの人びとの正体は？

それを突き止めるべく、バーテルズとピサロは二百人を超える学生にトロッコの問題を提示し、大柄の男を突き落とすという選択肢をどの程度支持するか――どの程度「功利性重視」か――を四段階評価で自己申告させた。それからトロッコの問題に加えて、学生に潜在的サイコパシー度を測るためのさまざまな検査を受けさせた。「殴り合いのけんかが見たい」「人を操るには相手が聞きたがっていることを言うのがいちばんだ」といった設問だ（そう思う／思わないを十段階で回答）。

サイコパシーと功利主義というふたつの概念を結びつけられるだろうか、とバーテルズとピサロは考えた。答えは明らかにイエスだった。ふたりの分析の結果、トロッコの問題に対する功利重視のアプローチ（大柄の男を橋から突き落とす）と、サイコパシー傾向が非常に強い人格とのあいだには重要な相関関係があった。ロビン・ダンバーの予測からすれば、かなり的を射ている結果だが、功利主義に対する従来の見解では、いくぶん問題がある。功利主義の理論を定式化したとされる十八〜十九世紀イギリスの哲学者ジェレミー・ベンサムとジョン・ステュアート・ミルは、だいたいにおいて、善良な人物と思われている。

「最大多数の最大幸福はモラルと立法の基礎である」とベンサムが明確に表現したことは有名だ。

だがもう少し掘り下げてみれば、よりやっかいで、より奇抜で、より不吉な構図が浮かび上がる——容赦ない淘汰と危険な倫理的ジレンマの構図が。たとえば、法制化することによって、そうした倫理を掘り起こせば、必然的に他人の利害を踏みつけにすることになる。ある集団や大義が、巡り合わせだけで「より大きな善」のために我慢を強いられる。そうはいっても、その引き金を引く度胸のある人間がいるのか。バーテルズとピサロは実験室ではパターンを見いだしたかもしれない。しかし日常生活ではどうだろう。日常生活こそ、サイコパスが本領を発揮する場なのだろうか。

月面着陸の知られざるエピソード

ある職業で成功するため、モノやサービスを納入して仕事をやり遂げるために何が必要かは、結局のところ、それほど難しい質問ではない。それぞれの務めを果たすのに必要な一連のスキルに加えて、法律であれ、ビジネスであれ、どんな分野であれ、高い業績を上げるための特質というものがある。

二〇〇五年、サリー大学のベリンダ・ボードとカタリナ・フリッツォンは、企業のリーダーには厳密にどんな資質が必要かを突き止めるべく調査を実施した。[13] 人格のどんな側面が、飛行機に搭乗するときにファーストクラスのほうへ向かう人とエコノミークラスのほうへ向かう人を分けるのか。

ボードとフリッツォンは三つのグループ——企業経営者、精神疾患の患者、入院中の犯罪者（サイコパスとそれ以外の精神疾患の患者の両方）——を対象に、心理的プロファイリングテストの結果を比較した。

分析の結果、いくつかのサイコパス的特性——表面的な魅力、自己中心性、説得力、共感の欠如、独立心、一点集中力——はじつは「精神障害のある」犯罪者よりも企業のリーダーのほうによく見られ、両者の主な違いは「反社会的」な側面にあった。犯罪者のほうが違法行為、身体的攻撃、衝動性の「調整つまみ」が高い位置に設定されていたのだ。

ほかの研究も「調整つまみ」の構図を裏づけているように思える。社会的に成功するサイコパシーと反社会的なサイコパシーとの境界は、サイコパス的特性そのものの有無ではなく、その度合いと組み合わせで決まる、というものだ。マクォーリー大学のメメット・マームートらによれば、犯罪者のサイコパスとそれ以外のサイコパスで見られる脳の機能不全パターン（具体的には眼窩前頭皮質、脳のなかで意思決定における感情入力をつかさどる領域に関連している）は、それぞれ別個のものであるというより、度合いが違っているだけだ。[14] つまり両者は質的に違うのではなく、同じ神経心理学的連続体上にあるが、その位置が違うだけだと考えるべきではないか、とマームートは示唆する。

わたしもその線で、大学一年生のクラスを対象に、自分たちが就職斡旋企業の経営者だと仮定させ、こう問いかけた。[15]「無慈悲で、大胆不敵、魅力的で、道徳には無頓着で、一点に集中できる。そんなクライアントがいるとしよう。どんな職種に向いているだろうか」

学生たちの返事は、あとで紹介するが、この上なく鋭いものだった。ＣＥＯ（最高経営責任者）、スパイ、外科医、政治家、軍人……どれも候補に挙がった。殺人鬼、暗殺者、銀行強盗と並んでだ。

「知的能力だけでは、悠長すぎて、二番手に甘んじることになるだろう」と、ある成功したＣＥＯから聞いたことがある。「覚えておくといい、成功への道がすべりやすい棒を登るようなものだと言われるのもだてじゃない。トップへの道のりはきつい。だが他人を踏み台にすれば、いくらか楽になる。自分に何かメリットがあると相手が思えば、いっそう楽になる」

ロンドンでもとくに成功したベンチャー・キャピタリストのジョン・モールトンも同じ意見

だ。[16] モールトンは先日の「フィナンシャル・タイムズ」紙のインタビューで、自分の最も大切な特質として決断力、好奇心、鈍感力を挙げている。最初のふたつは簡単に察しがつく。でも鈍感力とは？　「鈍感力のすごいところは」モールトンによれば、「みんなが眠れないときでも眠れることさ」。

サイコパス的特徴がビジネスに役立っているとしてもそれほど意外ではないが、宇宙で役立っているとしたら、どうだろう。地球上での評判を考えれば、サイコパスは宇宙の彼方に送り込む人材として特別信頼できるわけではない。それにサイコパス的資質は、NASA（米航空宇宙局）の厳しい宇宙飛行士選抜基準の最重要項目ではないかもしれない。しかし、ロバート・ヘアが脳スキャンでとらえた冷酷な認知機能が大いに役立つ場合もある。[17] 神経外科医ジェームズ・ゲラティの爬虫類のような一点集中力と他人へのまったくの無関心ぶりが、重役室や法廷や手術室ばかりではなく、それらとはまったく別の世界で、大物の証になる可能性もある。わたしがかつて耳にした話はそのことを浮き彫りにする。

それはこんな話だ。一九六九年七月二十日、ニール・アームストロングとパートナーのバズ・オルドリンは月の上空を高速で通過しながら着陸するところを探していたが、墜落まであと数秒という状況に追い込まれた。問題は岩だった。岩が多すぎた。一方、燃料は底をつきかけていた。いたるところに岩や巨大な石が散乱し、安全に接近することは不可能だった。オルドリンは額の汗を拭った。片方の目で燃料計を、もう片方の目で月面を見すえながら、アームストロングに厳しい最後通牒を突きつけた。着陸を――それも早急に！と。

対するアームストロングは間違いなく冷静だった。ひょっとしたら、焦燥感に駆られて出すぎたことを言う部下にかまけている暇などなかったのかもしれない。それでも残り時間がなくなっていき、燃料が底をつきかけ、墜落死の可能性が増す一方という状況で、アームストロングは冷静に戦略を考え出した。燃料の残量を秒数に換算し、残り秒数のカウントダウンを始めるよう、オルドリンに指示した。声に出してやれ、と。

オルドリンは指示に従った。

七十秒……六十秒……五十秒……

カウントダウンを聞きながら、アームストロングは月面の手ごわい地形に目を凝らした。

四十秒……三十秒……二十秒……

着陸できそうな場所はまだどこにも見当たらなかった。

残りわずか十秒というとき、チャンスが訪れた。銀色に輝く何もないオアシスが地平線のすぐ下に見えた。とたんに、すうっと、捕食動物が獲物に近づくときのように、アームストロングの頭脳は一点に集中した。まるで予行演習でもするかのように着陸船を操縦して着陸地点に向かい、わずか数キロほどの空き地に完全無欠の模範的なタッチダウンを決めた。人類にとっての大きな一歩。だが、大きな宇宙事故の一歩手前でもあったのだ。

爆発物処理班の秘密

宇宙空間での信じがたい無頓着さをめぐる、この驚きのエピソードは、ぎりぎりの可能性に賭ける戦いの縮図だ。そこでは勝利と惨事は紙一重で、境目を越えて自由に行き来する。しかしこのときは、惨事への道は閉ざされた。危機に瀕したときのニール・アームストロングの冷静さが、人類の史上有数の歴史的業績を宇宙の大惨事から救ったのだ。

ただし、それだけではない。その後の報道で明らかになったところでは、アームストロングの心拍数はほとんど乱れていなかった。彼にとっては月に宇宙船を着陸させるのもガソリンスタンドに職を得るのと同じくらい簡単なようだった。特殊な心臓の持ち主なのか？　科学によればそういうわけではないらしい。

一九八〇年代、ハーヴァード大学の研究者スタンリー・ラックマンも、爆発物処理班の隊員について同様の発見をした。[18]リスクが高く非常に危険なこの職業において、何が大物とその他大勢を分けるのか。爆発物処理班の隊員はみんな優秀だ。でなければ死んでいるだろう。それでも燦然《さんぜん》と輝くスターにはあって、そこまで目立たない隊員にないものとは？

それを突き止めるため、ラックマンはベテランの爆発物処理隊員――経験十年以上――をふたつのグループに分けた。職務で受勲経験のある隊員とない隊員だ。それからとくに高い集中力を必要とする職務を遂行しているときの心拍数を比較した。

その結果、驚くべきことがわかった。心拍数はどの隊員も安定していたものの、受勲経験のある隊員には信じられないことが起きた。心拍数が減少したのだ。危険区域（わたしが話をしたある隊員は「発射台」と呼んでいた）に足を踏み入れたとたん、彼らは冷静に、瞑想しているときのように集中する。無意識に近くなり、自分が処理している爆発物と一体化する。

さらに深く分析した結果、この差がどこから生じるのか明らかになった。自信だ。受勲経験者のほうが心の奥底の自信を測るテストで高得点をあげた。

きっとうまくいくという思いが彼らを突き動かしていた。

スタンリー・ラックマンは、サイコパスが大胆かつ冷淡な神経の持ち主だということをよく知っている。ラックマンの発見が物議をかもすものだったのも確かだ。ラックマン本人が、爆発物処理班の隊員にもっと監視の目を光らせるべきだろうか、と自問したほどだった。しかし、ラックマンがくだした結論は非常に明確に思える。ラックマンによれば、「……勇敢／大胆な行動で受勲歴のある隊員は、精神異常や反社会的行動とは無縁だった」。対照的に「サイコパシーに関するほとんどの記述には『無責任』や『衝動的』といった形容がふくまれる」とラックマンは指摘する。彼の経験では、そうした形容がケーススタディーに当てはまったためしはなかった。

一方、ベリンダ・ボードとカタリナ・フリッツォンの二〇〇五年の研究――いくつものサイコパシー的特性が、サイコパスと診断された犯罪者よりも企業経営者によく見られることを示した――に照らせば、ラックマンのコメントは、「サイコパス」という言葉が厳密には何を指しているのかという疑問を投げかける。サイコパスがみんな、わたしたちが思っているほど野蛮そのもので、社会性に欠けるというわけではない。実際、ボードとフリッツォンの研究が浮き彫りにするのは、衝動性と無責任という、このサイコパシーの「反社会的」側面こそが、サイコパスの「成功か失敗か」のカギをにぎる可能性だ。つまり、これらの個性の調整つまみがどの程度高いレベルに合わせてあるかによって、機能不全に陥るか社会的成功を手にするかが決まる、というわけだ。

さらに、仕事に取りかかると心拍数が減少するのは爆発物処理班の隊員だけではないことも明らかになった。恋愛のエキスパートで『夫が妻に暴力をふるうとき』の共著者でもあるニール・ジェイコブソンとジョン・ゴットマンは、特定のタイプの虐待者は心電図に共通点があることに気づいた。[19] その手の人間はじつは、目を閉じてアームチェアでくつろいでいるときよりも、パートナーを殴っているときのほうがリラックスするのだ。

ジェイコブソンとゴットマンは、よく引用される虐待者の分類で、このタイプの心理的プロファイルを「コブラ」と呼んでいる。コブラはもうひとつのタイプである「ピットブル」（闘犬用犬種）と違って、素早く、かつ激しく攻撃し、つねに冷静さを失わない。自分はやりたいときにやりたいことができるという誇大妄想をもっている。そのうえ、コブラという名前からうかがえるように、落ちついて狙いを定めてから攻撃にかかる。一方、ピットブルは感情の揺れがより激しく、感情が激しやすい――そのため、かっとなりやすい。両者をさらに比較すると興味深い（五十四ページの表参照）。

ラックマンが爆発物処理班の研究で示したように、驚くほどの恐怖心の欠如は勇気の賜物と

コブラ	ピットブル
他者に対して暴力を振るう	たいていはパートナーに対してのみ暴力を振るう
ほとんど良心の呵責を感じない	ある程度の罪悪感を示す
すぐに満足感を得たい欲求に駆られている	捨てられるのではないかという不安に駆られている
別れて新たな相手を見つける	執拗で被害者につきまとう場合が多い
優越感をいだいている	「被害者」を装う
早口で話す。権威者に対して話をでっち上げることができる	情緒不安定の傾向が強い
魅力的でカリスマ性がある	抑鬱的で内向的
支配とは他人から命令されないこと	支配とは絶えずパートナーを監視すること
幼児期のトラウマ（心的外傷）——家庭内に暴力が蔓延していた	家庭背景にある程度の暴力が見られた
治療のための介入を寄せつけない	治療プログラムが有効な場合もある

言っていい。繰り返し危険にさらされた結果だと言える。しかし生まれたときから恐怖を感じたことがないと主張する人間もいる。彼らはそもそも生理的にほかの人間とは違うため、意識の上でも無意識のレベルでも、不安を引き起こす「抗原」をまったく寄せつけない。わたしは身をもってそれを知った。

恐怖は伝染するか

乱気流にびっくりしたり、列車がトンネルで立ち往生して少々落ちつかない気分になったり、「何かがおかしい」という漠然とした不安を感じたり。そんな経験のある人は、身近な恐怖にもそれ以外のことにも同じくらい反応していると言える。二〇〇九年、ニューヨークのストーニー・ブルック大学の認知神経科学者、リリアン・ムジカ゠パローディは、スカイダイビングを初めて体験する人が地上めがけて急降下するときの脇の汗を採取した。[20] 研究室に戻ると集めた汗――被験者の脇に固定しておいた吸水パッドから採取――と、ふつうの「あまり怖くない」ランニングマシン運動をしている人から採取した汗を、専用の目盛りをつけた「噴霧ボックス」に移し、それを別の被験者グループに嗅がせてfMRIスキャナーで脳の状態を撮影した。

その結果、被験者はだれひとり嗅がされているものが何か知らなかったにもかかわらず、恐怖を感じている人の汗を嗅いだ被験者は、運動している人の汗を嗅いだ被験者よりも、恐怖をつかさどる脳の領域（扁桃体と視床下部）が大幅に活性化していた。しかも、顔写真を見て、脅している顔か、ニュートラルな表情かを当てる感情認識テストでは、恐怖を感じている人の汗を嗅いだ被験者のほうが、運動している人の汗を嗅いだ被験者に比べて、正答率が四十三パーセント高かった。

以上はどれもかなり興味深い疑問を投げかける。風邪がうつるように恐怖もうつるのだろうか。ムジカ=パローディらは間違いなくそう考えているようだ——研究結果に照らして、「人間社会における変動には隠れた生物学的要素があって、感情的ストレスが文字どおり、『伝染する』」可能性に言及している。

とすれば、もちろん、さらに興味深い疑問が浮かぶ。免疫はどうなのか。恐怖の「病原菌」に弱い人間と強い人間がいるのだろうか。恐怖に対して人並み以上に「鼻の利く」人間がいるのだろうか。

それを突き止めるべく、わたしはムジカ=パローディの研究を少し変えたものを実施した。[21]まず、ふたつのグループの片方に怖い映画(「キャンディマン」)を見せ、もう一方はランニングマシンで運動させる。次に、全員の汗を採取した。それから、汗を瓶詰めにした。最後にそれを、ギャンブルのシミュレーションゲームをしている第三グループの被験者に嗅がせた。

そのゲームというのはケンブリッジ・ギャンブル・タスクというコンピューターで行うテストで、リスクにさらされながら意思決定をするものだった。被験者は十個の箱(色は赤か青)を見て、毎回、どちらの色の箱に黄色のメダルが入っているかを当てる。箱の色の比率は毎回違い(赤六個に青四個、青一個に赤九個など)、百点満点からスタートする——そのうち五段階の決められた割合(五パーセント、二十五パーセント、五十パーセント、七十五パーセント、九十五パーセントのいずれか）を一回ごとのテストの結果に賭けなければならない。それからどうなるかはテストの結果次第だ。勝敗の損得分が最初の点数に加減され、回を重ねるうちに、合計がどんどん次回の元金として繰り越されていく。賭け率を高くするほどリスクは高くなる。

ムジカ＝パローディの説に一理あるとすれば、結果は簡単に予測できた。怖い映画を観ている人の汗を嗅いだ被験者のほうが、ランニングマシン運動をしている人の汗を嗅いだ被験者より、慎重で、賭けかたも控えめなはずだ。

ただし、ひとつ言っておくと、被験者の半数はサイコパスだったのだ。

サイコパスはプレッシャーのもとで冷静なことで知られるが、他人のストレスには反応しないのだろうか。アンジェラ・ブックが発見したように、サイコパスは狩りや追跡のエキスパートと同じく、弱さをうかがわせる手がかりに非常に目ざといが、鼻は利かないのだろうか。

実験の結果はこのうえなく明らかだった。ムジカ＝パローディの発見が予想したとおり、非サイコパス的な被験者は、恐怖を感じている人の汗を嗅ぐと、かなり慎重になり、賭ける率が低くなった。一方、サイコパスは平気だった。初めから終わりまで大胆で、「恐怖」をたっぷり吸い込んでも、リスクを負い続けた。サイコパスの神経の免疫系は、不安にはいっさい容赦しない方針で、ほかの人間が蔓延を許す恐怖の「ウイルス」を、たちまちやっつけるかのようだった。

書店の店頭で、あるいは最近はたぶんオンライン書店で通りすがりに見かけたら、『サイコパス　秘められた能力』なんてタイトルはどうもちぐはぐな言葉の組み合わせに思えるだろう。目は引くかもしれないが、間違いなく変わっている。「能力」と「サイコパス」という、人間存在に関する碑文《モノリス》がふたつ並んでいるわけだが、なんだかぎくしゃくした感じで、どうにも意味が折り合わない。論理重視の科学的な議論の場では、このふたつの言葉から建設的で有意義な対話は生まれそうにない、と思えるだろう。

それでも本書の核心である、サイコパスにはある種の能力があるという根本的なテーマは、真剣なものだ。能力といっても従来の意味、歳月と人生経験の積み重ねによって生まれる財産、とは違うかもしれない。口にするのは憚《はばか》られるが、生まれながらに備わった機能という意味だ。たとえば、次の話を考えてみよう。話したのはあとで紹介する人物。

サイコパスだ。

それも警備の厳重な人格障害者収容棟に収容されている選りすぐりの、世間から隔離されたサイコパスのひとりだ。

「高性能の最高級スポーツカーは、それ自体にいい悪いはなく、ハンドルを握る人間次第だ。たとえば腕利きのベテランドライバーがハンドルを握れば、子どもが生まれそうな奥さんを無事に病院まで送り届けることだってできる。だが十八歳の若者がハンドルを握れば、一緒に乗せたガールフレンドもろとも崖から転落する可能性もある」

「要は扱いかたなんだ。端的に言えばドライバーの腕次第ってことさ……」

彼の言うとおりだ。おそらくサイコパスの際立った特徴、サイコパス的人格を大部分の「正常」な人たちの人格と区別している究極の、「決定的な」特徴は、サイコパスが他人からどう思われようとまったく気にしないことだ。自分の行為を世間がどう考えるか、少しも意に介さない。今ではイメージやブランディングや評判がこれまでにないほど神聖なものになっていて、ゆくゆくはフェイスブックを五億人が利用する時代、YouTube《ユーチューブ》に二億件の動画が投稿される時代、イギリスで二十人にひとりの割合で監視カメラが設置される時代になるかもしれない。そんな世の中では、こうした無頓着さは間違いなく、サイコパスが非常に多くのトラブルに巻き込まれる根本的原因のひとつになっている。

それはもちろん、わたしたちがサイコパスに惹かれる理由でもある。

同時に、ヒロイズムと強靱な精神力、勇気や高潔さや美徳といった立派な性質につながる可能性もある——たとえば、燃えさかるビルに飛び込んでいき、なかにいる人たちを救い出すことができる能力。あるいは橋の上から大柄の男を突き落として、暴走する列車の進路を変えることができる能力だ。

サイコパシーはじつは高性能スポーツカーのようなもの。役に立つが危険も伴う両刃の剣だ。

2章からは、この両刃の剣の話とその剣を振るう人びとの独特な心理学的プロファイルについて、科学的、社会学的、哲学的にくわしく紹介していく。まずサイコパスとは（わたしたちがふつうイメージするような怪物でないとしたら）厳密にはどういう人間なのかを見ていこう。サイコパスの中央ゾーンと周辺ゾーン——メトロポリスの超暴力的なダウンタウンのスラム街から、比較的明るめで緑が多く、よその人間も足を踏み入れやすい郊外まで、踏み込んで検証する。

どんな評価尺度やスペクトラムでも両端に位置するのは「殿堂入り」を果たすようなトップクラスの大物だ。一方の端にはダーマーやレクターやバンディといった切り裂き魔や絞殺魔。反対側にはその対極——人里離れたヒマラヤ山脈の寺院で長年瞑想の修行を積み、慈悲の心しかもたなくなったチベット仏教の僧侶たちのような、強靭な精神力をもつエリートがいる。実際、認知神経科学の最新の研究によれば、スペクトラムは環状かもしれない……つまり、正気と狂気を分ける神経の日付変更線をはさんで、サイコパスとその対極に位置する人びとは、紙一重の差で隣り合っている。とても近く、それでいてとても遠い——のかもしれない。

現代のサイコパシーの座標をスケッチしたら、次に、人目につかない神経の日付変更線から認知考古学に焦点を移し、サイコパシーの起源を探る。ゲーム理論や最先端の進化心理学のツールを使って、はるか遠い祖先の時代に人類を取り巻いていた環境を再現する。サイコパスはその環境下で進化を遂げたのかもしれない。二十一世紀の社会でもサイコパスが進化を続けていて、社会に適応できるようになりつつある可能性——深遠であると同時に不穏でもあるが——を探る。

サイコパスであること——というより、少なくとも場合によっては、調整つまみがふつうよりも少し高めに設定されていること——のメリットを掘り下げて検討する。大胆不敵さ、非情さ、「貫禄」（サイコパスはふつうの人よりまばたきの回数がやや少なめで、それが不気味で相手を催眠術にかけるような印象をかもしだす）*に目を向ける。破壊的で魅惑的で自信満々というのがサイコパスについてよく耳にする形容詞だ。といっても口にするのはサイコパス本人ではない。被害者たちだ！　なんという皮肉だろう。どうやらサイコパスは、進化の何かの悪ふざけによって、多くの人間が死ぬほど欲しがる個性を手に入れたらしい。実際にそのせいで人がおおぜい死んでいる――だからこそファブリツィオ・ロッシは、サイコパスに何か隠れたメリットがあるかもしれないとはなかなか信じられなかったのだ。

世界有数の〝セレブ〟なサイコパス集団の裏側を探り、だれもが日常生活で直面する問題やジレンマや課題をサイコパスの観点から見ていく。神経科学者でサイコパスハンターのケント・キールも紹介する――十八輪トラックに特注のｆＭＲＩを積み込んで全米の州刑務所を回っている男だ。

さらに画期的な一回かぎりの実験で、このわたし自身が「サイコパスに変身」する。経頭蓋《けいとうがい》

＊サイコパスと接触した多くの人が、あとから言及しているのが、刺すような鋭い目――ハリウッド映画でもおおぜいの脚本家がしっかり踏まえている部分だ。なぜそうなのか、正確な理由はわからない。まばたきの割合は不安がどの程度抑制されているかの信頼できる指標で、すでに指摘したとおり、サイコパスはふつう、一般人よりもまばたきの回数が少なめだ。このことがサイコパスの強い「爬虫類的」オーラにひと役買っている可能性は十分ある。その反面、サイコパスの強烈な眼力は、捕食者の集中力の高さを反映しているのではないかという見方もある。世界トップクラスのポーカーの達人のように、サイコパスもたえず心理的に「敵」を「ボディーチェック」して相手がどう感じているかのヒントを探っているのかもしれない。

磁気刺激法（ＴＭＳ）〔頭蓋骨の外側から脳に磁気刺激を与える。百六十二ページ参照〕の世界的権威が遠隔操作の非侵襲性神経外科学技術の助けを借りて、わたしの頭のなかでサイコパス的な脳の状態をシミュレーションする（効果はもう消えているが）。

読み進むうち、真実が、無慈悲な捕食者と同じように、ゆっくりと近づいてくる。たしかに彼らはわたしたちを苦しめる。しかし一方では、わたしたちの命を救う可能性もある。いずれにしても、何かしら彼らに学ぶことがあるはずだ。

2 サイコパスとは何者なのか

虹のどこまでが紫色でどこからオレンジ色なのか、なかにいるだれが線引きできるのだろうか。たしかに色の違いは見てわかるが、正確にはどこから紫がオレンジに混じっていくのだろう。正気と狂気にも同じことが言える。

——ハーマン・メルヴィル

「サイコパス診断クイズ」の嘘

インターネット上に次のようなクイズが出回っている。ある女が母親の葬儀で見知らぬ男と会う。女はなぜかその男に惹かれる。この男が自分の運命の人だと確信し、たちまち恋に落ちる。しかし電話番号は尋ねずじまいで、葬儀が終わったあとは探しようがない。数日後、女は自分の妹を殺す。いったい、なぜ?

答える前に少し考えてみよう。どうやら、この簡単なクイズで、あなたがサイコパス的な思考の持ち主かどうかがわかるらしい。女が妹の命を奪う動機はなんだろう。嫉妬? その後、男と妹が同じベッドにいるのを目撃したのか。復讐? どちらもありそうな話だが、正解ではない。あなたがサイコパス的思考の持ち主だとしたら、次のように答えるはずだ。妹が死ねば、葬儀に再び男が現れるかもしれないから。

　あなたの頭に浮かんだのが、同じ答えだったとしたら……うろたえないことだ。じつを言うと、わたしは嘘をついた。そう考えたからといって、もちろん、サイコパス的思考の持ち主というわけではない。この噂もネットに出回っている多くの情報と同じで、胡散臭いことこのうえない。たしかに女のやり口は一見サイコパス的で、その点については異論はない。冷酷で残忍で非情、自分のことしか考えていない短絡的な行動だ。ただし、ひとつ問題がある。標準的な臨床プロセスを踏んで適切に診断された正真正銘のサイコパス――レイプ犯、殺人犯、小児性愛者、武装強盗――に同じクイズをやらせてみたら、どんな結果が出たか、わかるだろうか。「妹が死ねば、もう一度葬儀ができるから」と答えた人間はひとりもいなかった。ほとんど全員が「恋愛関係のもつれ」が動機だと答えた。

「おれは正気じゃないかもしれない」とテストを受けたサイコパスのひとりはコメントしている。「だけど、ばかじゃないぜ」

　スコット・リリエンフェルドはアトランタにあるエモリー大学の心理学教授で、サイコパスの世界的権威だ。それも本人によれば、成功しているサイコパスを相手にしている。つまり、ゴミ箱が転がっている暗い裏通りで人殺し《キリング》をするような連中ではなく、株式市場で大儲け《キリング》けするような連中だ。リリエンフェルドのオフィスから二、三キロほどのところにある南部料理の食堂で、ワニの肉を使ったタコスにかぶりつきながら、わたしは先ほどのサイコパス診断クイズについてリリエンフェルドに疑問をぶつけた。これはいったいどういうことなんだ。みんなどうしてこの手のクイズに熱くなるんだろう。この問題にリリエンフェルドはいらだっているようだった。

「この手のクイズが受けるのは単純明快な魔法みたいだからだ」とリリエンフェルドは言った。「たったひとつの質問で、わたしたちのなかに紛れ込んでいるサイコパスの正体を見破れて、連中から身を守ることができるとしたら、そりゃあ心強いだろう。だがあいにく、現実はそこまで単純じゃない。もちろん、サイコパスがどんな人間かを突き止めることはできる。ただし、質問はひとつじゃだめだ。相当質問攻めにしなきゃならない」

そのとおり。「魔法」の質問で、悪魔のように狡猾《こうかつ》な人間が本当の心理的特徴を露呈するわけがない。たった一回きりのゲームで秘密を明かすには、人格はあまりにも複雑にできている。実際、この分野の専門家は「敵」の正体を解明すべく、何十年ものあいだ、質問の弾丸を連発してきた。停戦を考えはじめたのはわりと最近だ。

人格ハンターたち

人格には長い歴史がある――いや、むしろ人格検査には、というべきだろう。古代ギリシャで「西洋医学の父」ヒポクラテス（紀元前四六〇～三七七年）が始めた。ヒポクラテスは、古代エジプトの賢人からメソポタミアの神秘家まで、さらに古い時代から地中海東部に伝わる知恵（古代バビロニアの占星術など）を頼りに、人間の感情や気分の基本的な傾向を、多血質、胆汁質、憂鬱質、粘液質という四つの気質に分類した（図表2-1）。

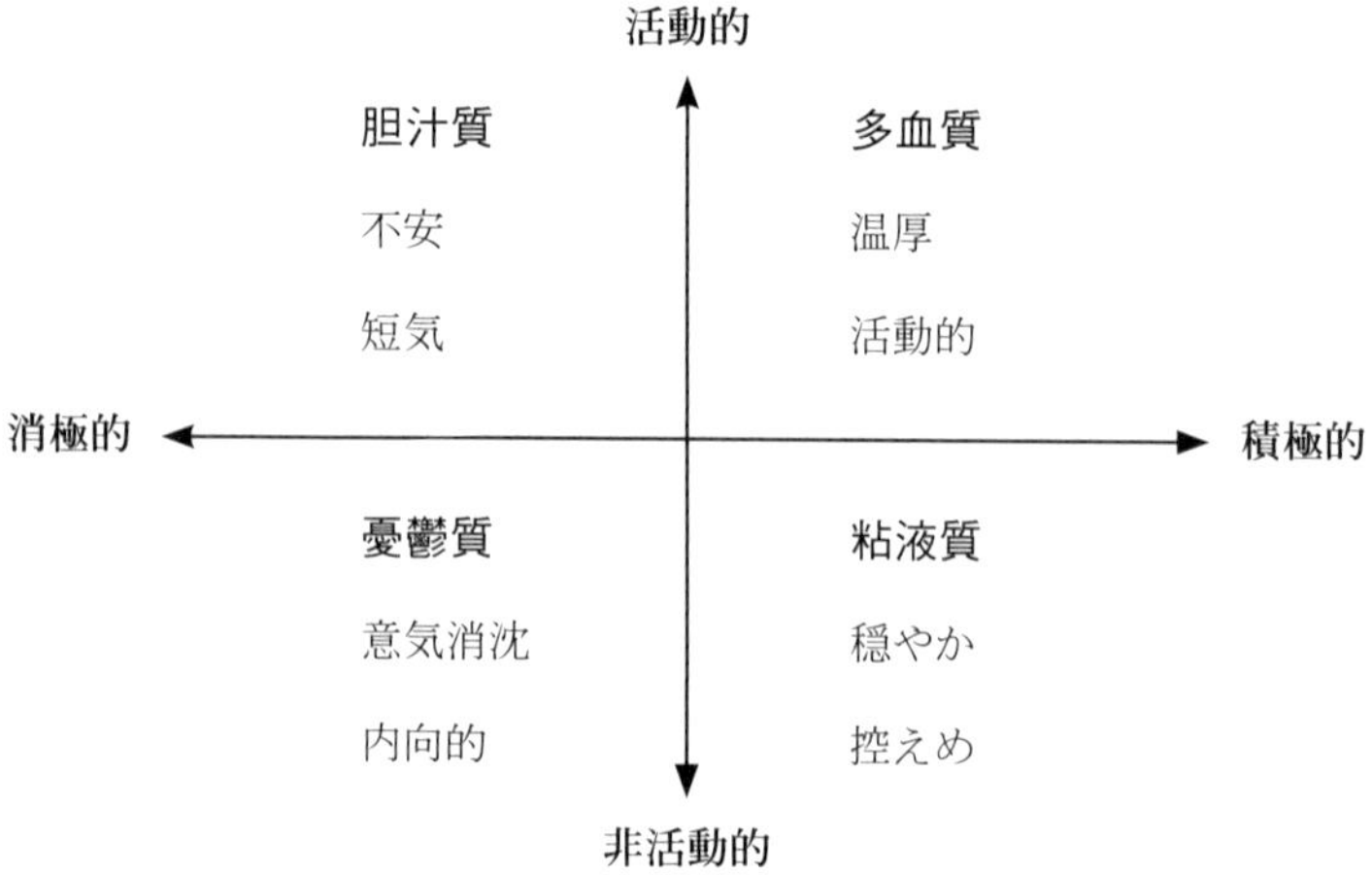

図表2-1　ヒポクラテスの４つの気質

その後二千五百年間は大した動きはなかったが、一九五二年、イギリスの心理学者ハンス・アイゼンクがヒポクラテス式の気質の分類に新風を吹き込んだ。[1] アイゼンクは質問票を徹底的に分析すると同時に突っ込んだ臨床的面接を行い、人格は基本的に、「内向性／外向性」と、「神経症的／情緒安定」というふたつの軸で構成されているのではないかと主張した（その後さらに、攻撃性、衝動性、自己中心性を特徴とするサイコパス的尺度が加わった）。このふたつの軸を直角に交差させて円で囲めば、ヒポクラテスの四つの気質が完全にふくまれる（図表2-2）。

アイゼンクの分類では、胆汁質（不安、短気）は神経症的かつ外向的。憂鬱質（意気消沈、内向的）は神経症的かつ内向的。多血質（温厚、活動的）は情緒安定かつ外向的。粘液質（穏やか、控えめ）は情緒安定かつ内向的に相当する。

どうやらヒポクラテスは現代医学の父だったばかりか、人間の本質の父でもあったらしい。

アイゼンクに先立つこと約二十年、アメリカの心理学者ゴードン・オールポートは、ふたつの軸をもとにしたアイゼンクの人格モデルをはるかに上回る、膨大な数の特性を発見した。[2]性格に関連する重要な表現はすべて言語化できるという「名辞仮説」に沿って、オールポートは『ウェブスター新国際英語辞典』の膨大な言葉の大海をさらってみた。人格に関連する形容詞はいったいどのくらいあるのだろうか、と考えたのだ。結局、大変な数にのぼり、オールポートは一万八千語近くを拾った。

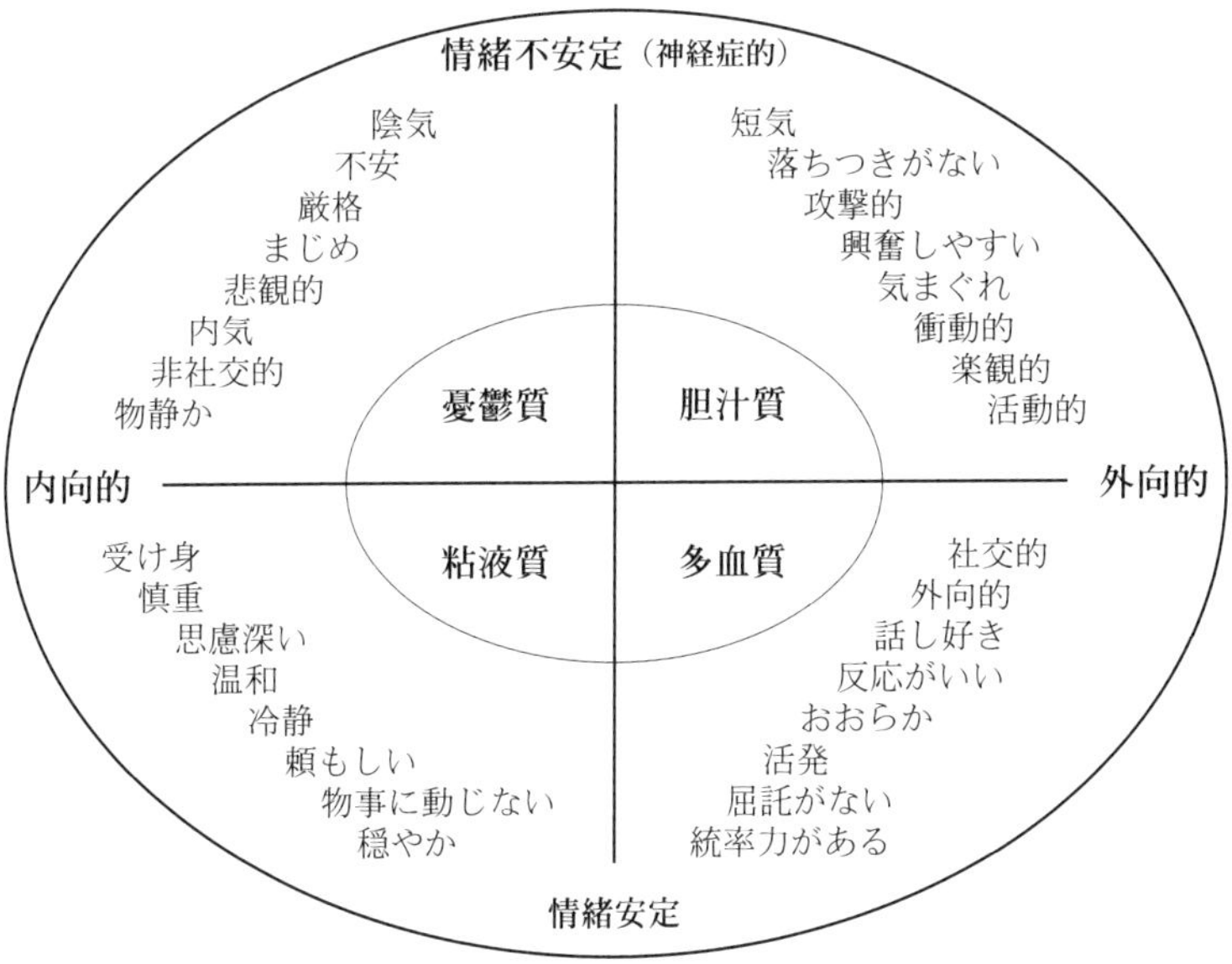

図表 2-2　ヒポクラテスの４つの気質を組み込んだアイゼンクの人格モデル
（資料：Eysenck and Eysenck, 1958）

そこから永続的ではなく一時的な特性に関連する単語（高揚した、恥ずかしそうな、など）を取り除き、より扱いやすい四千五百語にしぼった。

しかし人格論の研究が本格化したのは、一九四六年にイリノイ大学の心理学者レイモンド・キャッテルがオールポートのリストを手に入れてからだった。[3] ちょうどアイゼンクが人格モデルに取り組んでいたのと同じころだ。キャッテルはリストから同義語を取り除き、丹念な調査で集めた語彙を追加して、百七十一語にしぼった。それからが本番だった。しぼり込んだ百七十一語を使って評価尺度を作成し、実験の協力者を募って配布した。実験内容はいたってシンプルで、評価尺度の形容詞に基づいて知人を評価するというものだった。

分析の結果、キャッテルが「人格局面」と呼んだ三十五もの主要特性のグループで構成される巨大な人格構造が明らかになった。それからの十年間で、第一世代コンピューターと誕生まもない因子分析*の助けを借りてさらに改良を加え、わずか十六の主要因子にしぼり込んだ（七十ページ図表2-3）。キャッテルがやったのはそこまでだ。

とはいえ、心理学の専門家にとっても、人事畑にいる人にとってもありがたいことに、キャッテルのあとにもさまざまな理論が続々と登場した。一九六一年、米空軍の研究者であるアーネスト・テュープスとレイモンド・クリスタルは、キャッテルの特性を頻度の高い五因子にしぼり込み、それぞれ高潮性（ポジティブな感情が高い傾向にあり、快活で社交的な性格をさす）、協調性、信頼性、情緒安定性、教養（文化）と名づけた。[4] その後、過去二十年ほどのあいだに、米国立衛生研究所（ＮＩＨ）のポール・コスタとロバート・マクレーの研究により、標準化された人格テスト、ＮＥＯ人格目録が開発された[5]。

心理学者はよほどの場合でなければ意見が一致しないものだが、この場合は意見が一致しないほうが難しい[6]。経験に対する開放性／知性（Openness to Experience）、誠実性（Conscientiousness）、外向性（Extraversion）、協調性（Agreeableness）、神経症的傾向（Neuroticism）――ＯＣＥＡＮ――が人格のゲノムを構成していること。そして人間はみんなさまざまなパーツからできているということだ。テレビドラマ「ザ・プリズナーNo.６」でパトリック・マクグーハン演じる囚人「ナンバー・シックス」は、人間はみんな数字だという名せりふを残したが、現実には違う。人間は数字の寄せ集めだ。人はそれぞれ、人格という宇宙の果てしないアルゴリズム的天空において、これらの五つの次元のどこに位置するかにより、独自の座標をもっている。一般には「ビッグファイブ」と呼ばれるものだ[7]（自分の人格の位置づけを知りたければ、ビッグファイブ人格テストの簡略版をお試しあれ――www.wisdomofpsychopaths.com）。

人格のビッグファイブ

一見、人格は切れ目のないひとつのものに思える。綿密に吟味して初めて、五つの構成要素にはっきり分解される。ビッグファイブは言ってみれば、心理学的にそれ以上は分割できない

＊因子分析は統計的解析法のひとつで、多数の変量間の相関関係のなかから単純なパターンを見つけるのに使われる。とくに、観測される変数をはるかに少数の「因子」によって説明できるかどうかを探る。一例として、キャッテルのモデルでは、上位因子である「温かさ」は「親しみやすい」「思いやりがある」「友好的」といった記述語から抽出された。

得点が低い	因子	得点が高い
うちとけない	温かさ	社交性がある
あまり知的でない	理性	より知的
情緒的に敏感	情緒の安定度	情緒的に安定
従順	支配	自己主張が強い
まじめ	快活さ	のんき
逸脱的	規則を意識しているか	良心的
内気	社会的大胆さ	あけっぴろげ
ずぶとい	感受性	傷つきやすい
人を疑わない	他人に対する警戒心	疑い深い
現実的	抽象性	空想好き
率直	隔絶	控えめ
自信がある	不安	不安がある
保守的	変化に対する開放性	新しいことを試してみる
集団志向	自立	自立心が強い
大ざっぱ	完璧主義か	几帳面
ざっくばらん	緊張度	堅苦しい

図表 2-3　キャッテルの16因子（1957年のキャッテルのものに手を加えた）

人格の「原色」で、それぞれの両端に対極をなす性格特性が鎮座している。こうしたアイデンティティーのスペクトラムはわたしたちのだれもがもっている。

これらの特性を、五つの各次元に関連する簡潔な性格記述語とともに記載したのが、次ページの図表2-4だ。

当然だろうが、心理学の専門家はNEO人格目録（および同様の主要五因子人格テスト）から多くの恩恵を受けている。彼らはその手の質問票をおよそ思いつくかぎりの業界に配布し、心理学的な性格と職場での成功には厳密にどんな関係があるのか探ろうとしてきた。その結果、気質と職種の意外な結びつきがわかった。[8] 神経の配線と職場での配属には関連があるらしい。

経験に対する開放性（知性）は、独創的な考えや情動的知能（EI）が何より大切な職業――コンサルタント、調停員、広告業といった職種――で役に立つことがわかっている。一方、この項目の得点が低い人は、製造や機械関係の仕事で成功する傾向がある。誠実性の得点が（高すぎれば執着、強迫観念、完璧主義に陥ってしまうが）中程度以上の人はあらゆる職種で抜きんでる傾向があり、中程度以下の場合はその逆のことが言える。外向的な人は社交性が求められる仕事で成功し、内向的な人はグラフィックデザイナーや会計士など、より「孤独」もしくは「内省的」な職業で成功する。協調性の得点が高い人も、かなり広範囲の職種で成果を上げられるが、とくに能力を発揮できるのは看護や軍隊など、顧客サービスやチームワークが重視される職種だ。ただし誠実性と違って、得点が低くてもかえって都合のいい場合がある。熾烈《しれつ》で非情な業界――エゴが衝突し、リソース（アイディア、特ダネ、受信料や購読料など）をめぐる激しい争奪戦が

因子	記述語
経験に対する開放性（知性）	空想的……現実的 変化を好む……慣例を好む 独立心が強い……まわりに合わせる
誠実性	几帳面……ずさん 慎重……軽率 自制できる……衝動的
外向性	社交性がある……引っ込み思案 楽しいことが好き……まじめ 情が深い……よそよそしい
協調性	優しい……冷たい 人を疑わない……疑い深い 協力的……非協力的
神経症的傾向	心配性……冷静 不安定……安定している 自己憐憫……自己満足

図表 2-4　人格の主要 5 因子モデル（McCrae and Costa, 1999, 1990）

繰り広げられることも多いメディアなどだ。

最後は神経症的傾向だが、これはNEOの五つの次元のうち、最も不安定かもしれない。とはいえ、情緒が安定していてプレッシャーにさらされても冷静でいられることは、集中力と冷静さがものをいう職業（パイロットや外科医など）では間違いなく重要だ。神経症的傾向と独創性が分かちがたく結びついていることも忘れてはいけない。昔から芸術や文学の傑作のなかには、脳の浅瀬ではなく魂の奥深くにある未知の迷宮から掘り出されたものがある。

しかし心理学の専門家が、個人的な気質の違いが仕事にどう影響するのか、つまり職場での成功のカギとなる人格とはどんなものかを突き止めたとして、そこにサイコパスはどう絡んでくるのだろうか。それを突き止めるべく、二〇〇一年、ケンタッキー大学のドナルド・ライナムらは調査を実施し、サイコパス独特の人格構造が、彼らの特性の非情であると同時に魅力的な配置を隠していることを発見した。[9] ライナムはサイコパシーの世界的権威（その分野で実績のある心理学者）たちに、サイコパスが次の三十の下位特性――ビッグファイブの主要な五つの次元のそれぞれを構成する――にどの程度当てはまるかを1点（非常に低い）から5点（非常に高い）まで五段階で採点してもらった。その結果が次ページの図表2-5だ。

ご覧のとおり、協調性については、サイコパスに対する専門家の採点は低い。当然だろう。嘘、ごまかし、冷淡さ、傲慢さがサイコパス的特性の究極の判断基準だというのが、大方の臨床医の見解だからだ。誠実性の採点についても特筆すべきことはない。案の定、衝動的で、長期的目標がなく、責任を負わない性格が表れている。しかし有能さ――サイコパスの揺るぎない自信と逆境をものともしない性格の尺度――については点数が高い。神経症的傾向の採点でも、不安、意気消沈、自意識、傷つきやすさの点数は超低空飛行だが、衝動性の点数は高く、そのことが外向性（自己主張の強さと刺激を求めること）や開放性（行動）での高得点と結びつけば、むき出しで恐ろしいほどのカリスマ性を生む。

ここから浮かび上がってくるのは、途方もなく大きな可能性を秘めていながら、不穏なほど気まぐれな人格だ。魅力的でひたむきな反面、冷酷で何をしでかすかわからない部分もある。

開放性	誠実性	外向性	協調性	神経症的傾向
空想 …3.1	有能さ …4.2	温かさ …1.7	信頼 …1.7	不安 …1.5
審美的 …2.3	秩序 …2.6	社交性 …3.7	率直さ …1.1	激しい敵意 …3.9
感情の豊かさ …1.8	義理堅さ …1.2	自己主張の強さ …4.5	利他主義 …1.3	意気消沈 …1.4
行動 …4.3	目標達成に努力する …3.1	活発さ …3.7	従順 …1.3	自意識 …1.1
アイディア …3.5	自制 …1.9	刺激を求める …4.7	謙遜 …1.0	衝動性 …4.5
価値観 …2.9	慎重さ …1.6	前向きな感情 …2.5	優しさ …1.3	傷つきやすさ …1.5

図表2-5　ビッグファイブの評価に示されたサイコパス的人格プロファイルを専門家が採点した結果（Miller et al., 2001）

一見、アメリカ大統領のイメージとはかけ離れているように思えるかもしれない。[10] しかし二〇一〇年、スコット・リリエンフェルドは法心理学者スティーヴン・ルーベンザーやテキサス州ヒューストンの「歴史における人格研究財団」の心理学教授トマス・ファシンバウアーと協力し、かなり興味深いデータを分析した。ルーベンザーとファシンバウアーは二〇〇〇年、NEO人格目録を歴代のアメリカ大統領全員の伝記執筆者に送付した[11]（実際はNEOは、人格、知性、行動など広範な変数を評価する五百九十二項目の質問票の一部にすぎない。しかし統計手法により、NEOでの個人の総合点からサイコパス的人格を推定することができる)。「他人に利用される前に他人を利用すべきだ」「人を傷つけてもやましさを感じたことはない」などの設問が全部で二百四十項目。ただし実際は、テストされているのは伝記執筆者ではなく、伝記の主人公たちだった。執筆者は自分の知識に基づいて、大統領のかわりに設問に答えることを求められたわけだ。

結果は興味深いものだった。ジョン・F・ケネディとビル・クリントンを筆頭に、何人もの大統領が顕著なサイコパス的特性を示した(リストはwww.wisdomofpsychopaths.comで見ることができる)。それだけではない。セオドア・ルーズヴェルトとフランクリン・ルーズヴェルトという歴史の寵児《ちょうじ》たちも、そろって同じ特性を示しているのだ。

これはゆゆしきことなのだろうか。世界で最も強大な国のトップが、全米警察署長連盟副会長ジム・クーリの言葉を借りれば、人格の中核を成す特性のなかに連続殺人鬼に通じる部分を持ち合わせているというのは、懸念すべきことなのだろうか。そのとおりかもしれない。しかし、リリエンフェルドやルーベンザーやファシンバウアーらが発見した「大統領向き人格」の源流を突き止めるには、サイコパスであるということは厳密にはどういうことなのか、掘り下げてみる必要がある。

人格障害を話題にする場合は非常に慎重を期す必要がある。だれだってひとつくらいは抱えているはずだから。最初にはっきりさせておこう。人格障害者はむかつく連中ばかりというわけじゃない（そういう思い込みはナルシストに多いが）。むしろ『精神疾患の診断・統計マニュアル*（DSM）』の定義によれば、人格障害とは「それを示す個人の属する文化が期待するものから著しく逸脱する内的体験と行動の持続的なパターン」だ。

ここでのキーワードは「持続的」だ。人格障害はクリスマス限定ではない（もっともクリスマスが人格障害を最大に引き出すのは事実だが）。考えかたや感じかたや人とのかかわりかたのパターンが身に染みついて変えようがない、あるいは苦痛や機能障害を引き起こすような衝動を抑えられないのが、人格障害の特徴だ。日ごろから、あなたをむっとさせるような人間だけがそういう面をもっているわけではないだろう。いつもは〝いい人〟だけど、そういう一面を見てしまったときはむっとする、ということもあるはずだ。

DSMは人格障害を三つにグループ分けしている。[12] 奇妙／風変わりタイプ、ドラマチック／不安定タイプ、不安／抑制タイプだ。三タイプとも現実に存在する。猫に囲まれて水晶玉をじっと見つめ、ポットカバーのような帽子をかぶり、大きなイヤリングをぶら下げたおばさんは、自分の寝室は「霊」だらけで、通りの向こうにいるふたり連れは異星人だと考えている（統合失調症型）。高級アクセサリーをこれ見よがしに身につけ、いつも日焼けしているプール監視員は、ボトックス注射の打ちすぎで、ミッキー・ロークのほうがまだまともに見えるくらいだ（自己愛性）。わたしが雇った清掃係の女性は三時間たってもまだ浴室を掃除していた（強迫性）（そんな人間を時給いくらで雇っていたのだから、どうかしていたのはもしかしたら、わたしのほうだろうか）。

そうはいっても、人格障害は日常生活でトラブルを引き起こすだけでなく、臨床心理学の世界でもかなり物議をかもしている。争点のひとつは「障害」という言葉だ。人口の十四パーセントが人格障害を抱えているとみられるため、そもそも「障害」と呼ぶべきかどうかという疑問が生じている。実際には「多様な人格のひとつ」と言うべきではないのか、と。もっともな意見だが、むしろ人格障害とは厳密には何かを問うべきかもしれない。人格障害は、人格の本土から離れて漂う、疫学的に取り残された病理の群島なのか。それとも逆に、ビッグファイブ半島の一部——気質の最も暗く、最も嵐に打ちのめされた辺境なのだろうか。

後者の、人格の半島の一部という見方は、二〇〇四年にリサ・ソールズマンとアンドルー・ペイジが実施した広範な調査に端を発している。[13] ソールズマンとペイジは臨床文献を徹底的に調べた。ＤＳＭに載っている十の人格障害類型のそれぞれの関係と、人格のビッグファイブ因子それぞれの関係を調べ、集めたデータを分析した。その結果、十の人格障害はすべて、ビッ

＊『精神疾患の診断・統計マニュアル（ＤＳＭ）』は米精神医学会の発行で、精神障害の分類に関する共通用語と基準を提供している。アメリカはもとより、程度の差はあるが世界各地で臨床医や研究者、および製薬会社や保険会社、精神障害治療薬の規制機関が利用している。最初に発行されたのは一九五二年。最新版ＤＳＭ-Ⅳ-ＴＲは二〇〇〇年に発行、次のＤＳＭ-Ⅴは二〇一三年五月に発行。

グファイブ・モデルの枠組みの範囲内で説明できることがわかった。ただし、肝心な点は、重要な要素の大部分はとくに「ビッグ2」――神経症的傾向と協調性が担っていることだった。[14]

その証拠に、ソールズマンとペイジは、とくに精神的苦痛を特徴とする人格障害(妄想性、統合失調型、境界性、回避性、依存性)は神経症的傾向と非常に関連があり、対人関係での問題を特徴とするもの(妄想性、統合失調型、反社会性、境界性、自己愛性)は、当然ながら、協調性に影響することに気づいた。それに比べれば結びつきは弱いものの、外向性と誠実性も関連していた。社交家と世捨て人の分水嶺とでもいうべきものをはさんで、一方の側にある障害(演技性と自己愛性)は外向性の得点が高く、もう一方の側(統合失調質と統合失調型と回避性)は外向性の得点が低かった。同様に、暴走族と支配魔の分水嶺をはさんで、一方の側(反社会性と境界性)と反対側(強迫性)でも、誠実性で得点の二極化が見られた。

これはかなり説得力がある。人格という太陽系を構成しているのが万能のビッグファイブだとしたら、人格障害というはみ出し者の星座も天空の一角にあるはずだ。それにしても、サイコパスはいったいその天空のどこに位置するのだろうか。

正気の仮面をかぶって

サイコパシーも人格そのものと同じように、最初にレーダー上に現れるのは、古代ギリシャだ。人びとの物思いのなかに、ものすごく迷惑だが間違えようのない形で登場する。古代ギリシャの哲学者テオプラストス(紀元前三七一~二八七年ごろ)はアリストテレスの後継者としてアテネの逍遥学派を率いた。[15]そのテオプラストスが著書『人さまざま』で三十もの道徳的気質について詳述している。うちひとつにいやな胸騒ぎがする。

「恥知らずとは」と、テオプラストスの嘆きは始まる。「借りた金を返したためしがないくせに、性懲りもなく同じ相手に金を借りにいく人間のことを言う……市場では肉屋に恩着せがましいことを言ってから、秤のそばに立ち、肉を少々、それにスープのだしをとるための骨を放り込んでやろうと狙っている。首尾よくいけばまことに結構、しくじっても臓もつを少々ひっつかんで笑いながら去っていく」。おっしゃるとおり。だが二千年ばかり時計を進めて十九世紀前半に目を向ければ、恥知らずが今度は自由意思をめぐる形而上学的議論の主役のひとりとして登場する。道徳に背く者、ろくでなしの不届き者でも、あながち「悪人」とは言えず、じつはほかの悪人とは対照的に、自分の行動がどんな結果を招くか、ほとんどもしくはまったくわかっていない、などという可能性があるのだろうか――と、当時の哲学者や医師は憶測をめぐらせた。うちひとりは間違いなく、その可能性はあると考えていた。

一八〇一年、フランス人医師フィリップ・ピネルは「譫妄《せんもう》〔意識混濁に加えて錯覚や幻覚などが見られる状態〕なき狂気」と手帳に走り書きをした。[16]男が落ちつき払って涼しい顔で犬を蹴り殺すのを目の当たりにしたのだ。その年、ピネルはその症候群の詳細かつ包括的な――そして今なお非常に正確な――記録をまとめ上げることになる。くだんの男は自分がしていることに後ろめたさを感じている気配はみじんもなく、そればかりか、ほかの面ではまったく正気に見えた。男は、「まともなのにまともじゃない」ように見えた（その後サイコパスに出くわした多くの人が同意する表現だ）。つまり、譫妄なき狂気だ。

不可解な光景に出くわしたのはピネルだけではなかった。十九世紀前半のアメリカの医師ベンジャミン・ラッシュもピネルと同じような話を報告している。[17]同じくらい忌まわしいふるまいで、同じくらい平静な思考プロセスだ。そうした行動をとる加害者は、ラッシュによれば「生まれながらに倫理的観念が異常なほど欠如している状態」であり、「肉体のなかで精神の倫理的能力が宿る部分にもともと欠陥がある」。

意思というものは「健全な理解のある人たちの多くのケース」でも混乱する可能性がある、とラッシュは続ける。そうしたケースでは、「意思は激情によって無意識に邪悪な行動の手段と化す」。

ラッシュは現在の神経科学を数百年前に先取りしていた。言いかえれば、神経を襲う狂気の津波は、必ずしも、澄みきった論理の岸を破壊するために黙示録さながらに押し寄せるわけではない。精神が健全であると同時に「不健全」という状態がありうる。

時計の針を一世紀半進めて大西洋を渡れば、アメリカのジョージア医科大学の医師ハーヴェイ・クレックレーが「理性狂」のさらにくわしい目録を提供する。クレックレーは一九四一年に出版した『正気の仮面（*The Mask of Sanity*）』で、サイコパスのどこか折衷《せっちゅう》的なモンタージュを作成している。[18]それによればサイコパスは知的な人物で、その特徴は感情の乏しさ、恥ずかしいという感覚の欠如、自己中心性、表面的な魅力、罪悪感のなさ、不安のなさ、罰をまぬがれること、予測がつかないこと、無責任、他人を操ること、人間関係が長続きしないこと――

二十一世紀の臨床医がいだいているサイコパスのイメージに非常に近い〔ただし現在では、研究プログラムや、EEG〔脳電図〕やfMRIなど技術の進歩に助けられて、その理由がさらに解明されはじめているが〕。とはいえクレックレーの描く肖像画には、そこかしこに天才を思わせる筆遣いが見える。サイコパスは「抜け目なく、回転の速い頭脳」をもち、「人を惹きつける話しぶり」で、「並はずれた魅力」の持ち主だという。

なかでも印象的なのが、そうした社会的カメレオンの奥深くに潜む仕組み、非情の冷たいカーテンの後ろにある日々の暮らしに関する記述だ。

［サイコパスは］基礎的な事実や個人的価値観とでも言うべきものにはなじみがなく、そうした事柄はまったく理解できない。本格的な文学や芸術に描かれている、人間であることの悲劇や喜びや苦闘に、わずかでも関心をもつことができない。人生そのものにおいても、これらのことに無関心だ。美しさと醜さ〔ごく表面的な意味なら別だが〕、善、悪、愛、恐怖、ユーモア、どれも実質的な意味はなく、サイコパスの心を動かす力はない。〔中略〕さらにサイコパスは、他人が心を動かされているのを察することもできない。知性は研ぎ澄まされているのに、人間のこうした側面に対しては鈍いかのようだ。彼に対して説明することはできない。彼の意識の範囲内には、引き合いに出してギャップを埋めることのできるものが何もないからだ。言われたことをおうむ返しにして、わかるなどと調子のいいことを言う。わからないことを自覚するすべをもたない。

サイコパスは感情という言葉は理解しても、感情を味わうことはできない、と言われてきた。クレックレーが言わんとしていたことを、わたしがはっきり味わったのは、生まれて初めて本当のサイコパスに出会ったときだった。ジョーは二十八歳、ブラッド・ピットよりハンサムで、ＩＱは１６０だった。北部の町の駐車場で女性を殴って気絶させ、車で町外れの暗がりに連れていき、ナイフを突きつけて繰り返しレイプしたあげく、女性ののどを切り裂いて、死体をさびれた工業団地のゴミ箱に頭から突っ込むという、理解に苦しむ行為に及んだ。その後、ジョーの車のグローブボックスから被害者の遺体の一部が発見されている。

殺戮《さつりく》の舞台となった労働者階級の町から百六十キロの距離と五年の歳月を隔てて、人けのない息が詰まりそうな面会室で、消毒剤の匂いがかすかに漂うなか、わたしはジョーとテーブルをはさんで向かい合った。ジョーがどのように決断をくだすのか、彼の脳のなかにあるモラルの羅針盤の確率的な設定はどうなっているのか知りたかった。わたしにはそれを探り出すための秘密兵器があった。巧妙な心理的トリックをひそかに用意していた。わたしはジョーに次のようなジレンマを突きつけた。

優秀な移植外科医が五人の患者を担当している。患者はそれぞれ異なる臓器を必要としていて、その臓器がなければ死んでしまう。残念ながら、どの患者にも今のところ移植できる臓器はない。たまたま、若くて健康な旅行者が通りすがりに、定期検査のために外科医のもとにやってくる。検査するうち、外科医は青年の臓器が、死にかけている五人の患者全員に適合することに気づく。さらに、青年がいなくなっても、外科医を疑う者はいないだろう。外科医は五人の患者を救うために青年を殺してもいいのだろうか。

この倫理的難問を最初に提起したのは、1章で取り上げた大柄な男とトロッコの実験を考案したジュディス・ジャーヴィス・トムソンだ。[19] たしかに話題にするにはいいが、ほとんどの人は簡単に答えを出す。外科医が青年の命を奪うことは倫理的に非難されるべきことだ。正当だとする根拠がそのときはどんなに人道的あるいは特別なものに思えようと、どんな医師であれ、患者を殺す権利はない。それは純然たる殺人だ。とはいうものの、ジョーのような人間はどんな見方をするのだろうか。

「どこが問題なのかはわかるけど」問いを投げかけたとき、ジョーは平然として言った。「あんたのやっているのが単に数字の遊びなら、楽勝じゃないか。そいつを殺して、ほかの五人を救うんだ。しゃれた言い方をすりゃ功利主義ってやつだ……大事なのは考えすぎないこと……おれがその外科医だったら、あれこれ考えたりしない……ひとりの命と引き換えに五人の命が救えるんだろ？　五人分の朗報だ。つまり、不幸なひとりの家族に対して、五人の家族のことを考えてみろ。もうけものだと思うが」

「彼らは感情を機械的に処理する」と、法精神医学者のオフィスでサイコパスについて話しているときに言われたことがある。ジョーの場合もそのようだった。

サイコパスの説得力はずば抜けている。他人の心の鍵を開ける腕前は有名だ。殺人犯でレイプ犯のジョー、この相手を見すえる冷たく青い瞳と天才並みのＩＱの持ち主についても、同じことが言える。実際、サイコパスと面接しているとき、サイコパスのことをよくわかっていないと、そもそも問題があるとは信じがたい場合もある。それもあって、だれもが同意するようなサイコパシーの正確な分類を考案するのは非常にやっかいだ。

サイコパシーが臨床上の永住権を得てから三十年になる。一九八〇年、ロバート・ヘア（1章で紹介した）がサイコパシーを見つけるための最初の（多くの人にとっては今も最良の）検査、サイコパシー・チェックリストを発表した。[20] チェックリスト――一九九一年に改訂されてサイコパシー・チェックリスト改訂版（ＰＣＬ-Ｒ）となった――は、二十項目の設問から成り、40点満点（それぞれの設問に「当てはまらない」0点、「やや当てはまる」1点、「完全に当てはまる」2点で採点）で、ヘアが自身の臨床観察と、それ以前のジョージアのハーヴェイ・クレックレーによる所見に基づいて開発した。[21]

ほとんどの人は2点前後。サイコパスの入門レベルは27・6点だ（ＰＣＬ-Ｒは臨床の場で有資格者によって使用され、データの徹底的な検証と半構造化面接〔あらかじめ決めておいた質問に従って面接を進めつつ、状況に応じて質問の内容などを変える面接方法〕に基づいて採点される。行きつけの銀行の支店長で試そうなんて思わないこと）。

人格論の研究者が好むやりかたを考えれば当然かもしれないが、ＰＣＬ-Ｒを構成する二十項目はＮＥＯの二百四十項目と同様、膨大な回数にわたって、因子分析という統計上のふるいにかけられてきた。その結果さまざまなモデルが提案されているが、多くの臨床心理学者の最近の活動【22】からは、人格という宇宙全般に五つの次元が存在するのとまったく同様に、その宇宙空間内部に気まぐれに存在するサイコパス星雲のスペクトラムには四つの主要次元が潜んでいる可能性がうかがえる（図表2-6参照）。

　言いかえれば、サイコパシーは複合的な障害で、いくつもの構成要素が互いに関連していて、それぞれの要素は多くの異なるスペクトラム――対人面、情動面、生活様式、反社会性という人格要素のごった煮――に沿って、ひそかに、かつ独自に並んでいる。

　とはいえ、これらのスペクトラムのうち

対人面に関する項目	情動面に関する項目	生活様式に関する項目	反社会的な面に関する項目
口がうまい／表面的な魅力	良心の呵責や罪悪感がない	刺激を求める／退屈しやすい	暴走しやすい
過大な自己評価	情動が希薄	寄生的な生活様式	幼児期の問題行動
病的な嘘	冷淡／思いやりに欠ける	現実的、長期的な目標の欠如	少年非行
他人をだます／操る	自分の行為に責任がもてない	衝動性	仮釈放の取り消し履歴
		無責任	犯罪の多様さ

図表2-6　PCL-Rに基づく4因子モデル（資料：Hare, 2003）

最も重要なのは何だろう。たとえば、チェックリストの反社会的要素の点数が高く、対人面の得点が低い人間は、程度の差こそあれ、その逆の人間よりもサイコパスに近いと言えたりするのだろうか。

　こうした疑問はサイコパスの心理を解明するうえで、臨床的定義の実証と診断をめぐって、非常に頻繁に浮上する。その一例がＤＳＭの反社会性人格障害（ＡＳＰＤ）に関するリストで、これは疫学〔社会内での病理の統計的研究〕関連の論争において戦略上とくに重要な領域だ。アメリカ精神医学会による公式見解では、ＡＳＰＤとサイコパスはじつは同義語だ。ＡＳＰＤは「他人の権利を無視し侵害する広範な思考様式で、幼児期もしくは思春期前半に始まり、成人後も続く」と定義されている。十八歳以上の人間で、十五歳になるまでに行為障害*の発症が見られ、次の基準のうち少なくとも三つに当てはまる。

1. 法律を守るという社会的規範に従うことができず、逮捕されるような行為を繰り返す。
2. 人をだます傾向があり、自分の利益や快楽のために繰り返し嘘をつく、偽名を使う、人をだますなどの行為を繰り返す。
3. 衝動的で、将来の計画が立てられない。
4. 怒りっぽく攻撃的で、けんかや暴力を繰り返す。
5. 向こう見ずで自分や他人の安全を考えない。
6. 一貫して無責任で、仕事を続けられない、借金を返済しないといったことを繰り返す。

7. 良心の呵責を感じず、他人を傷つけたり、虐待したり、他人のものを盗んだりすることを意に介さない、もしくは正当化する。

しかしこれは本当にサイコパシーと同じものだろうか。多くの専門家によれば、同じではない——たしかにふたつには重なる部分もあるが、根本的な違いは重点が思わぬ方向にそれること。ASPDの特徴である「社会的逸脱」の基準の行動に関するさまざまな項目と、サイコパスであることを暗示する感情面の障害——謎に包まれた感情のたそがれ——との、明らかなアンバランスさだ。

こうした違いは統計上のものにせよ、それ以外のものにせよ、必ず影響を及ぼす。ロバート・ヘアによれば、刑務所の入所者に占める割合は、ASPDの場合はふつうの風邪のようなもので、服役者全体の八十〜八十五パーセントにのぼり、ASPDの診断基準に合致している。[23] 一方、サイコパスの比率は二十パーセントに留まっている。しかもこの二十パーセントの少数派がくせ者なのだ。[24] 史上最悪の犯罪——殺人や連続レイプなど——のおよそ五十パーセントが

＊行為障害（CD）は、DSMによれば、次のような特徴がある。「他人の基本的権利や年齢相応の主要な社会規範や規則を侵害する、反復的かつ持続的な行動パターン……過去十二か月間に以下の基準の三つ（かそれ以上）に該当し、うち少なくともひとつは過去六か月間にあった場合——他人や動物を攻撃する……他人の所有物を破壊する……嘘や盗み……重大な規則違反」。加えて、CDは「社会的、学業的、職業的機能において臨床的に著しい障害を引き起こしている」。CDのふたつの型が規定されている。小児期発症型（十歳になるまでに行為障害に特徴的な基準の少なくともひとつが見られる）と、青年期発症型（十歳になるまで行為障害に特徴的な基準はいっさい認められない）だ。

サイコパスによるもので、依然としてサイコパスによって引き起こされている。

サイコパシーの囚人とそうでない囚人の累犯率を比較する研究では、一年以内の再犯率は前者のほうが三倍以上高いことがわかった。[25] 暴力という要素を加味すれば、比較のカーブはさらに急になる。サイコパスのほうが殴打、レイプ、殺人、遺体の切断などによって刑務所に逆戻りする可能性が五倍高い。より正確な言いかたをすれば、ASPDとサイコパシーは非対称の関係にある。ASPDと診断された人の四人にひとりがサイコパスという可能性がある。一方、サイコパシーの徴候がある人間は全員がASPDの徴候も示すはずだ。

決定的な違い

両者の違いをもう少しはっきりさせるため、次のふたつの事例を考えてみよう。

【ケース1】

ジミー（三十四歳）は殺人罪で終身刑の判決を受けた。[26] 昔から短気で、パブでけんかに巻き込まれたときに頭部に致命的なけがを負った。刑務所ではだいたいにおいて受けがよく、おとなしく控えめにしている。第一印象では、幼稚で行き当たりばったり、刑務官とも囚人仲間ともうまくやっていけるタイプだ。

ジミーの犯罪歴（約六件から成る）が始まったのは十七歳のとき、万引きで逮捕されたのが最初だった——ただし両親の話では、それ以前から状況は悪くなっていた。それより数年前、十五歳のとき、ジミーは家庭でも学校でも面倒を起こすようになった。夜更かしするようになり、地元の悪名高いギャング団に加わり、日常的に嘘をつき、けんかをし、車を盗み、他人の所有物を壊した。十六歳になると学校を中退して有名デパートで商品をトラックで搬送する仕事に就いた。深酒もするようになり、倉庫から盗んで「やりくりする」こともあった。自分の稼ぎだけではたいていい苦しく、帳尻をあわせるためにマリファナの売買を始めた。二年ほどたって十八歳の誕生日を迎えた三か月後、ジミーは保護観察処分となり、ガールフレンドのもとに転がり込んだ。

仕事をクビになり、その後もいくつかの職を転々とした末に、ガソリンスタンドに職を見つけた。飲酒やドラッグの売買や浪費癖のことで口論が絶えなかったわりに、恋人との仲はしばらくはかなり順調だった。二度浮気はしたが、二度ともジミーのほうから浮気相手と別れた。やましさを感じるとジミーは言った。恋人が浮気の事実を知って離れていくのではないかと気にしてもいた。

やがてジミーは酒に溺れるようになった。ある晩、地元のパブでジミーはけんかに巻き込まれた。パブの店員がすぐに仲裁に入り、ジミーに店から出ていくようにうながした。いつもならおとなしく出ていっただろう。でもこのときはどういうわけか、「水に流す」ことができなかった。ジミーはビリヤードのキューをつかんで相手の後頭部めがけて思いきり――キューが壊れたほど力まかせに――たたきつけた。運悪く、相手は大規模な脳内出血を起こした。警察が駆けつけた。ジミーはその場で自供。裁判で有罪を認めた。

【ケース2】

イアン〔三十八歳〕は殺人罪で終身刑に服している。ある晩、イアンは腹ごしらえしようと入ったモーテルで、レジの金を奪うため至近距離から受付係を射殺した。刑務所ではドラッグ服用と売買、そのほかにもさまざまなゆすりたかりに深くかかわっていることで有名だ。魅力的で話していて楽しい――少なくとも最初のうちはそうだ。しかしたいてい、会話はそのうち暴力的か性的な方向にそれることは、女性刑務官なら知っている。所内でさまざまな仕事に就いたが、信用ならず、かつ、すぐにかっとしてけんか腰になる〔たいてい自分の思いどおりにならない場合〕せいで、波乱万丈の職歴になっている。ほかの囚人にイアンをどう思うかと尋ねれば、ほとんどの場合、恐怖と尊敬がない交ぜになった答えが返ってくる。それがイアンに対する評判だ。

イアンが犯罪に手を染めたのは九歳のとき、地元の青年クラブからコンピューターの備品を盗んだのが最初だった。すぐにエスカレートして十一歳のときには同級生の殺人未遂事件を起こした。学校のトイレで食事代をよこせと言ったがよこさなかったので、頭からポリ袋をかぶせて個室のなかで窒息させようとした。教師が止めに入りさえしなければ、「あのデブ野郎が二度と食事代がいらないように」してやったのに、とイアンは言う。そのときのことを振り返り、イアンは頭を左右に振ってにやりとする。

卒業後はもっぱら、あちこちの保安病院〔公共の安全を害する恐れのある精神障害者を収容する病院〕に出たり入ったりの日々だった。イアンの犯罪の傾向は多様どころの話ではなかった。詐欺、万引き、押し込み強盗、路上強盗、身体への重大な傷害、放火、麻薬取引、売春斡旋《あっせん》。仕事は続いてもせいぜい二週間で、友人からしぼりとるか犯罪で稼いだ金で暮らしていた。ひとつところに腰を落ちつけず、ソファからソファへ、安宿から安宿へ転々としていた。根を下ろすよりも動き回ることを好んだ。自信にあふれ、魅力的で物怖じしないオーラを放っていたので、つねにだれかが住む場所を世話してくれた。たいていはバーでひっかけた「いい女」だった。最後には悲しい結末を迎えるのがつねだったが。

結婚歴はないが、次々と違う女と同棲した。いちばん長続きしたのは半年間だったが、やはり暴力と口論が絶えなかった。いつも決まってイアンが女のところに転がり込んだ。そしていつも決まって「相手の心を奪った」。浮気は当たり前だった。むしろ「つきあってる女がひとり」のときを思い出すのが難しいくらいだが、不実だったことは一度もないと言う。「たいてい夜は女のところに戻った。それで十分だろ?」

裁判での証拠はイアンに決定的に不利だった。それでもイアンは無罪を主張し、今なお無実を主張している。評決が読み上げられるあいだ、イアンは被害者の遺族に向かって微笑み、被告席から連行される際に判事に対して侮蔑するように中指を突き出して見せた。投獄されてから二度にわたって控訴している。弁護士が繰り返し説得しているにもかかわらず、再審が行われて評決が覆されると自信満々だ。祝杯用のシャンパンを冷やしてあるんだ、とイアンは言う。

さて、あなたは臨床医で、イアンとジミーは同じ監房に入っているとしよう。ふたりは廊下で診察を待っている。ふたりのうちどちらがサイコパスか診断できるだろうか。一見それは難しそうだ。しかしもう一度、ＡＳＰＤの診断基準を見てみよう。ふたりとも社会規範に従えない。自分の行動を制御できない傾向――衝動性や攻撃性や無責任になりやすい傾向がある。診断はつけやすいのではないだろうか。

一方、サイコパシー尺度ではどうだろう。刺激を求め、寄生的な生活をしているか。この傾向はジミーよりもイアンのほうが強い。だが、イアンの「正気の仮面」が本当に剝がれはじめるのは、感情という点、より具体的には感情の欠落という点においてだ。魅力的でえらそうで、他人を操り、思いやりや罪悪感に欠ける。イアンはサイコパシー尺度では高得点を上げ、練習していたといってもいいくらいだ。まるで秘密のサイコパス・マナー学校を出たばかりのよう――それも優秀な成績で。ＡＳＰＤは感情を補ったサイコパシー。サイコパシーは感情のないがらんどうだ。

罪深い省略

ＤＳＭの番人たちがサイコパシーをうっかり入れ忘れているのは、興味深いことに、わざとだ。サイコパシーがどういうわけか明らかに洩《も》れている理由として、最もよくあげられるのは、実証しにくいことと、ＡＳＰＤと同義だと思われていることだ。罪悪感や良心の呵責や共感はおそらく、いちばんに取り組むべき重要な構成概念ではない、だから、主観にかたよらないよう、目に見えるふるまいに的をしぼるのがいちばん――というわけだ。

この態度は大いに疑問だ。まず、さまざまな調査の結果、ＰＣＬ－Ｒについては臨床医の意見が一致する率がじつは極めて高いことがわかっている。[27] ＰＣＬ－Ｒは、適切な用語を使えば、「評価者間信頼性」が高い。しかもある先輩精神科医が言うには、「サイコパスは部屋に入ってきて数秒でわかる」。

しかし争点はほかにもあって、サイコパスのアイデンティティーをめぐる謎、正気の仮面の下には厳密には何が隠されているのかという謎には、もう少し身近なところで驚きの発見があり、別の現象学的ひねりが加わる。サイコパスはみんな刑務所行きになるわけではなく、大部分はふつうの職場にいることがわかってきたのだ。じつはその一部はかなり成功している。こうしたいわゆる「社会的に成功しているサイコパス」――スコット・リリエンフェルドの研究対象になっている人びとのように――の存在はＡＳＰＤと同義という見方にとって、そしてついでながらＰＣＬ－Ｒ支持派にとってもやっかいだ。

オクラホマ州立大学のステファニー・マリンズ＝スウェットらによる最近の研究では、弁護士のグループと臨床心理学者のグループにサイコパスの典型的特徴を提示した。そのうえで質問した。[28] 個人的にそういう特徴に当てはまる（かつ、言うまでもなく仕事で成功している）と思う人物を知っているか。知っている場合、主要五因子《ビッグファイブ》テストでその人物の人格を採点できるか。

結果は興味深いものだった。予想どおり、成功しているサイコパス――とりわけビジネスや学問や司法の世界の人間（「一流の刑事」「有名大学の学長」「小売業で成功している人物」「巨万の富を築き、三年間市長を務めた人物」「政府系組織の管理職」「いくつも政府補助金を受けている教授」。以上はこの研究によって浮かび上がった数多くの成功の指標のごく一部にすぎない）――が例によって邪悪かつ卑劣な人物像として浮かび上がる。彼らも成功していないサイコパス同様、「不誠実、他人を利用する、良心の呵責をあまり感じない、自責の念が薄い、傲慢、あさはか」といったレッテルを貼られる。

意外だったのは、ビッグファイブテストの結果も、成功しているサイコパスとそうでないサイコパスは似ていたことだ。ドナルド・ライナムの研究で専門家が採点したときと同様、成功しているサイコパスも、そうでない典型的なサイコパスと同じように、自己主張、刺激を求めること、活発さといった項目で得点が高く……利他主義や法律を守ることや謙虚さといった協調性の面では得点が低い。さらに自制心という点を除けば（これについては成功していないサイコパスはまったくだめで、成功しているサイコパスは優秀だった）、誠実性でも両者は似通っており、有能さ、思考と行動の秩序、目標達成に向けて努力することの項目で最も点数が高い。

しかし疑問は残る。決定的な違いはどこにあるのか。成功しているサイコパスと成功していないサイコパスの差、大統領と小児性愛者の差は、自制心だけを軸にしているのだろうか。実際、それ以外はすべて同じという可能性はある程度考えられる。我慢できること、切りつけて逃げたいという欲求を（言うまでもなく、多数の人に切りつけてまわりたいという欲求も）抑えられることが、犯罪行為から、より計画的で衝動性や反社会性のより少ない生活様式へと変化させるのかもしれない。

ただし、犯罪行為という問題自体が論争を呼ぶ。ＰＣＬ-ＲでもＤＳＭが提示するＡＳＰＤの診断基準でも、「犯罪の多様性」と「逮捕されるような行動を繰り返すこと」がサイコパシーと診断する決め手（言いかえれば症状）となっている。それでもマリンズ＝スウェットの研究が示すように、どちらの特徴も成功しているサイコパスに必ずしも当てはまる必要はない。サイコパスだが犯罪者ではないということは十分ありうるのだ。

では、サイコパスの勝ち組は正真正銘のサイコパスというには何かが足りないのだろうか。より悪名高く極悪非道なサイコパスに比べて、ニューロン（神経細胞）のシナプスが一個足りないようなものなのだろうか。判断するのはやっかいだ。しかし十五年前、それを突き止めたいがために、ある男が立ち上がった——やがて、アトランタの繁華街にある食堂で、わたしとともに、山積みになったワニ肉のタコスにかぶりつくことになる男だ。

サイコパシーの抜け道

一九九六年、スコット・リリエンフェルドは協力者のブライアン・アンドルーズとともに、まさにこの難問に取り組んでいた。長くサイコパス研究に携わり、すでに相当な数のサイコパスを知っていたリリエンフェルドは、ややこしいが明確な結論に達した。サイコパシーの基本憲法——建国の父に当たるハーヴェイ・クレックレーが示した、サイコパスとは何かという伝統的な概念——であるPCL-Rをはじめとする臨床的尺度が、そもそもどうもしっくりしなくなっていた。年月がたつにつれて診断の対象は広がっていた。当初はサイコパシーの証拠となる人格的特徴が重視されていたのが、反社会的行為も同程度かそれ以上に重視されるようになっていた。サイコパスをめぐる議論は法医学の泥沼に陥っていた。

典型的な例としてリリエンフェルドとアンドルーズが挙げたのが、怖いもの知らずの側面だ。クレックレーは一九四一年の最初の「宣言書《マニフェスト》」で、不安をあまり感じないことが正真正銘のサイコパスのしるし、サイコパシーの基本的特徴だと主張した。とはいうものの、いったいPCL-Rのどこにそんなことが書いてあるというのか。そうした不備の背後では、臨床や研究の現場で部門ごとに、サイコパシーに対する見方をめぐって大きな理論上の断層が広がりつつあることを、リリエンフェルドは見抜いた。分析手法のふたつの伝統——質的な心理学的手法と量的な行動主義——の旧態依然とした分裂だ。

ふたつはどうやら認識論から湧いて出たらしかった。一方はクレックレー派、もっぱら人格の下地部分に関心がある人びとだ。もう一方は行動主義派、DSMとASPDの判断基準の助けを借りて、クレックレー派とは対照的に犯罪歴を重視する傾向があった。そうした分裂は言うまでもなく、一貫性のある経験的調査にも一致した診断にもつながらない。サイコパス的人格の必要要件をすべて満たしてはいるが、反社会的な行動を繰り返してはいない人物——マリンズ=スウェットが発見した「潜在性」タイプなど——の場合、人格ベースの診断法を支持する人びとはサイコパスだと太鼓判を押すだろうが、行動主義派、言葉よりも行動が多くを語ると考える人びとは門前払いを食わせるだろう、とリリエンフェルドとアンドルーズは見抜いた。

この分裂はどちらの側にも影響する。イアンとジミーの例のように、常習犯がみんなサイコパスというわけではない。むしろサイコパスは少数派だ。対立する枠組みを融合させ、これらの大きく異なる見方を整合させる必要がある。その方法をリリエンフェルドとアンドルーズは知っていた。

彼らが考案したサイコパス的人格目録（Psychopathic Personality Inventory 略して、ＰＰＩ）は百八十七の設問で構成されている。[29] 必ずしも世界一簡潔な質問票というわけではない。とはいえ、扱っている主題自体も本質的に簡潔ではない。人格の八つの側面がこの巨大な精神測定の尺度に収束し、ＰＰＩを史上有数の包括的なサイコパシー検査にしている。興味深いのは、従来の因子分析でおなじみのパターンが明らかになることだ。サイコパス的人格の八つの独立した衛星国——マキャベリ的自己中心性（ＭＥ）、衝動的不服従（ＩＮ）、責任の外在化（ＢＥ）、無頓着な無計画性（ＣＮ）、恐怖心の欠如（Ｆ）、社会的影響力（ＳＯＰ）、ストレス耐性（ＳＴＩ）、冷淡さ（Ｃ）——は、次のような三つの上位の軸に沿って分類・再構成される。

1. 自己中心的な衝動性（ＭＥ＋ＩＮ＋ＢＥ＋ＣＮ）
2. 恐怖心なき支配（ＳＯＰ＋Ｆ＋ＳＴＩ）
3. 冷淡さ（Ｃ）

そして、数学的な土煙が収まったら、統計の残留物のなかに、混じりけのない純粋なサイコパシーの構造的ＤＮＡを浮かび上がらせる。これがクレックレーが最初に解析したゲノム配列であり、歳月をへても色褪せず、さまざまな逸脱にも汚されることがない。しかもだれがテストしても、ある人物について判定を一致させる可能性がかなり高い。

テキーラが体のなかを駆けめぐった。それにつれて舌もいちだんとなめらかになったリリエンフェルドは、わたしと一緒にタコスをむさぼりながら、人格の中核中の中核という意味で、サイコパスとはどういう人間かを説明した。リリエンフェルドはPPIの考案にまつわる経験的根拠について語った。「当時、既存のサイコパシー尺度の問題点は、そのほとんどが犯罪者か不良少年少女に的をしぼっていたことだった。しかし、サイコパス的特徴をもつ人びとが〝（犯罪の世界の）外〟でも完璧に機能すること――そうした人びとの一部は非常に成功していることがわかっている。非情さ、精神の強靭さ、カリスマ性、一点集中力、説得力、プレッシャーのもとでの冷静さという性質は、言ってみれば、ほとんどどの世界でも子どもと大人の分かれ目になる。そこで、服役している〝法医学的〟サイコパスと、エリートで高機能タイプとのギャップをどうにかして埋める必要があった。サイコパシーの本道はすでに確立していた。でも脇道のほうはどうだろう……。

サイコパシーというのはスペクトラム上にある、とわたしたちは判断した。言うまでもなく、どの特質で高い値が出るかには個人差がある。きみとわたしはPPIの総合得点は同じかもしれない。だが八つの構成要素それぞれについてはまったく違う可能性がある。たとえば、きみは無頓着で計画性がないという項目では高得点だが冷淡さでは相応に低く、わたしはその逆かもしれない」

サイコパシーはスペクトラム上にあるというリリエンフェルドの考えかたはうなずける。サイコパシーを正常な人格の延長ととらえることができるとしたら、理屈の上では当然、サイコパシーそのものが段階的なものであるはずで、サイコパシーの要素が多い、あるいは少ないことが、社会で生きていく上でかなり有利に働く可能性がある。そうした前提は精神機能不全の歴史において前例がないわけではない（サイコパシーには一定の状況下ではメリットもあるのだから、実際にサイコパシーを精神機能不全と言えるとして、だが）。たとえば自閉症スペクトラムは、社会的交流と意思の疎通における異常を示す症候のバリエーションの連続体を言う。【30】「深み」にある重度の機能障害――無口で精神障害があり、頭をぐるぐる回す、体を揺らすといった典型的な挙動を繰り返すケース――から、「浅瀬」側の軽い障害――活発だが明らかに奇妙な対人コミュニケーション、興味の範囲の狭さ、「同一性」やルールやしきたりに対する過度の執着をもつ高機能タイプ――まで多岐にわたる。

自閉症スペクトラムほど知られていないかもしれないが、同じくらいもっともなのが統合失調症スペクトラムだ。【31】典型的な統合失調症の構成についての研究によれば、一種類程度の精神病的体験（たいていは無害で苦痛を伴わないタイプ）は一般の人びとのあいだでも比較的よく見られ、統合失調症は単一の症状――症状があるかまったくないか――ではなく、連続的広がりをもった障害ととらえるべきかもしれない。この枠組みのなかで、統合失調型人格障害の症状（奇妙な思い込み、奇異な話しかた、とっぴな対人スタイル）は、中心にある統合失調症という大きな山の初心者用ゲレンデといったところだ。サイコパシーの場合とまったく同じで、標高の低いところから中間くらいまでの「障害」はまったく扱いやすい。状況によってはプラスにさえなる（典型的な統合失調症と創造性が結びついているのは確かだ）。だが万年雪があるほど高いところでは、はるかに危険な様相を呈してくる。

精神障害に関する難問へのそうしたアプローチは、わたしたちの直観や常識に訴える。人間はだれしも少しばかりいかれているものだという根強い考えは、なかなか無視できない。それでもサイコパシーと、サイコパシーはスペクトラム上にあるという説に関しては、すっかりスコット・リリエンフェルドの思いどおりになっているわけではない。サイコパシーを伸縮自在にとらえようとするリリエンフェルドのスライド制の解決法に異を唱え、反証を突きつける人びとがいる。その筆頭格がジョセフ・ニューマンだ。

知らぬが仏

ジョセフ・ニューマンはウィスコンシン大学マディソン校の心理学教授で、彼のオフィスで過ごす一時間はまるで認知科学の急流をいかだでくだるようなものだ。ニューマンはかれこれ三十年間、アメリカ中西部でも有数の凶悪犯が収監されている刑務所に出入りしている。もちろん囚人としてではなく、機能不全の雪線《せっせん》〔万年雪のある最低線〕のはるか上にいるサイコパスを相手にしている世界屈指の研究者として、だ。過酷で容赦ない環境にはとうに慣れたとはいえ、以前は少しばかり鳥肌の立つ思いをしたこともあった（じつは今でもある）という。

たとえば数年前にはＰＣＬ-Ｒのスコアが40の男とこんなことがあった。40というのは最高点で、なかなか出るものではない。男は「正真正銘のサイコパス」だった。「たいていは面接の途中で少しばかり押してみたくなる」とニューマンは言う。「揺さぶりをかけてみるんだ。

相手の反応を見る。だけどその男に同じことをしてみたら――それまではじつにいいやつだったんだ。魅力的でユーモアがあって寛大で――それが急に、冷たい、うつろな目になって、うまく言えないんだが、見ればわかるよ。あれは『引っ込んでろ！』という目だった。で、どうなったと思う？　すごすご引き下がったさ。あの男はわれわれを震え上がらせた」

ニューマン自身、本人も認めるように、ときどきそんな目をする。蛇《じゃ》の道はヘビさ、と言いこそしなかったが、ニューマンもニューヨークの物騒な界隈で育ったため、ナイフや銃などを突きつけられるのは慣れっこだ。そのことに感謝しているとニューマンは言う。皮肉でもなんでもない。それは将来起きることの序章にすぎなかった。といっても学問の世界での話だが。

サイコパスの選別基準を用いるとき、ニューマンはきわめて禁欲的だ。「わたしが気がかりなのはもっぱら［サイコパスという］レッテルがあまりにも気前よく使われすぎていて、重要な要素が十分理解されていないことだ」と、ニューマンは穏やかな、詫《わ》びるといっていいほどの口調で言う。「おかげでほとんど来る者拒まずの状態で、ふつうの犯罪者や性犯罪者にもサイコパスという言葉が使われることが多い。実際には、彼らの行為はおもに社会的要因や情緒面の問題を反映したもので、サイコパシーよりも治療の効果が出やすいんだが」

ニューマンは、サイコパスが犯罪の世界の外でも一般人と共存しているという見解にも大賛成だ。サイコパス的人格をつくり上げている要素に疎《うと》い人びとにとっては意外かもしれないが、外科医、弁護士、企業トップなどの職業で非常に成功していることが多い。「リスク回避の低さと罪悪感や良心の呵責の欠如という、サイコパシーの二大要素の組み合わせは」ニューマンによれば「状況次第で犯罪の世界かビジネスの世界での成功につながる可能性がある。両方の世界で成功することだってある」。

その点については異論はない。納得できないのはサイコパシーの根底にある原因、すなわち病因だ。通説では、サイコパスは恐怖や共感などさまざまな感情が欠落しているため、社会認識が麻痺し、ほかの人間のそうした感情を受け入れられないという。同じくサイコパスの権威である、メリーランド州ベセスダの国立精神衛生研究所のジェームズ・ブレアもこの見解をとっている。神経系機能障害、とりわけ脳の感情担当ＣＥＯ（最高経営責任者）である扁桃体と、扁桃体と密接に関連している多くの構造（海馬、上側頭溝、紡錘状回、前帯状皮質、眼窩前頭皮質など）がサイコパシーの主要な原因、業界標準として認められたサイコパスの二大特色——深刻な情緒的障害に伴う行動と反社会的行動を繰り返すこと——の裏にある中心的な生物学的根拠だと、ブレアは示唆する。

一方、ニューマンは違う意見だ。サイコパスは恐怖を感じられない——従来、文学で描かれるように感情のないがらんどう——と考えるのではなく、実際は単に気づかないだけだと主張する。たとえば、あなたがクモ恐怖症で、八本足のものを思い浮かべるだけで冷や汗が出るとしよう。そんなあなたの頭上ほんの数センチのところに、今この瞬間、タランチュラがぶら下がっている。しかしそのことを知らなければ怖くないはずだ。あなたの脳のなかでは、タランチュラは存在しない。

サイコパスもそうなのかもしれないことを、ニューマンはある奇抜な実験で実証してみせた。【32】

ニューマンによると、サイコパスが苦痛を感じたり他人の苦痛に気づいたりしないのは、すぐに見返りのある課題に集中しているとき、「無関係」なことはすべてシャットアウトするからだ。感情面の「視野狭窄《きょうさく》」が起きるわけだ。

ニューマンと同僚はサイコパスと非サイコパスのグループに間違った名前を書いたイラストを見せた（図表2‐7）。

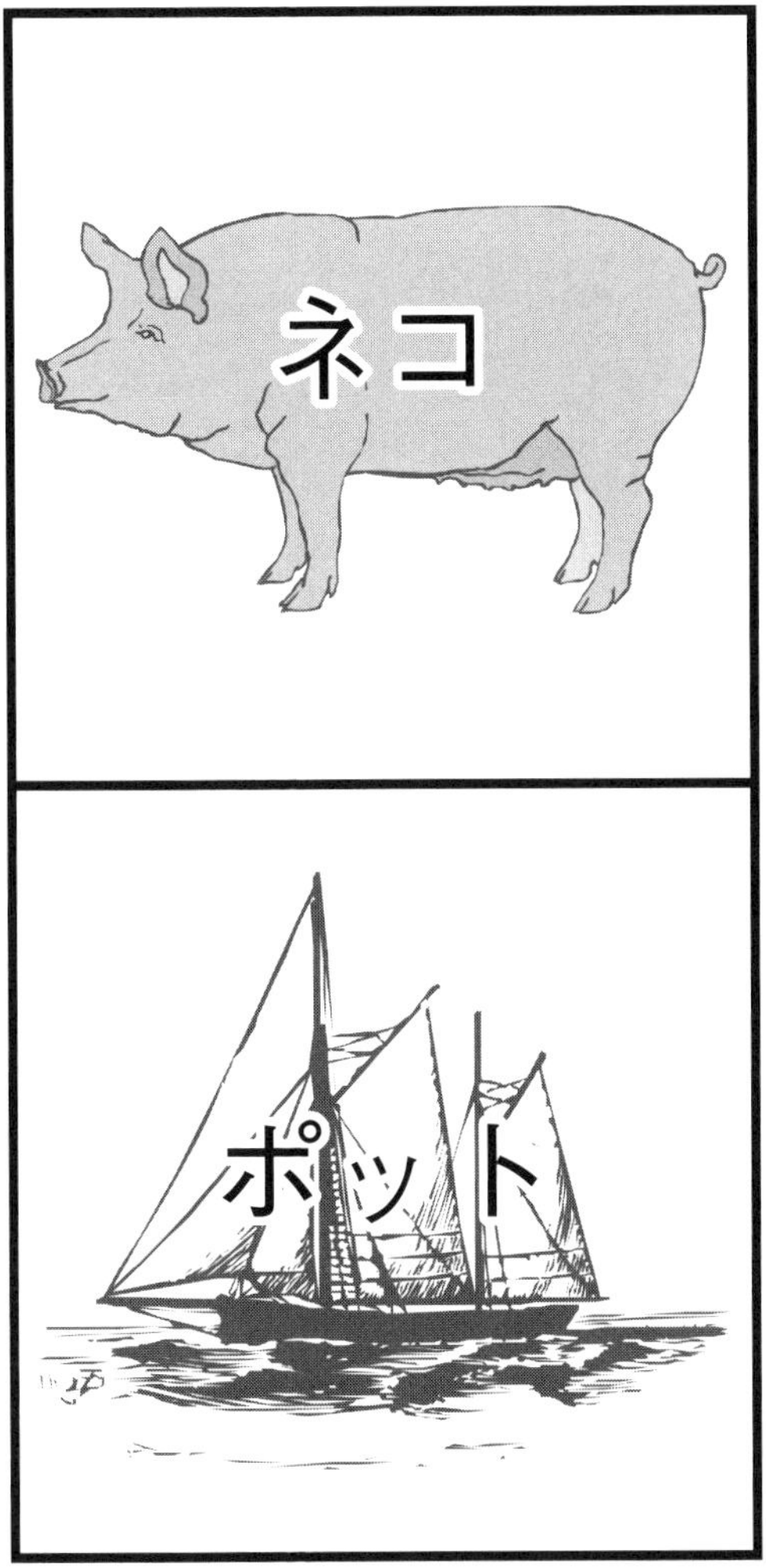

図表 2-7 ストループ課題

ニューマンらが使った課題は認知心理学者が、とくに注意の根底にある仕組みを調べたいときに好んで使うもので、一見ごくシンプルだ。矛盾する言葉を無視して、何のイラストかを言うテストを、制限時間内に連続して行う。

ところが実際にやってみると、ほとんどの人が少し難しく感じる。絵で示されているものの名前を言えという明らかな指示と、絵と矛盾する言葉を読みたい衝動が衝突し、歯車が軋《きし》んでためらいが生じる。このためらいは「ストループ干渉」と呼ばれ（一九三五年にJ・R・ストループによって最初に報告されたことから、こう呼ばれる）、注意力の尺度である。イラストの名前を答えるペースが速いほど注意を向けている範囲が狭い。ペースが遅いほど注意力の範囲は広い。

ニューマンの説が何か役に立つとしたら、かつニューマンの言うような情報処理の欠陥（もしくは才能）をサイコパスがもっているとしたら、どうなるかは難しい理屈を持ち出すまでもなく簡単に察しがつく。サイコパスは非サイコパスよりも速く何の絵かを答えるはずだ。目の前の課題だけに集中するに違いない。

結果は申し分のないものだった。非サイコパスの被験者が矛盾する絵と言葉の組み合わせに完敗しているのに、サイコパスのほうは不快な矛盾にほとんど気づかないかのように課題をこなすことがたびたびあった。

そのうえ――ここからスコット・リリエンフェルドにとってもサイコパシー・スペクトラムにとっても少々やっかいになってくるのだが――ニューマンはデータのある異常に気づいた。重要な閾値《いきち》を超えてからの反応パターンの段階的変化だ。PCL-Rの下側斜面にいる人びとは、だれもがほぼ同程度の成績で、同じくらい手を焼く。一方、サイコパシーの臨床的なベースキャンプ——得点が28点から30点——に到着したとたん、力学は劇的に変化する。このように、人がめったに足を踏み入れないような高地の住民になると、急に簡単になる。ほかの人間には目につくよけいな情報を、彼らは処理しないかのようだ。

だからといって、そうした情報に影響されないというわけではない。別の研究では、ニューマンらはサイコパスと非サイコパスにコンピューターのスクリーン上でひと続きの文字を見せた。[33] 文字の色は一部が赤、一部は緑だった。それらの一部は文字どおり苦痛を伴った。赤い数字が表示されたら電気ショックが流れる、と被験者は聞かされた。電気ショックが流れる可能性から注意がそらされた場合（表示される文字の色ではなく、小文字か大文字か答えるよう指示した場合）、案の定、サイコパスは非サイコパスに比べて不安な様子があまり見られなかった。しかし、電気ショックが流れる可能性を際立たせた場合（表示される文字の色が赤か緑かを答えるよう指示した場合）は、ニューマンらの予測どおり、なんと傾向は逆転した。より神経をぴりぴりさせたのは今度はサイコパスのほうだった。

「［サイコパスは］とにかく冷淡で怖いもの知らずだと思われている」と、ニューマンは述べている。「しかし絶対にそれだけではない。感情に集中しているとき、サイコパス的な人間がふつうの［感情的な］反応をするのをわれわれは目にしてきた。一方、感情以外のことに集中しているときは、感情にはまったく鈍感になる」

反応の境目がＰＣＬ-Ｒ上の病的な領域との境目とまったく同じであるために、本当のサイコパシーとは厳密には何か――連続体なのか、まったく独立した障害なのか――という謎は一気に深まる。

サイコパシーは単に程度の問題なのだろうか。それとも、それだけで独自のグループを構成する立派な障害なのだろうか。

小さな前進、大きな飛躍

そうした疑問に対する答えは本質的に白黒はっきりしているはず、と考えるのはもっともだ。つまり、サイコパシーが連続したスペクトラムだとしたら、度合いの低いほうから高いほうへ、マザー・テレサからジョン・ウェイン・ゲイシーへの軌跡は線形になり、モラルが重みを失う状態への道はなだらかなはずだ。スペクトラムでないとしたら、そうはならない。ニューマンが観測したデータパターンのような急激な変化になるはずだ。しかし実際には、話はそれほど単純ではない。それは宝くじを買った人ならわかるだろう。宝くじの六桁の当選番号はたしかに連続している。一桁だけの一致から六桁全部の一致までひと続きだ。しかし千ドルから百万ドルの大当たりまで、当選金額となるとまったく別の話だ。作用は指数関数的で、連続する数字とそれがどう「現実」の通貨に（この場合は文字どおり）変わるかとの関係は、すべて確率で決まる。六桁の数字すべてが的中する確率（千三百九十八万三千八百十六分の一）と五桁的中する確率（五万五千四百九十二分の一）との差は、五桁的中する確率と四桁的中する確率（千三十三分の一）との差と同じではない。大違いだ。あるレベルまでは先行き、「結局どうなるか」を計算で予測できるが、数学のパラレルワールドに入り込んだとたんに計算では予測がつかなくなる。「現実が」数字から離れてひとり歩きを始める。

アトランタの食堂で、わたしは自説をスコット・リリエンフェルドに披露した。実際は彼もジョセフ・ニューマンもどちらも正しいのかもしれない、と。サイコパシーはスペクトラム上にあるのかもしれない。しかしそのサイコパス的な側の先端では、言いようのない過酷な何かが起きているようだ。スイッチはすぐにオンになるらしい。

「たしかに、ふたつの側面の折り合いをつけるには、それもひとつの手だと思う」とリリエンフェルドは思案するように言った。「スペクトラムのいちばん端にいる人間は、間違いなく、ほかの人間とは違うタイプのガソリンで動いてるらしいしね。だが出発点によっても違ってくる。サイコパシーをもっぱら気質とみるか、情報処理障害とみるか。取り組むべきは認知障害なのか、それとも気質の違いなのか。それは言葉に、どんな専門用語が使われるかに表れてくる。疾患、障害、傾向、差異……ジョセフの意見が聞きたいな。訊いてみたかい?」

そのときはまだだったが、それからまもなく訊いてみる機会があった。「意見を聞かせてほしいんだが」と、わたしはニューマンに切り出した。「サイコパシー・スペクトラム――なんていうものがあるとしてだが――そのスペクトラムの端になるほど、神経学的に言って、だんだん変化が起きてくる可能性はあるんだろうか。たとえば、脳の注意メカニズムや報酬系〔欲求を達成することで活性化し、快感をあたえる脳神経系〕の差がサイコパス度を高めるわけだが、それがだんだんレーザー並みに照準が合うようになって、すぐに欲望を満たさないと気がすまない状態に近づいていくとか。

ＰＰＩやＰＣＬ-Ｒの結果は線形でも、脳のより原初的な機能レベルの活動に現れる際は、高得点の場合はとくに、かなり違うんだろうか。むしろ、ものすごく指数関数的な変化なんだろうか」

ニューマンは眉間にしわを寄せた。このしたたかなサイコパスハンターはいたってまじめに答えようとしているらしかった。

「もちろん」とニューマンは言った。「それはありうるとも。ただし［ＰＣＬ-Ｒでの］サイコパスかどうかの分かれ目は30点だ。研究でも、偶然なのか何なのか知らんが、そこを境に原初レベルの認知活動に面倒なことが起きると立証されている」

ニューマンはにやりとしてコーヒーをカップに注いだ。「いずれにしろ、どっちの説をとるかはあまり問題じゃない。病的なサイコパスははっきりそれとわかる。どっちみちふつうとは違うんだ。そうだろう？」

3　闇に潜む光

わたしも子どもにお乳をやったことがあるから知っています。
お乳を吸っている赤ちゃんがどんなにかわいいか。
でもわたしを見てにっこりしている
その子の歯も生えていない歯茎のあいだから乳首を引き抜き、
その子の脳みそをたたき出してみせます。
あなたが誓ったように、やると誓ったからには。

――マクベス夫人（夫マクベスが王ダンカンを殺すのをやめると言うのを聞いて）

「悪魔」と究極の選択

一八四一年三月十三日、ウィリアム・ブラウン号はリバプールを出港し、フィラデルフィアに向かった。出航して五週間が過ぎた四月十九日の夜、船はニューファンドランドの沖合約四百メートルで氷山に衝突、みるみる沈みはじめた。三十人を超える乗客と乗員は多くが寝間着姿のまま、定員わずか七名のロングボートに乗り込んだ。嵐が近づき、大西洋の冷たい雨が降りはじめ、ロングボートを軽くしなければだれひとり助からないと、フランシス・ローズ一等航海士が気づくのに時間はかからなかった。伴走する小型ボートにひと握りの人間と一緒に乗り込んでいたジョージ・L・ハリス船長も同じことを考えた。しかし船長は、別の、より好ましい方法での解決を願った。

「おまえが考えていることはわかる」と船長はローズに打ち明けた。「まだその話はするな。最後の手段にとっておけ」。翌朝、船長は小型ボートでカナダのノバスコシアに向かい、沈みかけたロングボートは運命の手にゆだねられた。

四月二十日の昼になり、夜になって、状況は悪化し、波が高くなってきた。ロングボートは浸水し、かい出してもかい出しても水が入ってきた。絶望的な状況だった。二十日夜十時、重大な決定がくだされた。一部の人間を手にかけなければならない、と。そうした行為は、海に落とされた人びとにとって不公平にはならない、どのみち死は避けられなかったはずだから、とローズは判断した。一方、なんの手も打たなければ、救えたはずの命を見殺しにした責任を問われるだろう、と。

当然ながら、その場に居合わせた全員がローズの結論に同意したわけではなかった。反対する人びとは、なんの手も打たずに全員が死亡したとしても、だれも責任を問われないと主張した。逆にローズが一部の人間の命を救うために、たったひとりの命でも犠牲にすれば、それは人命を奪うことにほかならず、ローズ本人はもとより全員が人殺しとして人生おしまいになる。そのほうがはるかに邪悪な行為だ。

ローズはそうした非難にもひるまず、意志を貫いた。生き延びる望みはロングボートが沈まないことはもちろん、ひたすら漕ぎ続けるという超人的な偉業にもかかっているので、このまま手をこまねいていることはできない、とローズは反論した。何かを、だれかをあきらめざるをえない、と。

「ままよ！　さあ、仕事にかかれ！」ローズは甲板員に向かって叫び、仲間のアレクサンダー・ホームズとともに、人びとを北大西洋の荒れ狂う真っ暗な大海原に投げ落とす忌まわしい仕事にとりかかった。ほかの船員は何もしなかったため、ローズは再度せき立てた。

「さあ！　仕事にかからないと全滅だぞ！」

死者の数は増えていった。乗客の男性十四人は隠れているところを見つかったふたりをふくめて、全員が犠牲になった。残ったのは既婚男性ふたりと少年ひとり、女性乗客はふたりを除く全員だった——ふたりは海に身を投じた男性の姉妹で、自分たちもあとを追うことを選んだ。ようやく救助がやってきた。生存者はフランスのル・アーブルに向かうトロール漁船に救助された。フィラデルフィアに到着すると、生存者は地方検察局に提訴した。一八四二年四月十三日、凍てつく大西洋から生還してほぼ一年後、有能な船員アレクサンダー・ホームズは殺人容疑で裁判にかけられた。乗員のうちフィラデルフィアにいることがわかったのはホームズだけで、起訴されたのも後にも先にも彼だけだった。

あなたが陪審員だったら、どう考えただろうか。

答える前に、こんなことを訊く理由を説明しておこう。二年ほど前、男子大学生のグループに同じ話をした。サイコパス的人格目録（ＰＰＩ）の得点が高い学生と低い学生が半々だった。

考える時間を三分間与え、それぞれ匿名で封筒に入れて評決を提出させた。ＰＰＩの得点が評決に影響するかどうかを知りたかった。答えはまもなくわかった。

ＰＰＩの得点が低かった二十人のうち、制限時間内に評決に達したのはひとりだけ。残りはまだ考えていた。一方、得点が高かった二十人ではまったく違っていた。二十人全員が評決に達した。結果も全員一致していた。ホームズは無罪、というものだった。

グループの意見に流されない

この倫理の鏡の間で迷子になっても、あわてることはない。それはあなたが明らかにサイコパスではない証拠だから。現に初公判から十日後の一八四二年四月二十三日、陪審員が評決を出すまでに要した時間は十六時間——ホームズが海上で過ごした時間とほぼ同じくらい長かった。ホームズの行為は殺人罪ではなく故殺罪〔挑発されて突発的に行う殺人など、あらかじめ謀ることなく犯す殺人。一部の国で採用されている〕に当たる可能性はあったが、当時は、極度の心理的重圧で善悪の判断ができなくなっていた。判事はホームズに懲役六か月、罰金二十ドルの判決をくだした。*

対照的なのが、二〇〇七年にイギリスのデイリー・テレグラフ紙が報じた事件だ。

警察の地域治安維持補助官ふたりが「救助訓練を受けていない」という理由で、溺れている十歳の男児を救助しなかったことを巡査部長が明らかにした。ジョーダン・ライアン君がウィガンの景勝地にある池で溺れかけた妹（八歳）を助けようとして溺れた際、補助官は池のほとりにいた。六十代の漁師ふたりが池に飛び込んでジョーダン君の妹を救出したが、その直後に駆けつけた補助官ふたりはジョーダン君を救助しようとはせず、救助隊の到着を待つことにした。きょう行われた検死で、ジョーダン君の両親は息子が見殺しにされた原因の究明を求めた。ジョーダン君の父親は次のように語っている。「……溺れている子どもを助けるのに訓練なんて必要ない」[1]

この事件と有能な船員アレクサンダー・ホームズの一件には、一見ほとんど関連性がなさそうだ。むしろ、まったく正反対に思える。こちらでは命を救うことに驚くほど消極的な姿勢が取りざたされているのに対し、ホームズの一件では命を救うために別の命を犠牲にすべきかという葛藤が焦点になっている。しかしよく見れば、驚くほど似ている部分が浮かび上がってくる。たとえば、どちらの場合も、問題はルールを破るかどうかだ。ジョーダン・ライアンの事件で、補助官は行動規範——組織の公式指針に従えというやっかいな要求に縛られて身動きできなかった。芸をするアシカと同じで、訓練の結果が本能にまさっていた。それはいってみれば、訓練を受けていないことをしないようにする訓練だった。一方、ウィリアム・ブラウン号

＊アレクサンダー・ホームズに対する評決は、船員は乗客に対する義務を自らの命よりも優先しなければならないというものだった。さらに、殺人事件の裁判ではおなじみの正当防衛という主張は、被告が死者に対して特別な義務を有している場合は、必ずしもあてはまらないということを明らかにする内容だった。

の出来事では、「ルール」はより深く刻みつけられていた――より機能的で「道徳的に潔癖」だった。それでも、緊急事態に際しては有害である点ではひけをとらなかったと言える（実際にそうした声もあった）。言ってみれば、ホームズは補助官たちとまったく同じ立場にあった。希望のない人道的危機に直面して道徳的な岐路に立たされ、迅速に、断固として、かつ自分の行動がどんな結果を生むかに頓着せずに行動しなければならなかった。それができる人間とできない人間がいたわけだ。

そうはいっても、これらふたつの話は、人間にとっての安全地帯に揺さぶりをかけるとともに、悲劇という裏地の奥にかなり奇妙なパラドックスを隠している。ルールを守ることが進化の過程で人間の脳に組み込まれているのはまちがいない。群れで暮らす動物は捕食者に襲われると、群れのほうに集まる。それぞれが目立たなくなれば生き延びる可能性が高まる。人間にもほかの種にも同じことが言える。人間の、超音速でターボチャージャー付きの脳の後ろには、進化論の飛行機雲が有史以前の残虐で血みどろの戦場までたなびいている。たとえばソーシャルネットワーキングの最新版を最古の生物学的起源と結びつける研究で、当時アリゾナ州立大学の社会心理学者だったヴラダス・グリスケヴィシアスらは、インターネットのチャット利用者が脅威を感じると「くっつく」傾向があることを突き止めた。[2] 意見の収束が見られ、フォーラム参加者の態度や意見に合わせる傾向が強まるという。

一方、明らかにその逆の場合もある。社会的慣習にとらわれず、「集団の外側で考える」能力が人の命を救う――文字どおりの意味でも比喩的な意味でも――ケースだ。一九五二年、社会学者のウィリアム・H・ホワイトは「集団思考」という言葉で、密接に結びついた集団が外部の影響から切り離され、規範的に「正しい」立場に急速に収斂し、集団全体が批判に対して鈍感になる仕組みを概念化した。集団の外の反対意見に無関心で、集団内部の意見の相違を嫌い、自分たちはまったくもって完璧だとかつてないほど自信満々になるのだ。集団思考の実証的分析の大部分を行った心理学者のアーヴィング・ジャニスは、集団思考のプロセスを「人が結束の強い仲間集団に深くかかわっている場合、成員が全員の合意を求めるあまり、とるべき行動の代替案を現実的に評価しようという気になれない思考様式[3]」と説明している。それは必ずしもいい意思決定をうながすとはかぎらない。

スペースシャトル・チャレンジャー号の爆発事故がいい例だ。立ち止まることが許されない大きな政治的圧力のもとで（議会は当時、存在価値をアピールしたいNASAの予算を大幅削減しようとしていた。問題が相次いでチャレンジャー号の発射が延期されていたことも、NASAの焦りに拍車をかけた）、NASAの科学者や技術者は、同僚のひとりが発射のわずか二十四時間前にブースターロケットのOリングについて懸念を示しても、そろって受けつけなかった。何度か電話会議まで開いてその問題を詳細に話し合ったものの、結論は、あとから振り返れば不可解だが、続行するというものだった。要は、さっさと仕事にかかれというわけだ。

結局はそれが惨事につながった。調査の結果、事故の元凶として浮かび上がったのは、Oリングだけでなく、より感染力があって、癌のように知らないうちに進行する「共犯者」の存在だった。かび臭く息の詰まるような心理状態だ。事故原因究明のためにロナルド・レーガン大統領が設置した特別委員会「ロジャーズ委員会」の発表は、世界じゅうの社会心理学者が口には出さないが抱え続けてきた懸念を裏づけた。それは、NASAの組織文化と意思決定プロセスが悲劇の発生に重要な役割を果たしたというものだ。周囲に同調すべきだという圧力、軽んじられた警告、自分たちは無敵だという感覚。以上すべてが関係していたのは一目瞭然だった。*

では、群れずにいられること、みんなと同じだという安全地帯の外で自らの意思で行動できることも、群れることと同じように生まれつきのものなのだろうか。どうやらそのとおりらしい——そして、怖いもの知らずで動じない少数派がわたしたちのなかで進化してきたらしい。

狂気を数値化する

サイコパシーがどうやって遺伝子プール〔繁殖可能な集団内の遺伝子の総体〕に紛れ込んだのか、という疑問は興味をそそる。この「異常」にそれほど適応性がないとしたら、なぜ時を経ても安定したまま、サイコパス的資質をもつ人間が人口の推定一・二パーセントを占めているのか。こうした疑問に負けず劣らず興味深いのが、英レスター大学の心理学教授アンドルー・コールマンの答えだ。【4】

一九五五年、映画「理由なき反抗」が封切られた。反抗的で誤解される若者を、共感を込めて描いた初めての映画だった。だが素人評はこのくらいにしておこう。少なくともゲーム理論派にとっては、あるシーンが傑出していた。主人公のジム・スターク（ジェームズ・ディーン）と不良学生バズ・ガンダーソン（コリー・アレン）が、それぞれ盗んだ車を崖に向かって猛スピードで走らせる、「チキン・ラン」と呼ばれる命懸けの度胸試しのシーンだ。

このシーンをドライバーの視点から考えてみよう、とコールマンは言う。あるいはよりなじみのある形で、対立するふたりがそれぞれ迫り来る正面衝突に向かって加速していく場合を考えてみよう。ふたりにはそれぞれ選択肢がある。急ハンドルを切って衝突を避ける「非サイコパス的」戦略か、アクセルを踏み続ける危険な「サイコパス的」戦略だ。このふたつは「利得」が違うために、ゲーム理論を使って作ることのできる典型的な「協調か競争か」のシナリオの構成要素となっている――ゲーム理論は応用数学の領域のひとつで、個人の行動ではなく相互作用が結果を左右する状況において、最も適した意思決定プロセスを定量化しようというものだ（図表3-1参照）。

もしもジムとバズが賢明な選択をして衝突を避ければ、結果は引き分けとなり、ふたりとも最高の4点に次ぐ3点を獲得する。一方、ふたりともサイコパス的な選択をしてそのまま突っ走れば、どちらも死ぬか、助かっても重傷を負う。その結果、それぞれの得点は最悪の1点だ。

しかしコールマンによれば、どちらか一方、たとえばジムが危険を避け、もう一方のバズは「いかれた」行動をとる場合、とたんに差が生じる。ジムの得点は「臆病者」の2点に減り、バズは最高の4点を獲得する。

＊集団思考の兆候は次のとおり。自分たちは無敵だと感じて過度の楽観主義に陥り、リスクを負う意欲が増す。集団の前提を揺るがす可能性のある警告を軽んじる。集団の道徳規範を無条件に信じ、自分たちの行為がどんな影響を及ぼすか気にかけない。敵の指導者に固定観念をいだく。意見の異なる仲間に対して同調するよう圧力をかける。集団の一致した意見から逸脱する考えを締め出す。全員の意見が一致しているという幻想をいだく。「心の番人」を自任する人間が集団内に反対意見を寄せつけない（ジャニス、一九七二年）。

	（バズ）非サイコパス的	（バズ）サイコパス的
（ジム）非サイコパス的	ジムが３点獲得 バズが３点獲得	ジムが２点獲得 バズが４点獲得
（ジム）サイコパス的	ジムが４点獲得 バズが２点獲得	ジムが１点獲得 バズが１点獲得

図表3-1　サイコパシーの進化のゲーム理論モデル

この表はサイコパスとつきあうのは実際にはどういうものか、数学的に示した縮図だ。生物学的にも当たっている。既定の反応戦略を数学的に定式化した専用のコンピューター・プログラムで繰り返し行うと、非常に興味深いことが起きる。利得をダーウィン適応度〔個体の適応の度合いを数値で表したもの。生殖年齢に達する子どもをどれだけ残したかで示す〕に変換し、プレーヤーが獲得する利得が大きいほど子孫の数が増え、その子孫が先祖とまったく同じ戦略を採用すると想定した場合、人口は安定した均衡状態となり、つねにサイコパス的にふるまう人間の割合はサイコパシーの現実の比率（一・二パーセント前後）を反映したものとなる。

アクセルを踏み続ける人間、つまり冷静さを失わない人間がつねに勝利を手にする。相手が正気の場合は、だ。「非理性的」にふるまうことが実際は理性的だという場合もある。

二〇一〇年、名古屋大学の心理学者である大平英樹と博士課程の学生、大隅尚広は、コールマンの説を実証した[5]。サイコパスは異常な状況に置かれた場合、一般の人間よりも賢明な金銭上の意思決定をする。その理由はコールマンがじつに鮮やかに示したとおり。サイコパスは非合理的に見えかねないふるまいをするのだ。

そのことを実証するため、大平と大隅は最後通牒ゲームを実施した。これは神経経済学〔神経科学に基づき、人間の経済行動を解明しようとする学問〕の分野で広く使われているパラダイムで、大ざっぱに言えば、人間が利益というものをどう評価するかを探る。利益は、第一義的には金銭的なものだが、それ以外のものもふくまれる。ゲームではまず、ふたり一組で与えられた金額をどう分けるかを決める。まずひとり（プレーヤー1）が分けかたを提案する。もうひとり（プレーヤー2）は提案を受け入れるかどうかを決める。受け入れなければ、ふたりとも金は手に入らない。受け入れれば、金は提案どおりに分けられる。

次ページの図表3-2を見てほしい。興味深い点に気づくはずだ。プレーヤー1の提案は公平かもしれないし、そうでないかもしれない。金を半々ずつに分けようと言う可能性もあれば、八対二の割合で分けようと言う可能性もある。配分が〇対十や五対五から七対三に近づいてくる（プレーヤー1の取り分が多くなる）と（プレーヤー2は）提案を拒否するようになってくる。* 拒否すれば、両方とも取り分がゼロになるにもかかわらず、だ。つまり、金がすべてではないということ。公平さもかかっている！

しかし大平と大隅の研究によれば、サイコパスの場合はかなり違う。サイコパスはふつうの人間と比べて、その場の不快感を避けることや自尊心を守ることよりも、単純な経済的効用のほうを好んで、不公平な提案を受け入れることにより意欲を示すだけでなく、不公平さにはる

＊これまでの研究によれば、プレーヤー2の取り分が二十〜三十パーセントを下回る場合、提案が拒否される確率は約五十パーセント（Werner Güth, Rolf Schmittberger, and Bernd Schwarze, "An Experimental Analysis of Ultimatum Bargaining," *Journal of Economic Behavior and Organization* 3, no.4（1982）: 367-88 参照）。

かに無頓着でもある。皮膚電位（興奮・緊張などで生じる汗腺活動にともなう皮膚の電位変化をとらえるもので、ストレス度の信頼できる指標となる）を測定したところ、サイコパスとそれ以外の被験者との差はかなり顕著だった。パートナーから不公平な提案をされた場合、サイコパスのほうがはるかに動じなかった。その証拠に最後にはサイコパスのほうが多くの金を手にしていた。面の皮の厚さと財布の厚さは比例していたわけだ。

サイコパスであることで得をする場合もある、というのが大平と大隅の結論だった——ただしアンドルー・コールマンが示したのとは違う形でだ。コールマンが、サイコパスは攻撃的立場にある（というより、この場合はアクセルを踏む）とき威力を発揮すると証明したのに対し、大平と大隅は正反対のことを突き止めた。防御にまわった場合も同じくらい威力を発揮するということだ。

いずれの戦略にせよ、威力を発揮することを納

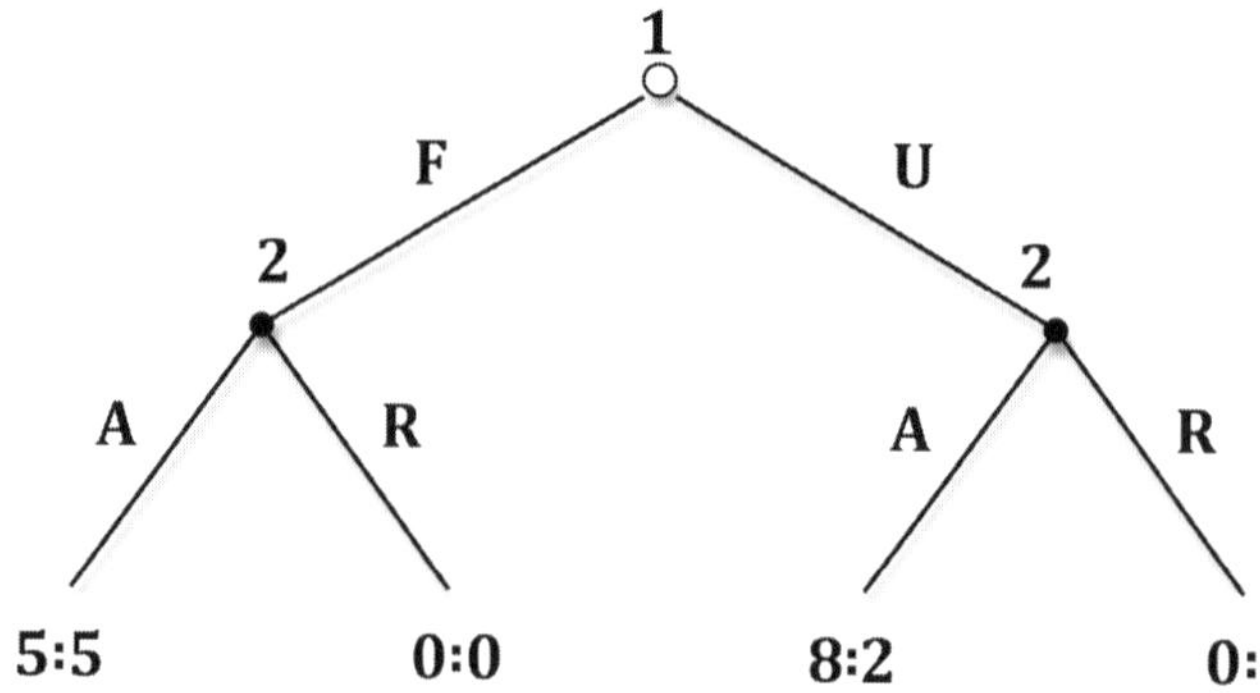

図表 3-2　最後通牒ゲーム（1=プレーヤー 1、2=プレーヤー 2、F=公平な提案、U=不公平な提案、A=提案を受け入れる場合、R=提案を拒否する場合、○：○は、左側の数字がプレーヤー 1 の取り分）

得したいなら、塀のなかにいた人間に訊いてみるといい。

トップの条件

「刑務所の上空にひらめく強烈な光のよう」だと、ある私立探偵は彼らを評した。塀のなかでも外でも異論はほとんどないだろう。アーリアン・ブラザーフッド、別名「ロック」は、アメリカの連邦刑務所のなかで生まれた史上最も恐れられているギャング団のひとつだ。米連邦捜査局（FBI）の統計によれば、アメリカの刑務所内の殺人の二十一パーセントがメンバーによるもので（囚人のうちギャングのメンバーは一パーセントにすぎないにもかかわらず）、メンバーはいやでも目につく。現代の無法者というより、西部劇に出てきそうな両端が垂れ下がった口ひげを生やし、葉の部分に獣の数字「６６６」を刻んだシャムロック〔クローバーなど三つ葉のマメ科植物〕とナチスのかぎ十字を組み合わせたタトゥーを入れている。許可なく勝手に入れた場合は間違いなく消すように言われる。たいていはカミソリで、だ。

ロックは大変なエリート集団で、刑務所の世界の特殊部隊だ。一九六四年にカリフォルニア州にある「超」厳重警備のサン・クエンティン州立刑務所内で白人至上主義者によって創設され、数の上ではほかの刑務所内のギャングより小規模だったが、流血沙汰を経てものの数か月間でトップの座に駆け上がった。どうやってそんなことができたのか。まあ、頭は切れるに越したことはない。多くのメンバーがほかの超重警備の刑務所に収監され、たいてい二十三時間封鎖された状態に置かれていたにもかかわらず、さまざまな知恵をしぼって活動の連携をとった。尿から作った見えないインク、四百年前にルネサンスの哲学者フランシス・ベーコンが考案した二進法の暗号といった例はまさに注目に値する。

しかし同時に、メンバーはまったく罪悪感がなく、唯一の単純で不吉な掟《おきて》「ブラッド・イン、ブラッド・アウト」に従っていた（いまだにそうだ）。ブラッド・インとは、組織のメンバーになるには対立するギャングのメンバーを殺害し、命じられればさらに殺人を犯すこと。ブラッド・アウトとは、組織から抜けるときは死ぬとき、それもたいていは寿命より早く、ということだ。死因は、まずありえないが自然死か、はるかに可能性が高い（かつ多くの場合、より好まれる）のは、入るときと同じように暴力的な方法だ。

メンバーが認めるように、手加減抜きで簡潔主義の方針だ。妥協もなければ疑問が投げかけられることもない。「何事も何者も恐れるな」というのが組織のモットー。数で足りない分を補うのは冷静な凶暴性だ。非常に集中力の高いサイコパスによく見られる、自らの役目に対する非情なまでの献身は言うまでもない。

メンバーは刑務所図書館（およびそこまで公式でない情報源からの副読本）を利用できるため、殺人を学部の授業のひとコマのように扱い、人体解剖のテキストを（ニーチェ、マキャベリ、トールキン、ヒトラーの著作と一緒に）しげしげと眺めながら、人体で急性外傷に最も弱い部分を見つけ出す。超厳重警備の刑務所内部に存在するゆがんだ時空の連続体では、十秒間だけ開く窓が永遠へと通じる抜け道のようなもので、刑務所内では人を殺すほどの熾烈な戦いが、目にもとまらぬ速さで展開する。まるで十二ラウンドの激しい殴り合いを光速でやってのけるかのように。カギを握るのはスピードだ。瞬く間にたいていのことを成し遂げられる。喉笛がかき切られ、頸部が引き裂かれ、脊髄が刺し貫かれ、脾臓や肝臓が破裂する。チャンスがめぐってきたときに、自分のやるべきことをわかっていることが重要だ。

とはいうものの、ロックの元メンバーのバリーから聞いたところによれば、連邦刑務所の恐怖の暗がりに潜む、目に見えず、手に負えない道徳の裂け目では、そうした戦略はじつは適応性があるのかもしれない。火をつけるのではなく火を消す——つまり、長期的にはトラブルを引き起こすかかわりに封じ込めるかもしれないのだ。

「刑務所ってのは」バリーによれば、「まわりは敵だらけだ。外の世界とはルールが違う。コミュニティーのなかのコミュニティーなんだ。立ち上がって一目置かれなきゃ、いつほかのやつに取って代わられてもおかしくない。だからなんとかしなきゃならない。バラし続ける必要はねえ。それじゃだめだ。バラすのは一度か二度で十分だ。一度か二度やりゃ噂は広まる。あいつらにかかわるなって。つまり、予防は治療にまさるってこと」

音楽プロデューサーのフィル・スペクターも言葉数こそ少ないものの同じ意見だ。「銃はあるが使う必要がない、というほうが、使う必要があるのに銃がないよりはましだ」とマグナムを持ち歩いていた変人スペクターはかつて説いた（いまだにそう思っているかどうかは定かでないが）〔スペクターは二〇〇三年に女優を射殺、第二級殺人罪で二〇〇九年に有罪判決を受けた〕。もう少し微妙な立場をとっているのは紀元前六世紀の中国の軍事思想家、孫子（孫武）だ。「戦わずして勝つは善の善なり」【6】と説いた。このスキルはジムとバズの例で見たとおり、そう見せかけるのが難しいと同時に、明らかに自信に根ざしている。虚勢の上にある偽りの自信ではない。信念に基づく本物の自信だ。

ここでディーン・ピーターセンを紹介しよう。ピーターセンは特殊部隊出身で、現在は武術インストラクターをしている。「自分が不利な状況に陥って、暴力を振るう可能性のある人間が攻撃する意図をちらつかせてきたら、負けじと対抗するのがいちばんだ。それから相手の一歩先を行く。ポーカーでいえば、賭け金を上げるんだ。そうやってまず心理的に優位に立って、相手にだれがボスかを示して……ほのめかして……初めて、言葉で論破できる」

対抗しそうな人間に戦う前から負けていると納得させる。自分の権威を確立するのに、これ以上の方法があるだろうか。

バリーの説にもより広いふくみがある――非情さだけでなく、それ以外の恐怖心の欠如やうわべの魅力といったサイコパス的特質を取り入れているためだ。自然界で優位を確立する方法は紛争以外にもあることが明らかになっている。わたしたちの祖先の時代には、生き延びることは、刑務所のなかと同じように、安くは手に入らなかった。集団の一員であることは価値の大きな部分を占めたものの、共同体は進んでリスクを負う人間を驚くほど重視した。

それと似たような力学は今でもサルの世界で見られる。【7】チンパンジー（人間に最も近く、ゲノムの九十六パーセントが共通する）のオス同士は「寛大さ」を競う。自分より下位のチンパンジーに対する自発的な思いやりをとおして、だ。そうした寛大さは自然界ではふつう、食べることと結びついている。群れがエサにありつけるよう危険を冒し、自分が仕留めた獲物を気前よく仲間に分け与え、仲間が仕留めたものを取り上げて再配分する。

霊長類学者のフランス・ド・ヴァールによれば、チンパンジーの世界では「優位にある者が取り分で突出するのではなく、仲間に分け与えるもので自分の地位を主張する」[8]。

同じくらい注目に値するのは、「公益」や「リーダーシップ」を張り合うオスたちだ。集団内部の協力をうながしたり、あるいは、そうしたければカリスマ性、説得力、魅力にものをいわせたりする。チンパンジーやベニオナガザルやゴリラの上位のオスはみんな、下位の者同士のいさかいを仲裁する。だが予想に反して、そうした仲裁は最初からおのずと家族や友人を優先するようになっているわけではない。ド・ヴァールが指摘するように、「平和を取り戻すには何がいちばんかに基づいて」[9]いる。

その結果、ド・ヴァールによれば、集団は紛争解決の分散化ではなく、「集団内部で最も有効な仲裁者を探し、その仲裁者を支援して平和と秩序を確保するための広範な支持基盤を与える」[10]。

非情で怖いもの知らずで説得力があって魅力的。恐ろしいような組み合わせだが、ときにはそれが命を救うこともある。今の殺人者は進化の過程で蓄積されてきた昔の仲裁者の優れた能力に、こっそり「便乗」しているのだろうか。その可能性はあるかもしれないが、もちろん暴力は必ずしも新しいものではない。

最古のサイコパス

一九七九年、フランス南西部にあるサンセゼール村付近の遺跡で、チューリッヒ大学のクリストフ・ツォリコファーとフランスおよびイタリアの研究者の共同チームが興味深いものを発見した。[1] それは、約三万六千年前の人骨だった。あごが突き出て眼窩上隆起の発達したヨーロッパ人にかわって、解剖学的に現代人に近い人類がアフリカから流入していた「移行期」に当たるころのもので、氷河期そのままの状態で眠りについていた。人骨はネアンデルタール人のものとわかった。ただ妙なことに頭蓋骨に傷があった。傷は長さ四センチほどで、右上部に位置していた。もちろん、発掘の際に標本として完全でないものを捨てることはめずらしくなかった。このときも捨てられてもおかしくなかったが、この人骨は少し変わったところがあった。

反則行為を思わせる謀《はかりごと》のにおいがした。人骨がほのめかしているのは、地球物理学的経過で生じた損傷というより、有史以前の緊急事態、人類の祖先の暗い過去の奥深くに入り込んでいた出来事ではないか、と。これはありふれた災難ではなく、暴力による外傷だった。より具体的に言えば、鋭利な刃物によって傷つけられた可能性を示していた。傷の位置、傷の形、頭蓋骨のほかの部分には砕けたり変形したりした様子が見られなかったこと――こうした事実から、ツォリコファーが達した結論は、じつに不快なものだった。人間同士の攻撃は従来考えていたよりはるかに古い歴史をもつ、というものだ。他人に危害を加えるのはどうやら、人間のかなり本能的な行為らしい。

ネアンデルタール人のサイコパスが約四万年前に先史時代のヨーロッパをさまよっていた、というのは興味深い考えだが、それほど意外ではない。むしろ、先ほどの「便乗」説とは対照的に、1章で紹介したサイコパシーの進化に関する従来の見方は、もっぱらサイコパシーの捕食性や攻撃性の側面に焦点を当てている。サイコパス度を測る標準的な質問票のひとつであるレヴェンソン自己評価尺度には、次のような典型的な項目がある。

「成功は適者生存の法則に基づいている。敗者のことはわたしの知ったことではない」。この意見に対して、1（まったくそう思わない）から4（大いにそう思う）まで四段階で答える。

ほとんどのサイコパスはそうした感情——必ずしも悪いものではない——に強く同意する傾向がある。

「二匹の小さなネズミがクリームの入ったバケツに落ちた」と映画「キャッチ・ミー・イフ・ユー・キャン」でレオナルド・ディカプリオ演じる世界的に有名な詐欺師フランク・W・アバグネイルが言う。「一匹はすぐにあきらめて溺れ死んだ。もう一匹はあきらめずにあがいた。あんまりじたばたするんで、クリームがバターに変わって、それをかき分けて脱出した……おれはその二匹目のネズミさ」*

それでもサイコパシー・スペクトラムのもう一方の端では、まったく別の種類の、宗教や精神世界や哲学に関する文献に登場するような勧告に出くわす。節制し、寛容で温和な者が最後には勝つことなどへの言及だ。

では、あなたはどれだろう。サイコパス、聖人、それともその中間か。たぶん中間だろう——というのには、しっかりした生物学的根拠がある。

＊アバグネイルのサイコパス度は測っていないが、絶頂期には間違いなくサイコパスの特徴の多くを示していたようだ。仮にテストしたところで、アバグネイルはたぶんテスト結果をうまくでっち上げたことだろう！

行動におけるゲーム理論についてはすでに取り上げた。ゲーム理論は応用数学の一領域で、戦略的状況、つまり、ある選択のコストとメリットが不変ではなく、変化する状況において最も適した行動戦略を選択する。そのため、提示されるシナリオは本質的に動的な展開になる。ゲーム理論は本来、個人とより広い社会集団との関係を重視するため、当然かもしれないが、自然淘汰の領域に——さまざまな行動や生存戦略がどのように進化してきた可能性があるかというモデルや理論のなかに——組み込まれているのが見つかることはめずらしくない。アンドルー・コールマンの研究が示したように、サイコパシーの場合も例外ではない。

コールマンのあとを引き継いで、サイコパス的人格の進化パターンをさらに掘り下げるため、崖の上でジムとバズが経験したのに近い状況を想定してみよう——ただし今回は、もう少し人間くさくする。あなたと共犯者は重大犯罪に手を染めた疑いをかけられている。警察があなたたちを連行し、事情聴取を行っている。

警察署で夜明けに捜査責任者がふたりを個別に取り調べる——だが証拠が不十分なので、仲間割れさせるという昔ながらの手を使う。手の内を明かし、あなたと取引をする。自白すれば、それを証拠として共犯者を十年間刑務所にぶち込む。一方、あなたについては起訴を取り下げ、釈放する。話がうますぎるって？　そのとおり。じつは、捜査責任者は共犯者にも同じ取引をもちかけていると言う。

あなたはひとりで考える時間を与えられる。しかしその間に突然、ある考えが浮かぶ。もしもふたりとも自白したら？　いったいどうなるんだ。ふたりとも十年間刑務所にぶち込まれるのか。それともそろって釈放されるのか。捜査責任者はにやりとする。ふたりとも自白した場合はそれぞれ刑務所行きだが、五年間に減刑するという。どちらも自白しなかった場合は？　やはり刑務所行きだが、微罪しか立件できないため、期間は一年間だけだ（図表3－3参照）。

この捜査責任者は抜け目がない。結局、あなたが拒否できない提案をしたのだから。じつのところ、話は単純だ。共犯者の選択に関係なく、あなたは自白したほうが得をする。共犯者が自白しなければ、あなたも自白せずに一年間服役するか、共犯者を裏切って釈放されるかだ。共犯者が裏切った場合も、自白を拒否して十年間服役するか、同じように自白して五年間だけ服役するかになる。あなたも共犯者も非常に特異なジレンマに直面する。理屈からいえば自白するのが唯一の分別ある道だと、自衛本能は命じる。しかし、この同じ理屈が、あなたたちの判断力を麻痺させ、ふたりとも自白せずに刑を最小限にするチャンスを奪いもする。

	共犯者は自白しない	共犯者は自白する
あなたは自白しない	共犯者は1年間服役 あなたは1年間服役	共犯者は釈放される あなたは10年間服役
あなたは自白する	共犯者は10年間服役 あなたは釈放される	共犯者は5年間服役 あなたは5年間服役

図表3-3　囚人のジレンマ

しかも誠実性——口をつぐんでいるのが「正当な」ことだからそうすること——はここでは問題にされない。利用されるとわかりきっている立場に自分自身を置くような怪しげなモラルは別として、囚人のジレンマの狙いは最適の行動戦略を突き止めること。[12]哲学の用心棒がにらみを利かせる道徳性の枠組みのなかではなく、道徳がなんの重みももたない心理的な真空のなかで最適の行動戦略を突き止めることだ……その手の真空が自然界全体を構成している。

ではサイコパスが正しい可能性はあるのだろうか。本当に適者生存の法則が働いているのか。そうした戦略はたしかに理にかなっているように思えるだろう。囚人のジレンマのような一回かぎりの対決では、私利私欲のためには仲間さえ裏切ること（裏切り戦略という）が勝利につながるという意見もあるだろう。だったらいっそ、やったらいいじゃないか。

それをやってはいけない理由はもちろん、単純だ。人生はどこまでも複雑で、一回きりの対決を好まない。もしも人生が一回きりの対決を好み、人間の存在が夜の海を行く船のように一瞬のすれちがいの連続だとしたら、そのなかにいるサイコパスはまさに正しく、すぐに彼らが勝者になるだろう。でも実際はそうじゃない。サイコパスが地球を支配することはない。それどころか、人生というスクリーンは個人の画素が無数に積み重なっていて、個人間で繰り返されるやりとり、個人と個人の関係がより大きな画像を浮かび上がらせる。[13]人と人のあいだには歴史——社会史——がある。それにわたしたちは囚人のジレンマに出てくる人たちと違って、コミュニケーションがとれる。その違いは本当に大きい！　でも、いいだろう。囚人のジレンマを一度やれたのだから、数回やってもいい。繰り返しやる。服役期間に代えて得点か減点かの賞罰制度を採用すれば（図表3-4）、簡単な数学の助けを借りて、ちょうどジムとバズのケースでやったように、現実の複雑さをシミュレーションできる。

さあどうなるだろう。繰り返し対決する場合、サイコパスは成功するだろうか。それとも彼らの戦略は単純な「集団の安全性」に敗れるだろうか。

聖人VSいかさま師

この問いに答えるため、わたしたちが今いる社会とはほんのちょっと違う社会を思い浮かべてみよう。そこでは昔のように、賃金が毎週末に小さな茶封筒に入れられて現金で労働者ひとりひとりに手渡される。この労働者をふたつのグループに分けるとしよう。ひとつは正直で仕事熱心で一週間フルに働くタイプ。「聖人」のグループだ。もうひとつはいいかげんで怠け者で、金曜に「聖人」を工場の門のところで待ち伏せし、汗水垂らして稼いだ金を奪い取るタイプ。こちらは「いかさま師」のグループだ[*←]。

最初はいかさま師の勝利は確実、つまり犯罪は儲かるように思えるだろう。実際、少なくとも短期的にはそのとおりだ。聖人は

	パートナーは協調する	パートナーは競争する
あなたは協調する	パートナーは5点獲得 あなたは5点獲得	パートナーは10点獲得 あなたは0点
あなたは競争する	パートナーは0点 あなたは10点獲得	パートナーは1点獲得 あなたは1点獲得

図表3-4　「囚人のジレンマ」ゲームの一例

まじめに出勤してコミュニティーを支えるが、いかさま師は二倍の儲けを手にする。繁栄する社会で暮らすことの恩恵に浴するばかりか、聖人の賃金を盗んで、働きもせずに「賃金をもらう」。首尾よくいけばしめたものだ。しかし、この行動パターンが続いたらどうなるだろう。聖人は働きすぎて病気になる。自分のために使える可処分所得が少ないので、ひとりまたひとりと死んでいく。しだいに「労働」人口の割合はいかさま師優位になっていく。

ところがいかさま師にとっては、これはうれしくない事態だ！　聖人の数が週を追うごとに減っていくので、いかさま師同士が出くわす可能性が増す。しかも、聖人を見つけても手ぶらで帰るはめになる可能性も高くなる。すでに別のいかさま師がカモにしたあとだったとしてもおかしくないからだ。

ゲームの自然な流れにまかせておけば、しまいにはパワーバランスは元に戻る。振り子は再び聖人のほうに振れて、生活のために働く社会に戻る。それでも歴史は繰り返すもの。聖人の天下は景気が低迷しているあいだだけ、一方、いかさま師の天下は聖人が彼らを支えられるあいだだけだ。好況と不況の波が交互に繰り返す陰気なメリーゴーラウンドだ。

以上、ふたつの非常に異なる労働観を簡単に説明したが、この説明は控えめにいっても、さまざまな力のはるかに複雑な組み合わせを単純化している。それでもこの単純化、行動の二極化こそが、そうしたモデルの原動力になっている。純粋に無条件の攻撃と純粋に無条件の降伏は、多重的な相互作用と相互依存の社会における世渡り戦略としてはうまくいかない。どちらの戦略も行ったり来たりのシーソー現象をもたらすのは必至で、どちらかが優勢に立てば、もう一方につけ込まれやすい。一方の戦略の信奉者が、相手の戦略に寄生されるほどに膨れ上がった場合だ。社会生物学の用語を借りれば、生き残り戦略としては、無条件の協調も無条件の競争も進化的に安定した（この言葉はサセックス大学進化研究センターのジョン・メナード・スミスが最初に導入した）ものとはみなされないだろう。どちらも侵略や遺伝的変異などの対抗戦略に敗れる可能性がある。

そうはいっても、この繰り返すプロセスが進行しているところ、囚人のジレンマの力学がこのように繰り返し展開されているところを、合法的に目にすることはできるだろうか。この点に関しては、わたしたちは結局、思考実験の域を出ていない。これらの抽象的な意見は現実の生活でも実際にうまくいくだろうか。その答えはわたしたちが何を「現実」と言うかによる。「バーチャル」もふくめて「現実」と言うつもりなら、可能性が出てくるかもしれない。

＊同じような力学は現実に養蜂されたミツバチの世界に見られる。エサの不足する時期にはいわゆる「略奪者」のハチが蜜を盗むためほかの巣を襲って、出会ったハチを、ときには女王バチもふくめて皆殺しにする。守る側のハチは巣の入口を見張る護衛を配し、警戒に当たると同時に、攻撃された場合は敵が死ぬまで戦う。ところが最近の研究で、英サセックス大学とブラジルのサンパウロ大学の共同チームが、世界初の「兵隊」バチの存在を突き止めた。ハリナシミツバチ亜科の下位に属するハチで、ミツバチのコロニーにいる見張り役のハチと違い、巣を守る務めを果たすのに適した体をしている。蜜を集めるハチに比べて体重が三十パーセント重く、脚は大きく頭部は小さい。「ベルセルクバチ」といったところだ（Christoph Grüter, Cristiano Menezes, Vera L. Imperatriz-Fonseca, and Francis L. W. Ratnieks, "A Morphologically Specialized Soldier Caste Improves Colony Defense in a Neotropical Eusocial Bee," *PNAS* 109, no.4（2012）: 1182–86 参照。doi:10.1073/pnas.1113398109）。

バーチャル空間のモラル

思いがけない出来事に人がどう反応するかの実験で、わたしがあなたに次のような条件を提示するとしよう。千ドルで服をすべて脱ぎ、真っ裸になって、バーに入って友人たちの仲間に加わる。ちゃんと席について五分間友人たちと話をしなくてはならない（つまり一分間につき二百ドルという計算だ！）。その間、あなたは当然ながら、恥ずかしくてたまらない思いをいやというほど味わうことになる。そのかわり、五分間たったら、あなたは傷ひとつなくバーから出られ、あなた自身もその場に居合わせた全員も何があったのかきれいさっぱり忘れてしまうと約束しよう。記憶はすべてわたしが消去する。あなたの胸ポケットに収まっている新札の束以外、何事も起こらなかったかのように。

あなたなら引き受けるだろうか。いや、むしろ、すでにそういうことをやっていないと言い切れるだろうか。

たしかに、科学の進歩のためなら喜んで引き受けるという人はいる。もしも、どういうわけか、どこか〝時空の狭間《はざま》〟で、一時間いくらで経験をレンタルできる、つかの間の閉ざされた世界に出入りできるとしたら、どんなにいいだろう。そう、映画「マトリックス」のテーマそのものだ。人間がバーチャルの世界に入り込んでいて、そのときはそれが現実だと信じて疑わない。しかし、逆ならどうだろう。人間の世界にコンピューターのバーチャル世界が入り込んでいるとしたら？

一九七〇年代後半、政治学者のロバート・アクセルロッドが囚人のジレンマに関連して、まさに同じ問いを投げかけた[14]――その結果、パラダイムをデジタル化し、どんな戦略が長期にわたって相互作用を繰り返した末に進化的安定の条件をすべてクリアするのかを突き止める方法を思いついた。言ってみれば、日常的人づきあいにかかわるゲノムの配列を解読したのだ。

アクセルロッドはまず、世界有数のゲーム理論派たちに、コンピューター・プログラムで行う囚人のジレンマのトーナメントを開催しようと呼びかけた。次に、研究者ひとりひとりに、トーナメント用にあらかじめ設定した協調的反応と競争的反応を組み込んだプログラムを送信した。全員が受信を完了したのち（全部で十四人）、メインイベントに先だって、プログラム同士が得点を競い合う予選をお膳立てした。予選終了時に各プログラムの得点を合計し、本番のトーナメントを開始するに当たっては、各プログラムが参戦できる頻度を予選での合計得点に応じて決めた――自然淘汰の制約とまったく同じだ。あとは黙って成り行きを見守った。

結果はじつに明快だった。ダントツで強かったプログラムは、シンプルさもダントツだった。ロシア生まれの米国人数学者で生物学者のアナトール・ラパポートは、社会的相互作用と一般システム理論に関する研究の草分けで、彼の研究は研究室だけでなく、政治の舞台一般で紛争解決と武装解除に応用されている。そのラパポートが設計した「ティット・フォー・タット」は、その名前どおり「しっぺ返し」をした。まず協調し、それからライバルの直前の反応をそっくり真似した。たとえば一回戦でライバルも協調してくれれば、ティット・フォー・タットも引き続き協調した。一方、ライバルが競争すれば、次からはやられたとおりにやり返した……相手が協調に転じるまでは。

ティット・フォー・タットの潔い実際性と溌剌《はつらつ》としたシンプルさはすぐに明らかになった。ティット・フォー・タットが何をしたかはだれにでもわかる。気味の悪い話だが、魂をもたず、組織もシナプスもないプログラムが、人間を人間たらしめている感謝や怒りや許しといった基本的な性質を体現したのだ。協調には協調で応えて、相手も自分も得をした。競争の兆しがあればすぐに制裁に乗り出し、いいカモだと噂されないようにした。そうやって悪意を見せたかと思えば、すぐに、再びしっぺ返しとは無縁のギブアンドテイクのパターンに戻り、のちのちまで火種が残らないようにすることができた。集団全体に有利な性質を個体に残す群淘汰という、古めかしい進化の習いは入り込まなかった。アクセルロッドの実験で何かわかったとすれば、それは次のようなことだった。利他的な行為は集団を基本的に結束させるには違いないが、種とか民族集団のよさといった高い次元からではなく、純粋に個体間の生存競争から生じる可能性が十分ある。

マクロ的な調和とミクロ的な個人主義は、進化においては表裏一体ということだ。神秘主義者はそこを取り違えた。与えるほうが受け取るよりも善とはかぎらなかった。じつはロバート・アクセルロッドが新たに掲げた社会情報科学の信条によれば、与えることは受け取ることにほかならなかった。しかも、対抗手段はなかった。先ほどの聖人といかさま師の例では人口のシーソーの一方の端がある程度の高さに達すれば、そこが「分岐点」になるが、ティット・フォー・タットの場合はそれがなかった。どんどん勝ち進んで対立する戦略を完全に一掃してしまう可能性があった。ティット・フォー・タットはただの勝者ではなかった。勝つことはほんの手始め。波に乗ったら最後、向かうところ敵なしと言っていいくらいだった。

いいとこどり

「サイバネティクス」の世界におけるアクセルロッドの冒険は当然ながら波紋を呼んだ。生物学の世界だけでなく哲学の世界でも、だ。「善」がごく当たり前のこと、言ってみれば社会的相互作用によって生じた創発特性だということを納得のいく形で示した結果、神の側にいる者と神を無視する者をさらに仲違いさせただけだった。「より善い」とされている性質が実際にはそうでなかったとしたら……ただの性質だったとしたら、どうなるだろうか。

そんな忌まわしい事態がすでに起きていた。[15] アクセルロッドの試みの十年前、ハーヴァード大学の若き生物学者ロバート・トリヴァースは、人間のいくつかの特質が進化したそもそもの理由をかなり正確に推測した。ティット・フォー・タットのようなすばらしくシンプルな青写真を、見事な数学的スローガンを認める感情を、スプレー式塗料で意識に書きつけておくために進化したというのだ。そのスローガンは、ヒト以前の動物での見習い期間を経て人類のものとなったに違いなかった。ひょっとしたら、とトリヴァースは考えた。だからこそ人類の進化の深遠な歴史で初めて、友情と敵意、愛情と憎しみ、信頼と裏切りといった感情が芽生え、何百万年もの時を経た今、わたしたちを人間たらしめているのではないか、と。

十七世紀イギリスの哲学者トマス・ホッブスなら、ほぼ間違いなく同意していたはずだ。トリヴァースより三百年ほど早く、ホッブスは著書『リヴァイアサン』でそうした考えかたを「力と欺瞞」という概念によってぴたりと予期している。[16]それによれば暴力と狡猾さが結果の主要な、というよりむしろ唯一の煽動者だ。そして「絶え間ない恐怖と暴力的な死の危険、さらに孤独で貧しく不快で残酷で短い、人間の一生」の苦痛を鎮める唯一の薬は、合意という聖域にある。合意というのは他者と同盟を結ぶことだ。

たしかにアクセルロッドのトーナメントの条件は、人類と人類以前の進化の条件を反映していた。初期の共同体にかぎって言えば、頻繁にやりとりする「個体」の数としては数十ほどが適当だった。同様に、プログラムはそれぞれ以前の出会いを記憶するだけでなく、それに応じて行動を調整することもできるように設計されていた。この道徳的進化という仮説は、興味をそそる考えだった。いや、それ以上だった。アクセルロッドのシミュレーションにおけるインプットとアウトプットを考えれば、その可能性は抜きん出ていた。「適者生存」はそれまで考えられていたように競争に無差別に報いるものではなさそうだった。むしろ、きちんと見分けて賞罰を与えるらしかった。一定の環境では、たしかに攻撃性が道を開くきっかけになってもおかしくなかった（ジムとバズのように）。一方、別の環境では、攻撃性がチャンスを閉ざす可能性もあった――聖人といかさま師の例で見たとおりだ。

ということは、サイコパスは結局、半分だけ成功したわけだ。この世に存在することの過酷さ、適者生存の法則が働く場合もあるという残酷で短い真実を否定することはできない。しかしだからといって、必ずそうなるわけではない。じつはいくじなしこそが天下をとる。ただし、そこに至るまでには不慮の災難がつきものだ。「他人に施しなさい」というのはいつの時代でもまっとうな忠告だった。それでも約二千年後の今では、ロバート・アクセルロッドとアナトール・ラパポートのおかげで、わたしたちはとうとうそれを数学的に証明できるようになった。

もちろん、人間はだれでも自分のなかにサイコパス――平和と愛の代数からの生物学的な一時的な逃亡者――がいるということは、自然淘汰の監視役がサイコパスに進化の聖域を与えたことと同じく、疑いようがない。たしかに聖人といかさま師の教訓は進化戦略にしっかり刻み込まれているかもしれない。だれもがアクセルをめいっぱい踏めば、最後にはだれもいなくなる。それでも、日々の生活のなかで、だれもが燃料を補給しなくてはならないときもある。だれもが理性的、合法的、そして自己保存のためになるように、冷静に「突っ走る」ことが必要なときがある。

最後にもう一度、アクセルロッドのバーチャルの自由競争に戻ろう。ティット・フォー・タットが圧倒的な強さを示して頂点に立ったのは、にこやかな外見の下に鋼鉄が隠れていたからだ。ティット・フォー・タットは必要とあらば、ライバルに打ち勝つことに少しもひるまなかった。ひるむどころか、チャンスと見るや、すぐさま同点にした。ティット・フォー・タットの成功のカギは、いつもの明るい面と同じくらい、非情で暗い面にもあった。ティット・フォー・タットは形勢不利になってきたら、自分から進んで強豪たちと殴り合いのけんかをすることができた。

結論は不安にさせるようなものかもしれないが、同じくらい明らかでもある。ティット・フォー・タットの成功の青写真にはたしかにサイコパス的要素がある。一方ではうわべの魅力。その一方で、他者に対する報復を容赦なく追い求める面もある。それから言うまでもなく、悪いことなど起きなかったかのように平常に戻る、ずぶとい自信がある。無論、ティット・フォー・タットはアーリアン・ブラザーフッドではない。それでも切り替えスイッチと非情なシナプスの点滅のあいだには、あのギャング団と同じ信条が潜んでいる。言葉は穏やかに、力でねじ伏せろ、というやつだ。バーチャルの世界にせよ現実の世界にせよ、成功したい者にとってはいいアドバイスだ。先ほどの問いに話を戻せば、だからこそサイコパスは遺伝子プールを脅かす恐ろしい進化論の流れの下に跡形もなく沈んでしまうことなく、いまだに巷をうろついている。

いつの時代も社会には規則を破る人間やつれない美女も必要なように、リスクを負う者も必要だ。さもないと、池で溺れかけている十歳の少年が見殺しにされるケースがいたるところで起きるだろう。それに海では何が起きるかわからない。一八四一年の運命の夜、ウィリアム・ブラウン号の悲劇は、ニューファンドランドの沖合四百キロの凍てつく北大西洋で起きた。フランシス・ローズ一等航海士と有能な船員のアレクサンダー・ホームズが意を決してふつうなら考えられない行動に出なかったら、荒れ狂う大海原から生還できた者は果たしていただろうか。

4　人生で成功するヒント

気にしないからって、わかってないわけじゃない。

——ホーマー・シンプソン

憎みきれない悪友

わたしのいちばん古い友人はサイコパスだ。出会ったのは幼稚園のころ。先生に連れられて砂場に行ったら、金髪でぽっちゃりした子がいた。それがジョニーだった。ジョニーはいろんな形のピースを同じ形の穴にはめるパズルで遊んでいた。わたしは星の形をしたピースを手にとって、穴にはめようとした。今振り返ってみれば、あの穴の形はきっとオウムだったのだ。星形のピースがぴったりはまるわけがなかった。それどころか、つっかえて外れなくなってしまった。ジョニーはあわてもせず、二十秒間かそこら（五歳の子どもには永遠だ）で穴からピースを取り出した。それからそのいまいましいピースでわたしの目を突いた。その冷淡で、理不尽で、正直いかにも子どもじみた攻撃が、わたしたちの友情のハイライトだったと言ってもいい。

それからおよそ十年後、ジョニーもわたしも高校生のときのこと。ある日、休み時間にジョニーがやってきて、歴史の宿題でおまえのレポートを貸してくれと言う。自分のは「家に忘れた」という。次はもう歴史の授業だっていうのに。「大丈夫」とジョニーは言う。「わかりゃしないって。全然違うものにするから」

わたしは自分のレポートを渡し、休み時間が終わるとジョニーのそばに行った。「おれの宿題返してくれよ、ジョニー」

ジョニーは頭を左右に振った。「悪い。無理」

わたしはパニックになった。よりにもよって、歴史の先生はもめたくないタイプなのに。宿題を提出しなければ成績評価の対象外。おまけに居残りさせられる。

「無理って、なんだよ」わたしはかんかんだった。「おれのレポートはどこだ」

ジョニーは落ちつき払って、まるで寝物語でもするように、秘密を打ち明けた。「なあケヴ、つまりこういうことなんだ。じつは、書きかえる暇がなくて。おまえのを丸写ししちまった」

「それでも」わたしが叫ぶと同時に、人当たりがいいとは言いかねる先生が教室に入ってきた。「おれのはどこだって訊いてるんだ」

ジョニーはおまえ本当にどうかしてるぞとでも言いたげな目でわたしを見た。「ふたりそろってまるきり同じレポートを出すわけにはいかないだろ」

「あたりまえだ!」わたしは叫んだが、ジョニーの言葉の真意はまだわかっていなかった。

「そんなことできるわけないだろ! で、おれのレポートはどこなんだよ」

ジョニーは肩をすくめて見せた。それから「自分の」レポートを提出するために取り出した。

「おまえのはゴミ箱のなか」と平然と言った。「音楽棟の裏の」
わたしは弾かれたように立ち上がった。ひょっとしたら授業が始まる前にレポートを取ってこられるかもしれないと思った。

「このくそったれ」わたしは唸《うな》るように言った。「覚えてろ」

ジョニーはわたしの腕をつかみ、袖をぐいっと引っ張って座らせた。「ほら」と気遣うような保護者然とした笑顔で、窓のほうを見ろというしぐさをした。「外は雨だぜ。びしょ濡れになっちまうぞ。風邪でも引いたらどうする。来週のレースで校内新記録を出すチャンスを棒に振る気か」

ジョニーの口調には皮肉めいたところはみじんもなかった。幼なじみのわたしにはわかった。ジョニー自身は心からわたしのことを心配しているつもりらしかった。何がいちばんわたしのためになるかを心底気にかけている、と本気で思っているらしかった。癪《しゃく》に障るが、このときはジョニーの言うとおりだった。彼の指摘は的を射ていた。校内記録は六〇年代前半から破られておらず、わたしのトレーニングは順調に進んでいた。必死に練習を積んできたのに、最後の最後にばかなことをして、それまでの努力を水の泡にしてしまったら、悔やんでも悔やみきれなかっただろう。

わたしは運命に逆らうのをやめ、どさっと腰を下ろした。

「いい子だ」ジョニーが言った。「宿題くらいで大騒ぎするな。人生は短い」

わたしはもう聞いていなかった。レポートを提出しない言い訳を必死で考えていた。雨によるダメージが少なければ乾かして、それがだめなら、丸写ししてから後日提出する方法がないかも考えていた。

それも長くは続かなかった。死神は早くも教室を回っていて、普仏戦争についての、大仰な表現ばかりで中身のないレポートの山を抱えて、わたしたちの席まであと二列ほどのところに迫っていた。

ジョニーは自分のレポートを持ち上げて自画自賛するかのように目を走らせた。それからわたしの背中を軽くたたき、窓の外に目をやって、降りしきる雨に向かって顔をしかめて見せた。

「それに」ジョニーは言った。「どっちみち手遅れだったよ、ケヴ。さっきの話を補足するとさ、ゴミ箱に入ってるのは残骸なんだ。おまえのレポート、燃やしちまったから」

なんでこんなやつといつまでもつきあっているのか、いぶかる人もいるだろう。わたし自身、よくよく考えると不思議だ。それでも最初に言ったとおり、ジョニーはサイコパスだ。*ご存じのとおり、サイコパスはたいてい欠点を補うとりえをもっている。ジョニーの場合はほとんどどんな状況でも自分に有利に変えてしまう超人的な能力もそのひとつ——この能力は高い知能をもつ人たちのあいだでは珍しくない。ジョニーは間違いなく、わたしの知るかぎりでは（世界有数の詐欺師をふくめても）最も説得力のある人間のひとりだ。説得の天才と言ってもいい。

五歳か六歳のころ、ジョニーの家族がカナダでの葬儀に参列することになり、ジョニーはイギリスに残って大晦日をわたしの家で過ごした。夜九時ごろ、わたしの両親がそろそろ寝る時間だとほのめかしだした。たとえば「そろそろベッドに入る時間ですよ」とか。わたしは生意気盛りの六歳児らしく、おとなしく言いつけどおりにしようとはしなかった。

「えーっ、ママ」わたしはぐずった。

「ジョニーと真夜中まで起きていたいよ。お願い……！」

母は聞く耳をもたなかった。それでももちろん、わたしはあきらめなかった。なんとか起きていられる時間を少しでも引き延ばそうと、ありとあらゆる言い訳を思いついた。友だちはみんな大晦日は遅くまで起きていていいんだって、というもの（オリジナリティーにあふれているじゃないか）から、元日は一年に一回きりなんだからというかなり深いものまで。黙っているジョニーのほうがかえって目を引いた。おとなしく座ったまま、繰り広げられるドラマに耳を傾けていた。一流の弁護士が法廷で反撃の機会をうかがっているかのように、一言一句漏らすまいとしていた。

しまいに母が我慢の限界に達した。「いいかげんにしてちょうだい！　だめったらだめ！　夜更かししたらどうなるか、自分でわかってるでしょ。怒りっぽくなって、いらいらして、次の日はお昼までベッドから出てこないくせに」

わたしはしぶしぶ引き下がり、しょぼくれて、もうだめだというあきらめの気持ちが芽生え

＊3章で出てきた、受刑囚ではなく一般人のサイコパス度を測定する尺度としてスコット・リリエンフェルドとブライアン・アンドルーズが考案したサイコパス的人格目録（ＰＰＩ）を、大学時代にジョニーに受けさせた。当然ながらジョニーの得点は極度に高かった。とくに高得点をあげたのがマキャベリ的自己中心性、無頓着な無計画性、社会的影響力、ストレス耐性、恐怖心の欠如、冷淡さだ（質問票の八つの下位尺度のうち六つ。残りふたつは責任の外在化と衝動的不服従）。

るのを感じながら、ジョニーのほうに目をやった。ゲームは終わりだ。もうおやすみの時間なんだ。ところがだれも予想しなかったことが起きた。わたしがギブアップして二階に行こうとしたちょうどそのとき、どんぴしゃのタイミングでジョニーが口を開いた。

「でもダットンさん」ジョニーは言った。「あした、ダットンさんが朝寝坊してるそばで、ぼくたちが走り回ってもいいの？」

結局ジョニーとわたしは午前三時まで起きていた。

ジェームズ・ボンドもサイコパス？――「闇の三位一体」をもつ男

人生の分かれ道で見事な舵取りをし、そのときの状況を最大限に活かせる能力は、結局、ジョニー自身の強みになった。ジョニーは政府の秘密情報部員になった。

「トップになるのはいいやつばかりじゃないぞ、ケヴ。悪いやつもだ」というのがジョニーの口癖だ。「おれはその両方さ。どっちに転ぶかは気分次第だ」。いやはや、すばらしい洞察力に脱帽だ。

言うまでもなく、ジョニーがイギリスのＭＩ５（アメリカのＦＢＩにあたる国内・英連邦担当諜報機関）に仕事の口を見つけたことにだれも驚かなかった。どんな仕事をしているにせよ、ジョニーはだれに聞いても優秀だった。冷静さ、カリスマ性、人間離れした説得力。同僚のひとりがパーティーの席でわたしに言ったことがある。ジョニーのような人間にならば、たとえ首に電話のコードを巻きつけられていても、心を許してしまう、と。

「彼は自分のオーラできみを絞め殺す」とその男は言った。「それから何ごともなかったかのように、またそのオーラをまとうんだ」。それをわたしは身をもって知っていた。

もちろん、このころにはジョニーがどこかジェームズ・ボンドを思わせるようになっていたのは、偶然ではなかった。女王陛下の秘密情報部で働く例の有名人もサイコパスだということは想像にかたくない。スパイや対抗監視《カウンターサーベイランス》や諜報活動の謎めいた世界が、レーダーに引っかからない連続殺人鬼だらけで、心の奥底に測りしれない衝動をかかえるかわりに、殺しのライセンスを手にしていること。あの超有名な超人気スパイが、ワルサーPPKのかわりにPPIを手にすれば、サイコパシー・スペクトラムで非常に高い得点をあげるだろうということも。とはいえ、そうした憶測には何か根拠があるのだろうか。ステレオタイプを鵜呑《うの》みにするのと、空想が現実の世界でどう再現されるかを理解するのはまったく別だ。ジョニーがサイコパスだというのはまったくの偶然なのか――軍事情報活動の分野で働いているのもたまたまなのか。

こうした疑問をいだいて答えを探しはじめた人間に、心理学者のピーター・ジョナソンがいる。二〇一〇年、ジョナソン（当時はニューメキシコ州立大学に勤務）と同僚たちは「ジェームズ・ボンドは何者か――闇の三位一体と工作員的社交スタイル」と題する論文を発表した。[1]それによれば、特有の人格的特徴の三位一体（ナルシシズムの特徴である人並みはずれたうぬぼれの強さ。サイコパシーの特徴である恐怖心の欠如、非情さ、衝動性、スリルの追求。マキャベリズムの特徴である不実さと、人を食いものにすること）を備えた男性は、じつは社会の一定の階層では独力で大成功できる。しかも、そうした特徴の度合いが低い男性に比べて、性的な関係にある相手の数が多く、行きずりの短い関係を好む傾向が強い。闇の三位一体は相手が男性ならハンデになるが、相手が女性なら、かえって心拍数を増加させ、遺伝子の増殖の可能性を増大させるかもしれない、とジョナソンは主張する。

タブロイド紙の見出しやゴシップ欄にざっと目をとおすだけでも、ジョナソンの説には一理ありそうに思える。いや、一理どころではないかもしれない。しかしその最たる例は、ジョナソンによればジェームズ・ボンドだ。

「ボンドは明らかに協調性に欠け、非常に外向型で、新しもの好きだ」とジョナソンは指摘する。「人を殺すこともふくめて、だ。それに新しい女たちも」

ジョナソンの研究では大学生二百人を対象に、闇の三位一体の特性を備えているかどうかを測定する人格検査を実施した。[2] 学生たちは行きずりの恋や一夜かぎりの情事に対する考えかたなど、性的関係についても質問を受けた。その結果、三位一体の特性で高得点をあげた学生のほうが得点の低かった学生に比べて、ベッドを共にした相手の数が多く、三つの人格スタイル――ナルシシズム、マキャベリズム、サイコパシー――の要素が、生殖の可能性を最大にするためのアルファ（最優位）オスの交尾戦略を示唆している。それは次の二段階戦略だ。

1．できるだけ多くのメスを妊娠させる
2．パパと呼ばれないうちに逃げる

どちらもかなりうまくいっているようだ。さもなければ、ジョナソンが指摘するように、そんな特質がなぜいまだに幅を利かせているのか。*

ビジネスリーダーのサイコパス度

興味深いことに、サイコパスが結局トップに立つのは生殖の面だけにかぎらない。ピーター・ジョナソンのような進化心理学者の功績（進化心理学者は人間の特質や行動――人格や交尾戦略など――を自然淘汰の機能的産物として説明しようとする。先祖の時代から繰り返し起きる問題を解決するために進化した、心理学的適応として、だ）は、3章に登場したアンドルー・コールマンなどゲーム理論の大御所たちの主張を裏打ちする。人生にはサイコパスであることが強みになる領域、活動分野があるという主張だ。サイコパス的戦略が成功のカギとなるのはベッドルームのなかだけではない。たとえば重役会議室でもかなり重宝する。

これを見事に実証したのが、スタンフォード大学、カーネギーメロン大学、アイオワ大学の心理学者と神経経済学者の共同チームによる二〇〇五年の研究だ。[3] 研究は合計二十回のギャン

＊ジョナソンは悪女が男性をとりこにすることも突き止めたが、闇の三位一体と短い関係の多さとのつながりは、女性よりも男性のほうが強かった。もちろん、悪い男が女性をものにできる理由は別にある。サイコパシーは神経症的傾向の欠如や不安を感じないことに通じる。それで、拒否されるのではと恐れる気持ちが薄れ、優越感が漂うのかもしれない。ナルシシズムは自己宣伝や成功ぶりをひけらかすことに通じ、マキャベリズムは人あしらいの巧みさに通じる。この三つの特質が組み合わさって、短いあいだなら、冷静で自信にあふれカリスマ性もあって、一緒にいて楽しく、「出世街道まっしぐら」の人、という印象を与える。しかし、長い目で見れば違う結果になることが多い。

ブルゲーム形式で行われた。参加者は三つのグループに分けられた。健常者、脳の感情をつかさどる領域（扁桃体、眼窩前頭皮質、右島《うとう》皮質すなわち体性感覚皮質）に損傷がある患者、脳の感情とは関係のない領域に損傷のある患者だ。ゲーム開始時にひとり二十ドルを渡し、コインを投げて裏か表か答えてもらい、一ドル賭けるかどうかを尋ねた。負ければ一ドルは没収、勝てば二ドル五十セントになって返ってくる。

勝つにはどうしたらいいかはだれにでもわかる。「理屈のうえでは」スタンフォード大学ビジネススクールのマーケティング学教授ババ・シャイヴによれば、「毎回一ドル賭けるのが正解だ」。

そうはいっても、政治活動家のグロリア・スタイネムがかつて言ったように、論理はそれを操る人間の視点に偏りがちだ。

仮に、ゲーム理論が示すとおり、突っ走ること――サイコパスの得意なことだ――が有利になる場合があるとしたら、ゲームの力学によれば、関連領域に損傷のある（感情処理に欠陥がある）参加者が圧勝するはずだ。感情処理には問題のない、残りふたつのグループの成績を上回るに違いない。

結果はまさにそのとおりだった。ゲームが進むにつれ、感情機能が正常な参加者は賭けるのをパスし、どういうわけか守りに入って、それまでに勝ちとった分を失うまいとした。それとは対照的に、日ごろから感情をしっかりと抑制するシートベルトがない状態の参加者は賭け続け、ゲームが終わるころにはほかのグループの参加者に比べて儲けが大幅にふくれ上がっていた。

「脳に損傷のある人のほうが、損傷のない人よりも優れた金銭的判断をすることを示したのは、この研究が初めてかもしれない」とカーネギーメロン大学の経済学・心理学教授ジョージ・ローエンスタインはコメントしている。

現在は南カリフォルニア大学の心理学・神経科学教授であるアントワーヌ・ベシャラはさらに先を行く。「どんな状況で感情が役に立つか、邪魔になるか、「どんな状況で感情が」人間の行動の指針になるか、研究によって突き止める必要がある」とベシャラは指摘する。「だれよりも成功している株式仲買人は『機能的サイコパス』と呼ぶことができるかもしれない」――自分の感情を人並み以上にうまくコントロールできる反面、ふつうの人間に比べて感情が希薄な人間だ。

ババ・シャイヴも同じ意見だ。「この特質は」とシャイヴは不穏なことを口にする。「多くのCEOや一流弁護士に共通している可能性がある」

シャイヴの所見を裏づけるのが、経済学者ケアリー・フリードマンらカリフォルニア工科大学の研究チームによる研究だ。[4] フリードマンは被験者に合計二十五ドルを渡してから、あれこれやっかいな金銭的ジレンマを突きつけた。決められた短い期間に、手堅い方法で確実な儲け(たとえば二ドル)を手にするか、賭けに出て、よりリスクは高いが儲けも多い方法(たとえば十ドルの儲けか五ドルの損か、確率は五分五分という方法)をとるか。だれが大儲けし、だれが大損するだろうか。

研究の結果、被験者のあるグループは完全に残りの被験者より上手《うわて》で、リスクのもとで最適の選択を続けた。こうした人びとは金儲けの天才だったわけではない。エコノミストでもなければ、数学者でもなく、ポーカーの世界チャンピオンですらなかった。実際は「戦士の遺伝子」――変異したモノアミン酸化酵素A遺伝子の持ち主だった。MAOA-Lと呼ばれるこの変異はそれまで（異論はあったが）危険な「サイコパス的」行動と関連があるとされていた。

「以前とは違い、われわれの研究結果からは、こうした行動パターンが必ずしもマイナス要素ではないことがわかる」[5]とフリードマンらは書いている。「金銭的選択の場合、これらの被験者はそうするほうが有利な場合のみ、よりリスクの高い行動をとるからだ」

フリードマンはさらにくわしく説明している。「ギャンブルでふたりの男が持ち札を数えているとする。たくさん賭けているほうがより攻撃的、あるいはより衝動的に見えるかもしれない。しかし、その男が数えている持ち札の種類はわからない――ただ単にいいチャンスに反応しているだけかもしれない」

ロバート・ヘアらの二〇一〇年の研究もそれを裏づける。[6]ヘアはサイコパシーチェックリスト改訂版（PCL-R）を全米の二百人を超える企業経営陣に配布し、企業幹部と世間一般でのサイコパス的特性の割合を比較した。その結果、経営陣のほうがサイコパシー度が高かっただけでなく、カリスマ性やプレゼンテーションのスタイル――独創性、いい意味での戦略的思考、すばらしいコミュニケーションスキル――についての社内の評価も、明らかに高かった。

それから忘れてはいけないのが1章で取り上げたベリンダ・ボードとカタリナ・フリッツォンによる研究だ。ボードとフリッツォンは企業のCEOと、殺人犯などを収容するイギリスの高度保安法医学病院ブロードムーア病院（立ち入った話――文字どおりの意味で――はのちほど）の収容者を対象に、心理テストを実施した。ここでもまた、サイコパス的特質についてはCEOの勝ちだった――ブロードムーア病院にはイギリス有数の凶悪犯が収容されていることを思えば、じつに印象的な結果だ。

わたしはヘアに言った。合理化や再編、吸収合併など、企業を取り巻く状況はますますサイコパスの温床になっているのではないか。政治的混乱と政治不安がサイコパシーの培養に適しているように、通商や産業の公海にもサイコパシーがはびこる可能性はあるのではないか。ヘアはうなずいた。

「以前から言ってるんだが、刑務所でなければ証券取引所でサイコパスの研究をするよ」とヘアは熱く語った。「間違いなく、企業のほうが世間一般よりも、サイコパス的な大物の割合が多い。彼らは自分の地位や立場が他人に影響を与え、支配し、物質的利益を手にできるような組織にいるはずだ」

サイコパシーに関する論文の共同執筆者でニューヨークの産業・組織心理学者のポール・バビアクもヘアの考えを支持している。

「サイコパスは急激な変化にやすやすと対応できる。そうした変化を糧にかえって成功すると言っていい」[7]とバビアクは言う。「組織の混乱は、サイコパスの特徴であるスリルを求める性質に必要な刺激を与えると同時に、ごまかしや不正行為を十分に覆い隠すこともできる」

皮肉なことに、ルールを曲げ、リスクを負い、スリルを追い求めて世界経済を転覆させた張本人たちは、その後始末で華々しい活躍をする人びとにほかならない。あのフランク・アバグネイルのように、クリームのなかに落ちてもあきらめずにもがき続け、結局はクリームをバターに変えてしまうのだ。

人を酔わせる話術

バビアクとヘアの見解は、ボードとフリッツォンの見解と同じく、人口学的で社会学的であり、考える材料になる。より経験的事実に基づいて導き出された所見、たとえばババ・シャイヴをはじめとする神経経済学者が突き止めた金銭的判断の鋭さ、闇の三位一体の探究者ピーター・ジョナソンが発見した交尾との相関関係、アンドルー・コールマンなどゲーム理論派によるシミュレーションなどと並べれば、世間にはサイコパスの居場所が間違いなくあることがわかる。

おかげで、サイコパスが今なお存在する——彼らの暗く変わることのない遺伝子が脈々と受け継がれている——理由と、このニッチに適応した人格の共同企業体の株価が、時を経てもなお安定し上昇傾向にある理由がいくらか説明できる。競争的、非情、恐ろしいくらい威圧的など、サイコパスがもちあわせている人格にぴったりの、社会的地位や仕事や役割がある。そうした役割はストレスと危険がつきまとうおかげで、それを担う人間にすばらしい富と地位と権威をもたらすことや、ピーター・ジョナソンが示したように悪い男がある種の女の扱いを心得ていることを考えれば、サイコパス的な遺伝子がいまだに存在するのはそれほど意外ではない。

サイコパスは生物学的な実力以上の力を発揮すると言える。

もちろん、同様のカリスマ性やプレッシャーのもとでの冷静さは、社会を食いものにする連中にも見られる。たとえば、世界トップクラスの詐欺師などだ。こうした驚くべき特質は、人を欺く才能と組み合わされれば、破滅的な結果を招きかねない。グレッグ・モラントがいい例だ。モラントはアメリカで最も成功し、最も逃げ足の速い詐欺師のひとりだ。サイコパスという点からすれば、魅力でも非情さでも、わたしが接見する光栄に浴したサイコパスのなかで五本の指に入る。モラントを捕まえたのはニューオリンズの五つ星ホテルのバーだった。[8] 最高級シャンパン、クリスタルにぽんと四百ドル払ったと思ったら、なんと彼が手にしていたのはわたしの財布だった。

「詐欺師にとっていちばんの必需品は、優秀な……『弱点』探知機だ」とモラントはそう言って、心理学者アンジェラ・ブックの業績を彷彿とさせた（1章で紹介したように、ブックはサイコパスがそうでない人間と比べて、暴力の被害者になったことのある人間を歩きかただけで識別する能力が高いことを突き止めた）。「たいていの人間は自分が話していることに無頓着だ。言葉ってのは話したとたんに消えちまう。だが詐欺師はあらゆることに注意を払う……心理療法と一緒で、相手の心のなかに入り込もうとする。相手がどういう人間か、ちょっとしたことから答えを導き出す。いつだってちょっとしたことなんだ。悪魔は細部に宿る……相手に秘密を打ち明けさせるのさ。たいていはまず何か自分の話をするんだ――腕利きの詐欺師はいつだって何か話題を用意している。それからすぐに話題を変える。気まぐれに。突然に。何だっていい……突然ひらめいた考えでも何でも……会話の流れを中断できればいいんだ。相手は十中八九、自分がたった今言ったことを忘れる。

そうすりゃ仕事に取りかかれる——すぐにじゃないぞ、辛抱《しんぼう》が肝心だ。一か月後か二か月後ならいい。何でもいい、相手が言ったことを少し変えて——弱点はすぐにわかるもんさ——まるで自分のことのように話す。バーン！　そうすりゃ、あとは欲しいものはほとんど手に入る。

ひとつ例を挙げよう……［ある男は］金持ちで猛烈に働いてて……子どものころの話をおれにする。学校から帰ったら、集めてたレコードがなくなってた。飲んだくれの親父が酒代の足しに売っちまったのさ。何年もかけて集めたレコードだったのに。

おいおい、とおれは思う。三、四時間前にバーで会ったばっかりのおれに、そんな話をするのかよ。こいつは何か訳ありだな、って。そこで気づく。ははーん、だからそんなに猛烈に働いてるんだ。あんたのパパのせいなんだな。怖いんだ。あんたの人生はずっと保留状態になってる。あんたはCEOなんかじゃない。おびえた小さなガキだ。ある日学校から帰ったら、大事なレコードが消えちまってるんだ。

やったね、とおれは思う。こいつはいいぞ！　で、どうすると思う？　二週間くらいしたら、そいつに自分の身の上話をするのさ。ある晩、仕事から帰ったら、女房が上司と寝てた。なのに女房のほうが離婚を申し立てて、このおれからすっかりカネを巻き上げた、ってな」

モラントはひと息入れて、わたしたちのグラスにシャンパンを注いだ。

「真っ赤な嘘さ！」モラントは笑った。「だけどな、おれはそいつのためになることをしてやったんだ。つらさから救ってやった。よく言うだろ——恐怖を克服するには恐怖と向き合うのがいちばんだって。で、だれかが親父にならなきゃなんなかったのさ」

モラントの言葉は恐ろしい。じかに聞けばなおさらだ。それも目と鼻の先で。ニューオリンズで会ったときのことは鮮明に覚えている。そのとき自分がどう感じたかも。土足で踏み込まれるような、それでいて魅了されるような。心を奪われるような、それでいて震え上がるような——1章でリード・メロイが調査した臨床医や司法関係者の味わった感じによく似ていた。モラントのスタイルや富豪のヨットマンのような雰囲気にもかかわらず、わたしは自分が話している相手がどんな種類の人間か、よくわかっていた。ここにいるのは、まぎれもないサイコパス。人を食いものにする、カメレオンのような人間。シャンパンの酔いがまわり、ゆっくりとした南部の夕日がロレックスに反射するなかで、モラントは汗一滴たらさずに、あなたの脳のシナプスをひとつずつ占領していく。あなたはそのことに気づきもしない。

それでも、わたしは心理学者として、モラントの言葉に無邪気で非情な天才を見た。彼の手口は厳密な科学的原則に従っていた。研究によれば、相手に身の上話をさせるいちばんいい方法のひとつは、こちらが身の上話をすることだ。[9] こちらが秘密を打ち明ければ相手も打ち明ける。それから、相手の記憶から消したいことがあれば、注意をそらすといいらしい。[10] それもできるだけ早くだ。*← それに臨床心理学では、療法士は治療のたびに発見をする。[11] 根底にある問題のきっかけとなる、もしくはそうした問題を内包する、あるいはその両方の、決定的瞬間か出来事が見つかる。しかもこれは問題にかぎったことではない。中核となる人格構造も対人関係のスタイルも個人の価値観も、すべて人生の細部からいちばんよく浮かび上がってくるのだ。

「だれかを面接する場合は必ず、一見重要ではなさそうなところを探す」とノッティンガム大学の心的外傷・回復・発達センターの心理学・保健学・ソーシャルケア教授スティーヴン・ジョセフは言う。「十年前にオフィスで経理のブライアンともめたこと。遅刻したんだから参加させないと先生に言われたときのこと。あるいは仕事は全部あなたがやったのに、あの何とかいうやつが自分の手柄にしたときのこと。つまり探しているのは藁《わら》の山じゃなく、そのなかにある針のほう。脳の奥深くに残った人生の破片だ」

一生懸命にやった宿題をほかのだれかに横取りされたときのことは？　もちろん、根にもってなんかいないさ。

嘘をつく才能

詐欺師とスパイは表裏一体だ。わたしと話したイギリスの国土安全保障の高官のひとりが言ったことが当てになるとしたら、だが。彼女によれば、詐欺師もスパイも、違う人物になりすますこと、とっさに知恵がまわること、張り巡らされた策略をくぐり抜けられることがものをいう。

エヤル・アハロニが異を唱えるとは思えない。二〇一一年、ニューメキシコ大学の心理学の博士研究員だったアハロニは、（信じがたいことだが）だれも投げかけたことのない疑問を投げかけた。もしも一定の条件下でサイコパシーが本当に有益だとしたら、犯罪者としても、より優

秀になるのだろうか。【12】

答えを突き止めるため、アハロニは全米の中程度の警備レベルの刑務所に収容されている三百人以上の受刑者に質問票を送った。受刑者ひとりひとりの「犯罪能力」の得点を、犯した罪の数と有罪にならなかった数を比較することで計算し（たとえば合計十件の罪を犯して七件が有罪にならなかったとしたら、成功率は七十パーセント）、興味深いことを発見した。サイコパシー度で犯罪の成功率が予測できるということだ。ただし限界はある。サイコパシー度が非常に高い場合（すべての調整つまみが最大になっている状態）、非常に低い場合と同じくらい成功率は悪い。そのかわり、ほどほどならより大きな「成果」を暗示する。

サイコパシーが厳密にはどのように犯罪者をより優秀にするのかについては、議論の余地がある。たとえば、サイコパスはプレッシャーのもとでも冷静さを失わない達人で、そのことが逃走中の車内や取調室で有利に働く可能性は十分ある。その反面、非情でもあり、目撃者を脅迫して証人として名乗り出ないようにさせる可能性もある。それでも同じくらい可能性がある

＊一九五〇年代、アメリカで記憶の研究をしていたジョン・ブラウンとロイド・ピーターソン、マーガレット・ピーターソンは、参加者に文字群を記憶させ、同時か直後に気をそらすような数字を見せる実験を行った。たとえば、三文字つづりの音節を記憶するように命じた直後に、任意の三桁の数字（八〇六など）を見せて逆から数えさせた。その後、さまざまな間隔を空けてから、三つの文字を思い出すように指示した。対照実験では文字だけ見せて、注意をそらす課題は与えなかった。どちらのグループが好成績を上げただろうか。そのとおり。文字だけに集中できたグループだ。注意をそらされたほうは、わずか十八秒後にはすっかり記憶が消えていた（資料：Brown, 1958; Peterson & Peterson, 1959）。

のは――かつ同じくらいスパイにも詐欺師にもぴったりなのが――非情で怖いもの知らずのうえに、もうひとつ、より高度な心理的才能を備えていることだ。世界トップクラスのポーカープレーヤー顔負けに、賭け金が高く、もうあとがないというとき、自分の感情を人並み以上にうまくコントロールできる。そうした才能が強みになるのは、法廷の外で不埒《ふらち》な計略や活動を思いめぐらし実行に移す際だけではない。法廷のなかでもものをいう。

証拠はもっぱら状況証拠ばかりだったが、二〇一一年に風向きが変わった。ヘルシンキ大学の心理学者ヘリナ・ハッカネン＝ニュホルムがロバート・ヘアと同じころ、サイコパス的な犯罪者のほうがそうでない犯罪者に比べて、良心の呵責を感じている様子に説得力があるとの所見を述べた。[13] サイコパスは良心の呵責を感じないだけに、これは控えめに言ってもおかしな話だ。それでもサイコパスが良心の呵責を感じている様子を見せたのが、法廷で判決がくだる直前や、法廷で控訴する際や、保釈審査の聴聞会で心理学者や刑務所長を前にしてだったことから、心理学者のスティーヴン・ポーターは疑問をいだいた。争点は「感情の真正性」問題だ。ポーターは思った。良心の呵責はひとまずおいておくとして、サイコパスはただ感じているふりをするのがうまいのだろうか、と。[14]

ポーターの研究チームは独創的な実験を考え出した。被験者を募り、さまざまな感情を呼び起こすために用意した一連の写真を見せて、それぞれの写真に対して正直な、あるいは嘘の反応をさせた。ただし、ひとつひねりがあった。感情のこもった写真を見せる際、ポーターは被験者の様子を一秒間に三十コマの速度で録画しておき、あとで一コマずつチェックした。これ

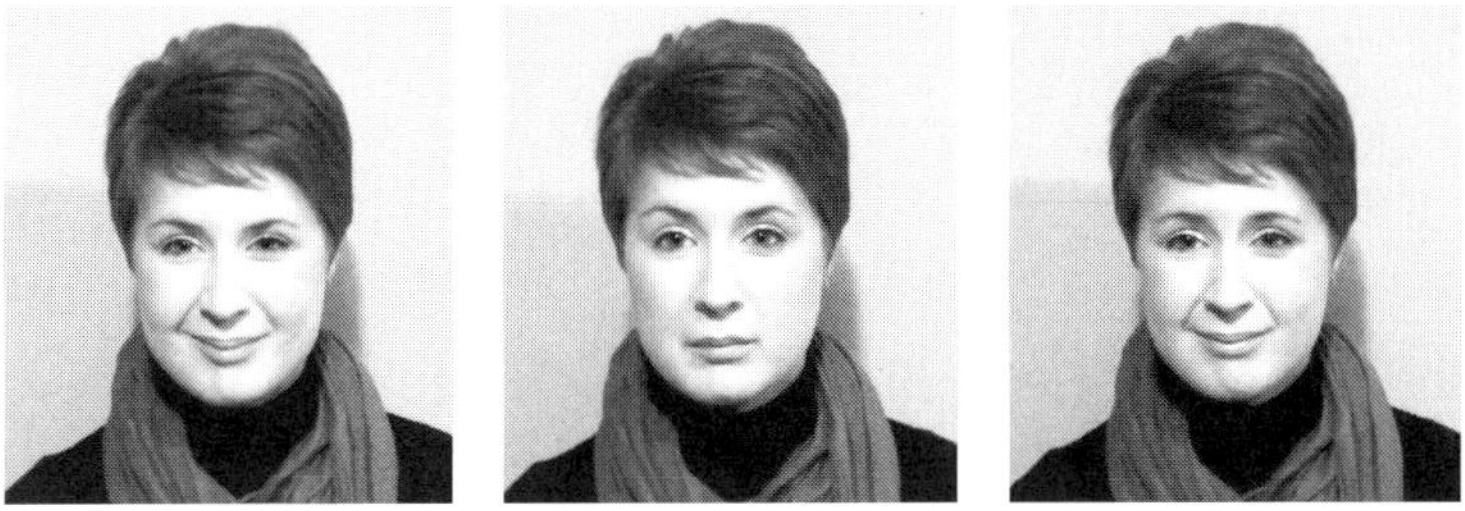

A　B　C

図表 4-1　写真 A は本当の笑顔だが、写真 C は作った笑顔で悲しみがにじんでいる（眉、まぶた、口角が下がっている）。写真 B はふつうの表情。このようにごく小さな――かつ一瞬の――変化で表情全体が一変することがある。

により、「嘘」のケースで「微表情《マイクロエクスプレッション》」と呼ばれる一瞬の表情をふるいにかけることができた。リアルタイムではほとんどの人が裸眼ではとらえられない、閉ざされた意識のシャッターの隙間から一瞬だけかろうじて漏れてくる、心からの純粋な感情のひらめきだ（図表4-1）。

　ポーターが知ろうとしたのは、サイコパス度の高い被験者のほうがサイコパス度の低い被験者に比べて、感情を偽るのがうまいかどうかだった。答えは明らかにイエスだった。サイコパス的特質があるかどうかによって、嘘の反応に見られる感情の矛盾の度合いも大きくなったり、小さくなったりした。サイコパスのほうがそうでない被験者に比べて、ハッピーな写真を見て悲しそうなふりをしたり、悲しげな写真を見て楽しそうなふりをするのがはるかにうまかったのだ（興味深いことに、ポーターの学生のひとりであるサブリナ・ディミトリオフは、サイコパスのほうが他人のわずかな表情を読みとるのが得意であるという逆パターンの発見もしている）。それだけでなく、サイコパスは情動的知能指数（EQ）が高い被験者にも負けていなかった。

だれかが言ったように、誠実そうに見せかけることができたら……向かうところ敵なしだろう。

認知神経科学者アーメド・カリムはさらに一歩先を行っており、電磁気の魔法を借りて詐欺師とスパイ、どちらの〝職業〟にも重要な能力を飛躍的に向上させることができる。カリムらドイツのチュービンゲン大学の研究チームのおかげで、嘘をつくのがうまくなるのだ。[15] カリムは被験者にオフィスから金を盗む役を演じさせた（実際に盗むかどうかは各自の判断にまかせる）うえで、刑事役の研究者が取り調べる実験を行った（本気でやってもらうため、泥棒役は刑事役をだましおおせたら、金を自分のものにできることになっていた！）その際、経頭蓋磁気刺激法（TMS。非侵襲性の手法で、脳を外側から一時的に磁気刺激して皮質の処理能力を促進または阻害し、その結果、特定の神経回路が活発化したか抑制されたかの影響を調べる）と呼ばれる方法で倫理的意思決定に関連する脳の領域である前頭前皮質前部を刺激したところ、被験者は嘘をつくのがうまくなった。嘘つき知能指数が高くなったわけだ。

その正確な理由はまだ不明で、研究者たちはさまざまな選択肢を検討中だ。もしかしたら、TMSによって前頭前皮質前部の活動が阻害された結果、意識の上空に神経の飛行禁止空域が設けられ、嘘をつく人間が倫理的葛藤に気をとられずにすむのかもしれない。そうした仮説はサイコパスに関する研究とも整合する。過去の研究から、たとえばサイコパスは前頭前皮質前部の灰白質《かいはく》が少ないことがわかっている――最近では、ロンドンの精神医学研究所のマイケル・クレイグらによるDTI*を使った分析により、鉤状束《こうじょうそく》――前頭前皮質と扁桃体をつなぐ軸索の束（言ってみれば神経の水道みたいなものだ）――の強度が低いこともわかっている。[16]

言いかえれば、サイコパスは生まれつき二面性の才能に恵まれているだけではないということだ。「倫理的痛み」に、ほかの人間に比べてはるかに鈍感でもある。株価が下落し、非難を浴びながら決断をくださなくてはならないときには、それも悪くない。

見返りを求めて

もちろん、道徳性に欠けているために得をするのは嘘つきだけではない。倫理的に欠陥のある人間はカジノや法廷に限らず、いたるところで目にする。たとえば一九六二年の映画「戦う翼」から次のやりとりを見てみよう。

リンチ中尉「では、リクソン大尉はどうです。次にどんな悪さをするか知れたものじゃない。あんなパイロットをこのまま置いておいていいものか。ほっぽりだしていいものか。どう思います、先生《ドク》」

＊拡散テンソル画像（ＤＴＩ）はＭＲＩの一種で、水分子のブラウン運動のようす、とくに水素イオンの運動方向の制限を追跡する。脳組織ではたいてい、ほかのほとんどの組織と同様、水分子はさまざまな方向に拡散する。しかし白質――脳の異なる領域間で電気刺激を伝える神経線維の束――の部分では、水分子は軸索に沿って一方向に拡散する。軸索は各ニューロンの基部から外へ伸びる細長い突起で、細胞本体からシナプスへ電気刺激を伝える。軸索を覆う膜は絶縁性があって「防水性もある」脂肪質の白いミエリンでできており――白質が白いのはそのためだ――厚さもさまざまだ。そのため、水の拡散の速さと方向を分析すれば、軸索の「バーチャル」イメージをつくりだし、白いミエリンの膜の厚みを推測し、その構造強度を評価することができる。

ウッドマン大尉「リクソンは英雄とサイコパスは紙一重という見本だな」
リンチ中尉「リクソン大尉はそのどちらだと思われますか」
ウッドマン大尉「そのうちわかるさ。われわれはリスクを冒している……しかしそれが戦争というものだよ」

「戦う翼」は第二次世界大戦を描いた作品だ。主人公のバズ・リクソン大尉は傲慢で怖いもの知らずのＢ‐17爆撃機パイロット。空中戦に長《た》け、それが非情で道徳観念のない暗部の格好のはけ口となっている。悪天候で爆撃任務が中止になっても、命知らずな飛行技術で仲間から尊敬されているリクソンは中止命令に従わず、Ｂ‐17の編隊を率いて雲の下に突入し、爆弾を投下する。爆撃機のうち一機は基地に帰還することができなかった。直情型で利己的なリクソンは戦場では水を得た魚のようになる。司令官からプロパガンダ用のビラをまくというありきたりな任務で出撃を命じられると、それに抗議して飛行場上空を低空飛行する始末。それを受けて、リクソンの部下で副操縦士のリンチ中尉が航空軍医のウッドマン大尉に意見を求める。

ウッドマン大尉の言うとおり、英雄とサイコパスは紙一重だ。しかもたいてい、人によって線引きが違う。

リクソンのような人物はスクリーンの外にもいる。わたしがこれまでにテストした多くの特殊部隊兵士は全員、ＰＰＩで高得点をあげているが、彼らが置かれた状況を考えれば意外ではない。兵士たちのひとりは、彼ら特有の控えめな表現で言った。「ビンラディンを殺《や》ったやつらは、別に週末にサバイバルゲームをやってたわけじゃない……」

　そうした攻撃を受けている最中の冷静さと集中力は、ロサンゼルスにある南カリフォルニア大学の心理学者・神経科学者であるエイドリアン・レインらによる研究で例証されている。簡単な学習課題でサイコパスとそうでない人の成績を比較した結果、間違えた場合に罰として痛みを伴う電気ショックを与えると、サイコパスのほうがルールに慣れるのに時間がかかることがわかった。[17] ところが、まだ続きがあった。正解した場合は電気ショックを免れるだけでなく金銭的な見返りも与えると、立場は逆転した。サイコパスのほうがのみ込みが早かったのだ。

　これではっきりした。サイコパスは何か「得る」ものがあるとしたら、何か見返りが用意されているとしたら、いちかばちかやってみる。リスクがあろうが、悪い結果になる可能性があろうが、おかまいなしだ。脅威や逆境に直面しても平静さを失わないだけでなく、「必要なことは何でもする」能力が研ぎ澄まされる。

　ヴァンダービルト大学の研究チームはもう少し掘り下げて、サイコパスに共通する捕食性のまばたきひとつしない一点集中力が、実際には脳にどのように反映されているのかを調べた。[18] その結果、サイコパスがどう感じているのかにまったく違った光が当てられ、厳密に何が彼らを動かしているのか、まったく新しい見方が開けた。研究ではまず、参加者をふたつのグループに分けた。サイコパス的特質の度合いが高いグループと低いグループだ。それからどちらのグループにもスピード（別名アンフェタミン）を投与し、ポジトロン放射断層撮影（ＰＥＴ）*を使って、参加者の脳の活動をつぶさに調べた。

「われわれの仮説によれば、［一部の］サイコパス的特質［衝動性、見返りを欲しがる、リスクを負う］は……ドーパミン報酬系の機能不全と関連する」と論文の筆頭執筆者ジョシュア・バックホルツは説明する。「……［そして］こうした過剰なドーパミン反応のせいで、サイコパスは見返りを手にする可能性に集中したら最後、それを手にするまで、そのことしか考えられなくなる」

バックホルツの読みはそれほど的外れではなかった。仮説どおり、サイコパス的特質の度合いが高い参加者は、そうでない参加者に比べて刺激に対するドーパミンの分泌量が四倍近く多かった。しかし、それだけではなかった。同様の脳の活動パターンは実験の第二部でも見られた。参加者にスピードを投与するかわりに、簡単な課題をやりとげれば金銭的な見返りを与えると約束した（研究者のみなさん、まだ参加者募集中なら、ぜひ、このわたしに連絡を！）。もちろん、fMRIによって、サイコパス的特性の度合いが高いグループは、脳のドーパミン報酬系の一部位である側坐核《そくざかく》がサイコパス度の低いグループに比べてはるかに活性化していることがわかった。

「長いあいだサイコパスの研究は罰に対する鈍感さと恐怖心の欠如に焦点をしぼってきた」[19]と、心理学・精神医学教授で研究の共同執筆者であるデーヴィッド・ゾルドは言う。「それでもそうした特性は暴力や犯罪行為の予測にとくに役立つわけではない……これらの人びとは見返りに――ニンジンに――強く惹かれるあまり、リスクやムチへの不安に鈍感になる……潜在的脅威を察知できないというわけじゃないが、見返りに対する期待や欲求がそうした不安を圧倒する」

これを裏づける証拠は法廷での言葉遣いから得られる。殺人者のタイプによって自分の犯した罪についてどう語るかが違ってくることがわかっている。コーネル大学の計算・情報科学教授ジェフ・ハンコックとブリティッシュコロンビア大学の研究者たちは、サイコパス的な殺人犯十四人とサイコパス的でない殺人犯三十八人の供述を比較し、顕著な違いを発見した。[20]感情的表現に関する違い（サイコパスのほうが食料、セックス、金銭などの物理的ニーズに関する言葉を二倍多く使った。一方、サイコパスでない殺人犯は、家族、宗教、精神性など社会的ニーズのほうを重視した）だけでなく、個人的な正当化に関する違いもあった。

録音テープの筆記録をコンピューター解析した結果、サイコパス的な殺人犯のほうが証言のなかで「だから」「ので」「ため」といった接続詞を使う頻度が高く、特定の目的を達成するために殺人を「せざるをえなかった」というふくみがあることがわかった。興味深いことに、犯行当日に何を食べたかをくわしく語りがちでもあった——原始的な狩りの名残りだろうか。

いずれにせよ、結論は疑う余地がほとんどない。サイコパスはどんな犠牲を払ってでも見返りを追い求め、自分の行為がもたらした影響の重大さを軽視し、リスクはそっちのけになる。つまり、ベリンダ・ボードとカタリナ・フリッツォンが突き止めたように、サイコパス的特性

＊PETを使えば、被験者がさまざまな活動や思考や感情に関与しているときの、脳の局所的な神経化学的活動の画像が得られる。無害で半減期の短い放射性染料を血液中に入れ、放射されるガンマ線を検出して画像化し、染料が集積する箇所を特定するのだ。

が警備厳重な刑務所の受刑者よりも、CEOのあいだにより多く見られるのは当然と言えるだろう。金、力、地位、支配――どれも典型的な代表取締役の領分で、それ自体が引く手あまたの資源だ――が組み合わされば、さらに上を目指すビジネス志向のサイコパスにとっては抗しがたい魅力となる。ロバート・ヘアの飾らない、予言めいた但し書きをもう一度思い出してみよう。「[サイコパスは] 地位や立場が他人に影響を与え、支配し、物質的利益を手にできるような組織にいるはずだ」

そういうサイコパスはいい仕事をする場合もあるが、やっぱりだめだという場合もある。見返りという彼らの倫理基準が暴走すると、好調はむしろ予想どおり、たちまち破綻に変わる可能性がある。傲慢で怖いもの知らずのリクソンはいたるところに、考えつくかぎり、たいていの分野にいるだろう。妙な話、銀行業界もふくめてだ。

ちなみにリクソンはどうなったかといえば、結局は命を落とした。不名誉にも燃えさかる火の玉となって、ドーバーの白亜の断崖に突っ込んだ。

冷たい共感と熱い共感

サイコパスの怖いもの知らずと一点集中力は従来、感情処理に欠陥があるせい、より具体的には扁桃体の機能不全が原因とされてきた。そのためつい最近まで、研究者はサイコパスが恐怖を「認知」しないうえに共感も「認知」しないと考えていた。しかしボストンのベース・イスラエル医療センターのシャーリー・フェクトーらは、サイコパスは感情を認識できるだけでなく、じつはわたしたち以上にうまく認知できるのではないかと示唆した。

フェクトーらはＴＭＳを使って、ＰＰＩで高得点をあげた被験者の脳の体性感覚皮質（体の感覚を処理し規制する領域）を磁気刺激した。[21] 過去の研究から、他人が痛めつけられているのを見ると、自分の体性感覚皮質の、痛めつけられた部分に対応する領域で、ＴＭＳの刺激に対する神経の興奮が一時的に低下することがわかっている。[22] いみじくもミラーニューロンと呼ばれる、高度に専門化された脳の構造のしわざだ。サイコパスに共感が欠けているとしたら、ＰＰＩで高得点をあげた人間の脳ではそうした神経反応の低下が平均以下の得点だった人間ほど大きくないはずだ、とフェクトーは推測した――ちょうどサイコパスがたいていの平均的な人間に比べてあくびが伝染しにくいのと同じだ。[23]＊

しかし結果は驚くべきものだった。フェクトーらの予想に反して、ＰＰＩで高得点をあげたグループ、とくに下位尺度のなかで最も共感に直結する「冷淡さ」の得点が高いグループは、得点の低いグループに比べて、ＴＭＳに対する反応の低下が激しく、他人の感情に気づきにくいどころか、むしろ敏感であることを示唆していた。問題は感情認知そのものではなく、知覚

＊あくびの伝染は人間同士、動物同士の深い身体的絆を示す。ときには人間と動物のあいだ（！）でも見られる。飼い主があくびすると犬もあくびしたり、調教師のあくびがチンパンジーにうつったりする。あくびが伝染しない場合、大方の見かたでは、ふたつの可能性が軸になっている。共感に問題のある人間は他人のあくびに無関心なのであくびが伝染しにくいという説。もしくは、ただ単に影響されないという説。わたしは目下スウェーデンで進んでいる研究で、同僚のニック・クーパーとサイコパスにおけるあくびの伝染作用を調べている。

と感情が分断されている点にある。感情というものを知覚的に理解していることと、実際に感じることがつながっていないわけだ。

心理学者のアビゲイル・ベアードも同様のことに気づいた。被験者に感情認知の課題を与えて脳の状態をfMRIで調べたところ、PPIで高得点をあげたグループは低得点グループに比べて、同種の感情を示した表情を複数の画像から選ぶ際に扁桃体の活動が低下しており（感情処理が苦手なことと一致する）、視覚皮質と背外側《はいがいそく》前頭前皮質が活発化していた。[24] この結果は「高得点グループは感情認知の課題をこなす際に知覚と認識に関連する領域に頼っている」ことを暗示すると、ベアードらは指摘する。

わたしはあるサイコパスからこんな話を聞いたことがある。「色覚障害者でも、どの信号で止まるかはわかる。それとおんなじさ。驚くなよ。おれには隠れた浅瀬があるんだから」

この章の冒頭に引いたホーマー・シンプソンの言葉を借りれば、気にしないからって、わかってないわけじゃない、というわけだ。

もちろん、サイコパスが他人の感情に敏感だということ、そして言うまでもなく、この章の前半で触れたように、じつは感情を偽るのがうまいことも合わせると、彼らが人並み以上の説得力をもち、ごまかしの達人であることをいくらか説明できるかもしれない。しかし「冷たい」知覚的共感と「熱い」感情的共感を切り離すことには、ほかにもメリットがある——なかでも特筆すべきは感情を入り込ませてはいけない職業、たとえば医療関係の仕事だ。

イギリス屈指のある神経外科医は、手術に臨む際の気持ちを次のように語った。

「大きな手術の前は緊張するかって？　いや、そんなことはない。どんなパフォーマンスでも同じじゃないかな。気持ちを高めなきゃならない。今やるべきことに集中して、余計なことは考えないことだ。失敗は許されない。

さっき、特殊部隊の話をしてくれただろう。じつを言うと、外科医の精神状態はこれからビルだか旅客機だかに突っ込もうっていう精鋭部隊の兵士にかなり似てるんじゃないかと思う。どちらも『仕事』のことをオペレーションと呼ぶ。どちらも『武装』してマスクをつける。そしてどちらも、どんなに長いこと経験と鍛錬を積んだって、最初に切り込むときの例の不確定要素ってやつに完璧に備えができているなんてことはありえない。あの刺激的な『危険な侵入』の瞬間、皮膚をめくったとたん……もう始まってるんだ。

頭部を狙って銃撃する際の一ミリの誤差と、重要な二本の血管を傷つけないように進むときの一ミリの誤差の違いは何か。どちらの場合も、自分が生死を握っていて、死か栄光かの決断をくださなくてはならない。違うのは、外科手術の場合はそれがメスの刃先にかかっているってことだ」

この外科医はＰＰＩで平均をゆうに上回る得点をあげた。そんな人物が世界屈指の神経外科医だというのが意外だという人は、もう一度よく考えてみよう。台湾の国立陽明大学の鄭雅薇《チョン・ヤーウェイ》らは、鍼《はり》治療の経験が二年以上の医師のグループと、医療関係者でないグループを対象に、鍼を口や手や足に刺している映像を見せてｆＭＲＩで脳の変化を調べた。[25]結果はかなり興味深いものだった。医療関係者でないグループに鍼を刺している映像を見せると、体性感覚皮質のうち、刺している箇所に対応する領域がクリスマスツリーのように明るくなったほか、中脳の水道周囲灰白質（パニック反応をつかさどる）と後部帯状回（ミス、異常、苦痛の処理をつかさどる）も明るくなった。

　これに対し、専門家グループの脳では痛みに関連する領域の活性化はほとんど見られなかった。かわりに、内側《ないそく》前頭皮質と背側《はいそく》前頭前皮質、側頭頭頂接合部の活動が活発化していた。いずれも感情制御と「心の理論」に関連する領域だ（おおざっぱに言えば、「心の理論」とは、認識的な意味でも感情的な意味でも、他者が「どのように考え、どのように感じているか」を理解する能力に関するものだ）。さらに、専門家グループは鍼治療の映像に対する不快感も非専門家に比べて少なかった。数多くの研究で、サイコパスは恐怖や不快感や性的興奮を刺激するものを示されても身体的反応（心拍数、皮膚電気反応〈ＧＳＲ〉、コルチゾール濃度など）が少なかったことを思い出させる結果だ。ＴＳＳＴ*など各種の社会的ストレステストでも同様だった。[26] 専門家が経験を積むことで手に入れるものを、サイコパスははなから備えているわけだ。

サイコパスもさじ加減が大事？

　鄭らの研究に出会ってまもなく、わたしはワシントン行きの飛行機に飛び乗り、米国立精神衛生研究所（ＮＩＭＨ）のジェームズ・ブレアに会いにいった。ブレアはサイコパスの世界的権威で、ジョセフ・ニューマン同様、たいていのことは知り尽くしている。「サイコパスであることはプラスになるんだろうか」とわたしは尋ねた。「いつもというわけじゃないかもしれない。でも場合によって——状況に応じては？」

ブレアは慎重だった。「困った事態になった場合は、サイコパシーをかかえている人間のほうがそのことをあまり気に病まない」とブレアは言った。「しかし、そうした状況でサイコパシーをかかえた人間の意思決定がとくに優れているかどうかはあまり明らかではない。さらに脅威の度合いをきちんと分析せずに、危険から遠ざかるのではなく逆に危険のなかに踏み込んでしまう可能性もある」

言いかえると、ぞっとするような部分に目をつぶれば、サイコパス的特性がプラスになる可能性はある、ということだ。

待てよ、とわたしは思った。これはちょうど英雄の場合と同じじゃないか、と。意思決定がまずいと言って英雄を責める人間はいない。では、ベシャラやシャイヴやローエンスタインの「機能的なサイコパス」については？　フリードマンの腕利きのギャンブラーは？（たしかに、リスクと攻撃性をつかさどるMAOA遺伝子に変異〈MAOA-L〉が見られるからといって、必ずしもサイコパスとはかぎらない。それでも関連があるのは確かだ）　どうやら、緊迫した状況では、サイコパスの意思決定のほうがあなたやわたしよりはるかにましなようだ。ということは、方程式ではいくらかマイナス分を調整するだけでいいのかもしれない。

＊トリア社会的ストレステスト（TSST）では通常、被験者に短い時間で架空の企業面接の準備をさせ、その面接では音声周波数分析や非言語コミュニケーションスキルの評価など、さまざまな専門的検査を実施する、と予告する。

機能的なサイコパス ＝ サイコパス － まずい意思決定

セカンドオピニオンを求めて、わたしはサイコパスハンターのケント・キールをつかまえた。キールは1章でも登場したが、ニューメキシコ大学の心理学・神経科学准教授で、アルバカーキにあるマインド・リサーチ・ネットワークのモバイル画像診断装置および臨床認知神経科学担当の主任研究員だ。この肩書きからもわかるとおり、当時はかなり仕事に忙殺されていた。

実際、キールは当時、車で遠征中だった。いまだにそうだ。それもふつうの車じゃなく、十八輪トラックだ。あまりに巨大なものだから、駐車するたびに許可証がいらないのが不思議でたまらない。もちろん、スキャン検査の許可は必要だ——トラックには二百万ドル相当の特注のｆＭＲＩ装置が搭載されているのだから。そのトラックでキールはニューメキシコ各地の州刑務所をあちこち回り、サイコパシーの神経学的基礎を解明しようとしている。ジェームズ・ブレアに尋ねたのと同じことをキールにも訊いてみた。サイコパスであることがときにはプラスになるのか。キールもブレアと同じで慎重だった。

「サイコパス的特質がふつうは人口全体に分布しているというのは理にかなっている」とキールは言った。「しかし、機能的なサイコパスとスペクトラムの高いほうに位置するサイコパスとの違いは、後者は［怖いもの知らずの］スイッチをオフにするべきときにオフにできないことだ。ビジネスの特定の分野ではリスクを回避しないＣＥＯでも、物騒な界隈を夜に歩き回りたくはないだろう。サイコパスはその区別がつかない。サイコパスの場合はすべてか無かのどちらかなんだ」

ということは方程式に第三の要素が加わるわけだ。

つまり、機能的なサイコパシーは状況に依存しているわけだ。人格理論の用語を使えば、「特質」ではなく「状態」ということになる。そして適切な状況においては、意思決定の速さと質を阻害するどころか向上させる可能性がある。

$$\frac{\text{機能的なサイコパス} = \text{サイコパス} - \text{まずい意思決定}}{\text{状況}}$$

一九八〇年代、社会学者のジョン・レイが同様の結論に達した。レイは逆U字型の機能曲線がサイコパシーと人生における成功の関係を表すモデルとして最もふさわしいと仮定した【27】（図表4−2）。レイ本人は次のように述べている。

「サイコパシーは極端に高水準でも極端に低水準でも適応性がなく、中間レベルが最も適応性がある。高水準のサイコパシーが適応性に欠けるという根拠は、言うまでもなく、病的なサイコパスがしばしばトラブルに巻き込まれることだ。サイコパシー度の低い人間も適応性に欠けるという根拠は、サイコパシーにおける不安という要素についての一般的な所見から生じる。つまりサイコパ

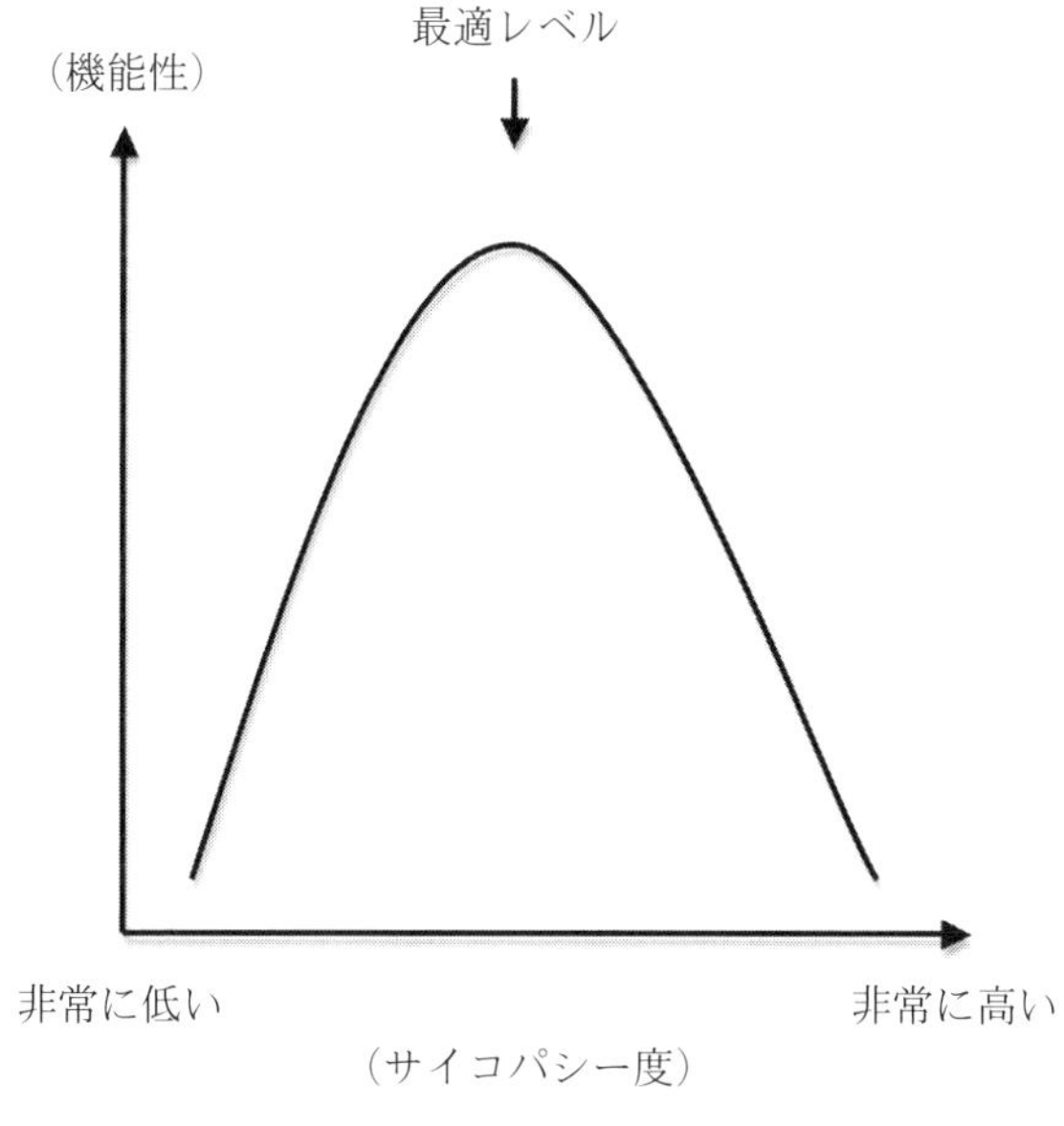

図表 4-2　サイコパシーと機能性の関係（資料：Ray & Ray, 1982）

スは不安な様子を見せないという所見だ。強い不安が人を衰弱させるというのは、あらためて強調する必要もほとんどないだろう。したがって、正常な、施設に収容されていない人びとのなかでは、サイコパスがあまり不安を感じないことは強みになる可能性がある」[28]

皮肉にもこれは、エヤル・アハロニが受刑者たちに見いだした状況と一致している。犯罪者として成功するカギは、サイコパシー度が高いことでも低いことでもなく、適度であることだった。ビジネスリーダーのサイコパシー度を研究しているロバート・ヘアとポール・バビアクも、同じところに注目している。ヘアとバビアクはビジネス・スキャン（略してBスキャン）なる手段を考案した。[29] 下位尺度四項目（人格スタイル、感情のスタイル、組織的影響力、社会的責任）から成る自己評価制の質問票で、受刑者でも世間一般でもなく、企業に限定してサイコパス的特質があるかどうかを評価するための尺度だ（図表4-3）。

企業ではときとして、サイコパスの中心的な特性が、影響力のあるリーダーに特有のスターに変容する可能性がある。そうした特質があるかどうか、しかもそうした特質を臨機応変に使い分けられるかどうかを評価するためには、しかるべき言葉遣いでしかるべき質問をしなくてはならない。Bスキャンはまさにそれを目指している。企業の枠組みのなかにあるような状況を想定し、ふだんビジネスで使う言葉で表現することによってだ（たとえば、「契約をものにするためなら嘘をついてもかまわない」という設問に、そう思うか思わないか、一から四までの四段階で答える）。現在、イギリスの弁護士、トレーダー、特殊部隊兵士に公開して、彼らがどんな人物なのかを徹底解明しているところだ。さまざまな超エネルギッシュな職業人の心理学的生検といったとこ

リーダー的特質	サイコパス的特質
カリスマ性	うわべの魅力
自信	誇大妄想
影響力	他人を操る力
説得力	詐欺のテクニック
先を見越した考えかた	込み入った作り話を考える
リスクを負うことができる	衝動性
行動本位	スリルを追い求める
難しい決断ができる	感情に乏しい

図表 4-3　Bスキャン――リーダー的特質とそれに対応するサイコパス的特質の対比

ろだ。

バビアクのコンサルタント会社にほど近いニューヨーク州北部のカフェで、わたしはバビアクに、ロンドン中央部でイギリス有数の勅選弁護士と交わした会話についてくわしく話した。

「法廷で文字どおり、証人たちをやりこめてやった」とその勅選弁護士は言った。「証人席でさらし者にしてやった。レイプの被害者だという女が泣き崩れようと、いっこうにかまわない。なぜだかわかるか。それがわたしの仕事だからだ。それでクライアントからカネをもらっている。仕事が終われば、かつらとガウンを取って、妻とレストランに行き、法廷での出来事がその女の人生を破滅させたかもしれないなんてことは、わかってはいても、いっさい考えもしない。

だがその一方で、妻がデパートでドレスを買って、レシートをなくしたから再発行してもらってこいと言ったとしたら……話は別だ。そういうのは嫌いでね。途方に暮れる。からっきし意気地がない……」

ババアクはうなずいた。わたしが何の話をしているのか、ちゃんとわかっているのだ。まさにそれを、ババアクはBスキャンでとらえようとしているのだから。わたしたちはラテをすすり、ハドソン川に目を凝らした。寒々とした灰色の流れの上空では、広大な陸地のような雲が、ゆっくりと、悪びれもせず、何層にも低く広がっていった。

「どう思う」わたしはババアクに尋ねた。「Bスキャンで最高得点が出ると思うか。最高の業績と関連のある黄金の数字が?」

ババアクは肩をすくめた。「出るかもしれない。だが、わたしの予想では、むしろ広がりがあるんじゃないだろうか。職業によっても、少し違ってくるかもしれない」

わたしも同じ意見だった。悪友のジョニーのことが頭をよぎり、彼は尺度のどのあたりになるだろうかと考えた。ジェームズ・ボンドは殺しのライセンスを与えられた。それでも無差別に殺したわけじゃない。殺すべき場合に殺した。まばたきひとつせずに。

狂気か、悪か……それとも、まともすぎるのか

この章のまとめとして、最適の機能的なサイコパスという自説を、ある友人で試してみよう。トムは英特殊部隊の一員で、世界でもとくにホットで辺鄙《へんぴ》で危険な場所で秘密工作に携わって

きた。トムはその仕事をすっかり気に入っている。そんなトムにわたしは、ギャンブルゲームや感情認知課題やアーメド・カリムの経頭蓋磁気刺激法で嘘がうまくなる話や鍼療法の専門家の話をする。それからジェームズ・ブレアやケント・キールやポール・バビアクやピーター・ジョナソンがそろって口にしたことを話す。

「おまえ、いったい何が言いたいんだ」とトムが言った。暗視ゴーグルをつけて、アフガニスタン北部の山岳地帯にある暗い洞窟の奥深くで、タリバン相手にナイフで渡り合うなんて任務は、兵士ならだれでも簡単にできるわけじゃないと、わたしがしまいに言いだしたからだ。「おれが正気じゃないとでも？　天使が怖がって行きたがらないところに突っ込んでいく、いかれた野郎だって言いたいのか。それが得意だって。それでカネをもらってるって言いたいのか」

わたしをヘッドロックから解放すると、トムはある話をした。数年前のある晩、サイコスリラー映画「ソウ」を見た帰り、アパートの入口で突然、刃物をもった男が現れた。トムのガールフレンドは恐怖のあまり過呼吸の発作を起こした。しかしトムは落ちつき払って相手から刃物を取り上げ、退散させた。

「変な話」とトムは言った。「じつは、映画にはかなりびびったんだ。でも現実の世界では急に、なんていうか、スイッチが入った。何も特別なことじゃなかった。度胸でもない。ドラマでもない。とにかく……何もなかった」

前出の神経外科医も同じらしい。バッハの「マタイ受難曲」を聴くたびに涙が出るという。

子どものころから応援しているサッカーチームの話になると……とにかくもう試合を見ていられないそうだ。

「サイコパスだって？」とその外科医は言った。「それはどうかな。自分の患者がそんなこと聞いたら、なんて思うだろう！　それでも、いい言葉だ。それにたしかに、難しいオペの前に手を消毒しているとき、血管を冷たいものが走る。あれは陶酔としか言いようがない。違うのは感覚を鈍らせるんじゃなく、鋭くする点だけだ。曖昧さと支離滅裂さではなく、正確さと明晰さを糧にする、別の意識の状態……〝正気を超える正気〟とでもいうのかな。サイコパスほど不吉じゃない。もっと、なんていうか、スピリチュアルな……」

外科医は声を上げて笑った。「いや、これじゃ、ますますいかれてると思われそうだ」

5 サイコパスに「変身」する

人生における偉大な時期とは、自分の悪しき性質を最善の性質と呼ぶ勇気を手に入れたときである。

――フリードリッヒ・ニーチェ

時代は変わる

ロバート・ヘアくらい長いこと専門分野のトップを走っていれば、会議の際につきあう相手を少しはえり好みしても当然だ。だから二〇一一年にカナダのモントリオールでサイコパシー研究学会の二年に一度の大会が開催されたとき、高名なヘア教授にeメールを送るに当たっては、改まった調子を崩さないほうがいいと思った。議事進行の合間にお時間がございましたら、ご一緒にコーヒーでもいかがでしょうか、と書いて送信した。

速攻で返事が来た。「コーヒーより、うまいスコッチが飲みたい。ホテルのバーで待っている。わたしがご馳走《ちそう》しよう」

こちらとしてもヘアの提案に賛成だった。三点すべてに、だ。

わたしは慎重に話を切り出すことにした。「で、ボブ、あなたはサイコパシー・チェックリスト改訂版（PCL-R）の点数はどのくらいなんです」二十年もののシングルモルトをちびちびやりながら、わたしは尋ねた。

ヘアは笑った。

「うんと低いよ。1点か2点だ。学生から、もうちょっと頑張らなきゃと言われた。だがこれでもわりと最近、『サイコパス的』なことをしたんだ。大金をはたいて真新しいスポーツカーを買った。BMWだぞ」

「すごいな！」わたしは言った。「学生たちはあなたが思っている以上にあなたに影響を与えているのかも」

ふたつめの質問はもう少し改まった内容だった。

「今の社会を見回してみて、社会全体がより『サイコパス的』になっていると思いますか」

今度は答えが返ってくるまでにやや間があった。「そうだな、社会全体ではたしかによりサイコパス的になっていると思う。つまり、二十年前はおろか十年前にも見かけなかったようなことが起きている。子どもたちは早くからインターネットでポルノに接するせいでふつうのセックスに無感覚になっている。みんな忙しすぎるか気難しすぎるかで、本当の友人をつくるかわりに友人レンタルサイトが人気だ。先日読んだ記事によると、女ばかりのギャング団が急増しているのは、暴力的になる一方のテレビゲーム文化と関係があるらしい。[1] 実際、社会がサイコパス的になっている証拠を探しているのなら、最近女性の犯罪率が急上昇しているのを見れば一目瞭然だ。ウォール街の話なんか始めたら、きりがない！」

新聞やテレビやネットで出くわす話に一時的にせよ関心をもつ人なら、ヘアの意見は大いにうなずけるはずだ。中国では二〇一一年、十七歳の若者がｉＰａｄ買いたさに腎臓を片方売った。二歳の子どもが市場の真ん中に取り残されて二度も車にひかれたのに、通行人は知らん顔だった。これに衝撃を受けた住民は、再発防止のため、「善行奨励法」を制定するよう政府に陳情した。

そうはいっても、いつの時代も悪いことは起きている。それはこれからも変わらないだろう。ハーヴァード大学の心理学者スティーヴン・ピンカーも著書『人間の本質であるより善き天使たち（*The Better Angels of Our Nature*）』でそう主張している。[2]というより、もう少し突っ込んでいる。暴力は増加しているどころか、じつは減少しているというのだ。むごい殺人などの凶悪犯罪が大々的に報道されるのは、頻発しているからではない。むしろまったく逆だ。

殺人を例に考えてみよう。ヨーロッパ各国の裁判記録を調べたところ、殺人の発生率は急激に減少していることがわかっている。[3]たとえば十四世紀のオックスフォードでは、今と比べればだれもが人殺しに手を染めていたかのようだ。二十世紀半ばのロンドンでは年間十万人当たり一件なのに対し、十四世紀のオックスフォードでは年間十万人当たり百十件の割合で発生している。同様のパターンはイタリア、ドイツ、スイス、オランダ、北欧でも見られる。[4]

戦争についても同じことが言える。[5]ピンカーによれば、二十世紀は紛争で荒廃し、世界の総人口およそ六十億人のうち約四千万人が戦死したが、それでも比率にすればわずか〇・七パーセント。これを病気や飢えや大量虐殺など戦争と関係があるとみられる死者数と合わせれば、一億八千万人になる。大変な数に思えるが、それでもまだ三パーセント前後で統計上は大した数ではない。

一方、先史時代の社会では十五パーセントにも達している。つまり、クリストフ・ツォリコファーが南フランスで発掘した殴られた痕のあるネアンデルタール人の頭蓋骨は、氷山の一角にすぎないということだ。

もちろん、そんな数字に出くわせば、すぐにふたつの疑問が浮かぶ。まず、社会がよりサイコパス的になりつつあるという考えと整合するかどうか。次に、よりサイコパス的でなくなりつつあるとしたら、人間の殺人や暴力の衝動を劇的に静めるような、どんな出来事があったのか。

ふたつめの疑問から取り上げれば、わかりきった答えというか、少なくとも大多数の人がすぐに理由として挙げるのは、法律だ。一六五一年、トマス・ホッブスが著書『リヴァイアサン』で最初に、人間はトップダウン式の国家がなければ、大して苦もなく残忍な野蛮人集団になる、と主張した。そうした考えかたにはかなりの真実がふくまれていた。しかしピンカーの見方はむしろボトムアップ式で、もちろん法的制約の重要性を否定しているわけではないものの、人類が漸進《ぜんしん》的なプロセスを経て文化的、心理的に成熟してきたことを説こうとしてもいる。

「十一世紀か十二世紀に始まり、十七世紀および十八世紀に成熟し、ヨーロッパの人びとはしだいに衝動を抑え、自らの行動が先々どんな結果を招くかを予測し、他人の考えや感情を考慮するようになっていった」【6】とピンカーは指摘する。「名誉を重んじる文化——進んで復讐する――にかわって品位を重んじる文化――自分の感情をコントロールする――が登場した。これらの理念はそもそも文化の調停者が貴族階級に対して明確に指示したもので、おかげで貴族は悪党や不作法な人間と一線を引くことができた。しかしその後、品位を重んじる文化は、若者や子どもが社会化する過程で身につけるようになり、しまいには第二の天性になった。この規範は上流階級から、彼らと肩を並べようと必死になっているブルジョワへ、そこからさらに下流へも、少しずつ滴り落ちていき、ついには文化全体の一部になった」

これは歴史的観点からも社会学的観点からもじつに理にかなっている。それでもピンカーの所見には非常に重要な教訓が潜んでいて、より直接的なふくみをもっている――かすかな社会生物学的手がかりであり、さらに細かく吟味すれば、興味深い文化的パラドックスを解明する一助となり、先ほどのふたつの疑問のうち最初の疑問に、ある程度答えることになるかもしれない。すなわち、社会がより暴力的でなくなっていることと、明らかにサイコパス的になっていることに整合性があるかどうかという疑問だ。

たとえば「文化の調停者」がイデオロギーの変化を導く重要な役割を担うという、ピンカーの明快な説明を考えてみよう。従来、そうした調停者はふつう、聖職者か、哲学者か、詩人だった。あるいは君主という場合さえあった。しかし現在では社会がこれまでになく世俗化し、どこまでもバーチャルな世界が急激に拡大するなかで、新種の調停者が登場している。ポップスター、俳優、メディアやテレビゲームなどの業界の大物が、威厳ある人びとの指示を広めるどころか、許容ラインすれすれの〝クリエイティヴ〟なサイコパシーを崇《あが》めたてまつっている。

テレビをつけてみればいい。NBCテレビの「フィア・ファクター〔心配のタネ〕」では参加者がイモムシや昆虫をむさぼり食っている。「アプレンティス〔新入社員〕」では平然と「クビだ」と宣言される。イギリスの音楽プロデューサーのサイモン・コーウェルは気配りの人として有名というわけではないだろう〔コーウェルはオーディション番組での辛口の批評で知られている〕。それにBBCの「ザ・ウィーケスト・リンク〔最大の弱点〕」の笑わない司会者アン・ロビンソンには、ぞっとする。最も足を引っ張ったと判断されて失格になる解答者を、あの美容整形で大きくしたらしい目で見つめて、正気を失った「女王様」のように、「あなたがウィーケスト・リンクです。さようなら」と告げる様子ときたら！

しかし行動規範の文化的伝達は、ピンカーの社会生物学的な等式の片側にすぎない。世間一般の行動規範として社会に浸透し、ついには「第二の天性になる」というのは、まったく別の話だ。たとえば金融業界では、アメリカの南北戦争で私腹を肥やした連中から一九八〇年代にサッチャー政権下のイギリスで起きたインサイダー取引スキャンダルまで、大企業にはつねに欲と腐敗がつきまとってきた。しかし二〇〇〇年代に入って、企業犯罪のこれまでにない波が押し寄せているようだ。投資詐欺、顧客の利害に反する取引、無責任な判断、それに昔ながらの詐欺や横領が、範囲でも被害額でもかつてない規模で蔓延《まんえん》している。

企業風土が腐敗している現状について、企業統治の専門家は数多くの理由を挙げる。言うまでもなく強欲――ゴードン・ゲッコーイズム〔ゲッコーは映画「ウォール街」の登場人物〕の重要要素――もそのひとつだ。しかし、やはり理由として挙げられているものに、いわゆる「ゲリラ会計」がある。ウォール街やロンドン証券取引所が引き続き利益を見込み、ビジネスが急激にスピードと複雑さを増すうち、突然、規則を曲げることや、うやむやにすることが当たり前になった。

「セキュリティーや会計慣行や商取引がかぎりなく複雑化して、詐欺を隠蔽《いんぺい》することがはるかに容易になっている」[7]と、商業訴訟専門の上級弁護士セス・タウブは言う。

ノッティンガム大学ビジネススクールの元教授クライヴ・R・ボディーは、先ごろ「経営倫理ジャーナル」誌で、問題の元凶は明らかにサイコパスだと明言している。[8] 4章でヘアやバビアクが使ったような言葉を使ってボディーが解説するところによれば、サイコパスは「現代の企業の比較的無秩序な性質」を利用する。「急速な変化、絶え間ない更新」や「主要人員」の離職率の高さなど——こうした状況はサイコパスが「外に向けたカリスマ性と魅力」の組み合わせによって主要金融機関の重役になることを可能にするばかりか、「彼らの行為が目につかない」ように、悪くすれば「彼らがまともなリーダー、それどころか理想的なリーダーにさえ思える」ようにもする。

ボディーの分析によれば、そうした蛮族はもちろん、いったん社内に潜り込んだら最後、「組織全体の倫理的気風を左右」し「かなりの影響力を振るう」ことができる。ボディーは決定的な告発で締めくくっている。世界金融危機を招いたのはサイコパスだと結論し、その理由として、彼らの「自分の財力や権力を強化することだけに汲々とするあまり、それ以外のことは一切考えず、高い地位に伴う義務《ノーブレス・オブリージ》や平等や公正さといった古い概念、あるいは本当の意味での企業の社会的責任を放棄する結果につながっている」ことを挙げている。ボディーが重要なことに気づいている可能性は否定できない。

　しかし一方で、デラウェア大学ビジネススクールのワインバーグ企業統治研究センターのチャールズ・エルソン所長は、企業の大物ばかりを非難するのではなく、倫理に反する行為が横行する文化も責任を問われるべきではないかと指摘する。【9】今の社会では、真実がもったいぶった私利私欲にゆがめられ、良心的に線引きしようという気も起こらないほど倫理の境界がぼやけてしまっている、と。

　転機となったのは、少なくともエルソンによれば、クリントン大統領のモニカ・ルインスキーとの性的スキャンダルと、それがクリントンの政権、家族、それに（かなりの程度まで）財産に与えたダメージが意外に小さかったことだ。それはともかく、ほかのところでは名誉と信頼が揺らぎ続けている。警察は組織的人種差別で非難され、スポーツは成績向上のための薬物使用が蔓延していると非難され、カトリック教会は未成年者に対する性的虐待で非難されている。

　法律そのものも原因のひとつだ。ソルトレイクシティーで行われたエリザベス・スマート誘拐事件の裁判で、被告ブライアン・デーヴィッド・ミッチェル――ホームレスの街頭説教師にして自称「預言者」、十四歳のスマートを誘拐し、レイプし、九か月にわたって監禁した（その間毎日のようにレイプされたとスマートは証言している）――の弁護団は裁判官に寛大な処置を求めた。「スマートさんは克服した。生き延びた。勝利した」のだから、と。【10】

　弁護士からしてそんなことを口にしだしたら、世間に示しがつかないんじゃないだろうか。

ハーヴァード大学の教職員会館で昼食をとりながら、わたしはピンカーに、少々難問があると切り出した。社会の暴力性が薄れている証拠がある一方で、社会がよりサイコパス的になっている証拠もある。

ピンカーはいいところを突いてきた。「それじゃ、社会がよりサイコパス的になっているとしよう。だからといって必ずしも暴力が急増するとはかぎらない。わたしの知るかぎりでは、サイコパスの大半はじつは非暴力的だ。サイコパスがもたらす苦痛は身体的なものではなく、もっぱら感情的なものだ……。

もちろん、サイコパシーが本当に足場を得はじめているんだとしたら、四十年ないし五十年前に比べて暴力がわずかに増えるということはあるかもしれない。だがおそらくそれ以上に、暴力のパターンが変わってくる可能性が高い。たとえば、より予測がつかなくなるとか。あるいは何か目的を達成するための手段としての性格が増すとか。

たとえば中世のような生きかたをするのなら、社会は非常にサイコパス的にならざるをえないと思う。だが実際には、そこまで目に見えてサイコパス的になるのは無理だ。

過去数十年間に人格なり人づきあいのスタイルなりがわずかに変わってきたとしても、少しも驚かない。しかし、現代文明の道徳観やマナーはわたしたちのなかに深く染み込み、よりよい性質のなかに深く埋め込まれているので、ひと振り、というか、むしろひと突きで堕落したりはしない」

ピンカーの言うとおり、サイコパシーは長くは続かない。４章でゲーム理論の助けを借りてわかったように、サイコパスは生物学的には成功する見込みがない。さらにピンカーが言うように、暴力行為の動機が変化している可能性もある。ロンドン大学キングズカレッジ犯罪・司法研究センターによる研究では、路上強盗で有罪判決を受けた百二十人を対象に、単刀直入に動機を尋ねた。[11] その結果、現代イギリスの路上犯罪について多くのことが明らかになった。刺激を求めて。ものの弾みで。ハクをつけるため。カネが欲しかった。以上、重要度の高かった順だ。サイコパスにしばしば見られる無頓着で冷淡な行動パターンとまったく同じだった。

つまり、準サイコパス的な少数派が台頭しつつあり、彼らにとって社会は存在しないということだろうか。社会規範という概念をほとんど、あるいはまったくもたず、他人の感情に無頓着で、自分の行為がどんな結果を招くか少しも意に介さない新種の人間が台頭しているのか。ピンカーの言うとおり、現代の人格構造はかすかに変動している――それも暗い面にぐっと近づいているのだろうか。ミシガン大学社会調査研究所のサラ・コンラスらの研究によれば、答えはイエスだ。[12] コンラスがこれまでに一万四千人を検査した結果、大学生の自己評価による共感度（対人的反応性指数[13]＊〈ＩＲＩ〉で測定）はじつは、過去三十年間――ＩＲＩが始まった一九七九年以降――着実に低下している。しかも過去十年間にとくに著しい低下が見られる。

「今の大学生は二十年前から三十年前の学生と比べて、学生同士の共感が約四十パーセント薄れている」[14] とコンラスは報告している。

それ以上に気がかりなのは、サンディエゴ州立大学の心理学教授ジーン・トウェンジによれば、同時期、学生の自己申告による自己愛度は逆に急上昇している点だ。[15]「今どきの大学生は『ジェネレーション・ミー』とも呼ばれ、近年でもとくに自己中心的でナルシストで競争的で自信家で個人主義者だと見る向きが多い」[16]とコンラスは言う。

これでは、元イギリス陸軍参謀長のダナット卿が、多くの新兵は根幹をなす価値観に著しく欠損部分が多いため、基礎訓練の一環として「道徳教育」が必要だ、と提唱したのも無理はない。「今の若者はひと昔前までの世代のような伝統的価値観に触れていない」[17]とダナットは明言している。「だから道徳的指針を与えることが重要だと思う」

昔は不良は軍隊に放り込めと言われたものだが、今ではもうそんなことは言えない。軍はすでに不良でいっぱいだから。

いったいなぜ、こんなふうに社会的価値観が堕落したのか、正確な理由ははっきりしない。環境と役割モデルと教育の複雑な連鎖は相変わらず広がっている。しかしそれ以上に根本的な答えが、セントルイスにあるワシントン大学動的認知研究所のジェフリー・ザックスらの研究から見つかる可能性がある。[18]ザックスらはｆＭＲＩを使って、物語を読んでいる被験者の脳の内部を覗いた。その結果、人間の脳がどうやって自己意識を構築するのかについて興味深いこ

＊対人的反応性指数（ＩＲＩ）は標準化された質問票で、「自分ほど幸せでない人たちに対して優しい、思いやる気持ちがあるほうだ」「みんなの反対意見をちゃんと検討したうえで決断するよう心がけている」といった項目がある。

とがわかった。登場人物の位置の変化（「家から街に出かけた」など）は側頭葉の方向定位と空間認識に関連する領域の活性化につながり、一方、登場人物が扱うモノに関する変化（「鉛筆を手に取った」など）は前頭葉の握る動きに重要な役割を果たすとされている領域を活性化した。しかし何より重要なのは、登場人物の目標が変化することによって活性化した前頭前皮質の領域だ。そこは、順序に関する知識と、計画的で意図的な行動の構築に深く関係している領域だった。

想像することと現実に実行することは、脳内では同じらしい。わたしたちは読んでいる物語に没頭するあまり、「新たな場面に出くわすと頭のなかでシミュレーションする」と研究チームのリーダー、ニコール・スピアは言う。すると脳が新たな状況をそれまでの知識や経験とより合わせ、頭のなかで動的合成のモザイクをつくり出す。

読書は脳の皮質の太古からの基盤にまったく新しい神経経路をつくる。わたしたちの世界観を変える。ニコラス・カーが最近の論文「読者の夢（The Dreams of Readers）」で述べたように、「他人の内面に対してより敏感」にする。[19] 吸血鬼に咬まれずに吸血鬼になる——言いかえればより感情移入（共感）しやすくなる。本を読むことで、ふだんインターネットやネットが提供する矢継ぎ早なバーチャルワールドに没頭しているときとは違う見かたをするようになる。[20]*

罪と罰のルールが変わる？

モントリオールに話を戻すと、ロバート・ヘアとわたしはウイスキーをもう一杯飲み干した。共感と他者の視点に立つことというテーマについて、「神経法学」の出現が話題にのぼっていた。[21] 最先端の神経科学に裁判所が関心を深めていることから生まれた、発展途上の分野だ。二〇〇二年に画期的な研究結果が発表され、神経伝達物質代謝遺伝子に変異が見られる場合、子どものころに虐待された男性でサイコパス的行動の可能性があることがわかった。[22] 問題の遺伝子――メディアが「戦士の遺伝子」と名付けた――はモノアミン酸化酵素A（MAOA）という酵素の生成をつかさどる。MAOAの活性が低いマウスは攻撃的な行動をとるとされていた。

しかしロンドン大学キングズカレッジ精神医学研究所のアヴシャロム・カスピとテリー・モフィットは研究範囲を広げた。この分野の草分け的な研究で、幼児期から思春期を経て成人後も評価し、人間でも同様のパターンがあることを突き止めた。虐待されたり、ほったらかしにされたりして、MAOAの量が少なくなる遺伝子の変異が見られる男児は、成長するにつれて暴力的なサイコパスになるリスクが高かった。しかしその一方で、同じように機能不全の環境で育ってもMAOAの量が多い場合は、めったにそうした問題が生じない。

この発見の影響は法廷に浸透しており、罪と罰の根本的なルールを完全に書きかえる可能性がある。[23] 人格の「善」と「悪」とは一部は遺伝的要素に、一部は育ちの要素に規定されている。それでもどちらも自分で選ぶわけではないのだから、そもそも選択の自由があるのだろうか。

＊イギリスの慈善団体であるナショナル・リテラシー・トラストの二〇一一年の調査によれば、十一歳から十六歳までの子どもで自分の本をもっていない子どもは三人にひとり（二〇〇五年は十人にひとりだった）。現在のイギリスでは約四百万人に相当する。調査対象となった子ども一万八千人の五分の一近くが、本を贈られたことがないと回答。書店に一度も行ったことのない子どもは十二パーセントにのぼった。

二〇〇六年、殺人犯ブラッドリー・ウォルドラウプの裁判で、被告側弁護士ワイリー・リチャードソンは、テネシー州ナッシュビルにあるヴァンダービルト大学から法精神医学教授のウィリアム・バーネットを証人として呼んだ。[24] バーネットは大変な役目を仰せつかった。ウォルドラウプはテネシー州史上最も残虐で忌まわしい部類の犯罪で起訴されていた。別居中の妻と四人の子ども、妻の友人がトレーラーハウスを訪れたところ、ウォルドラウプは自身の言葉を借りれば「ぶちキレた」。二二口径ライフルをつかんで有無を言わさず妻の友人の背中に八つの穴を開け、さらに鉈《なた》で頭部に切りつけた。その鉈で今度は妻の指を切り落とし、何度も突いたり切りつけたりしたあげく、シャベルで殴って失神させた。

妻は奇跡的に命を取り留めたが、妻の友人は気の毒なことに助からなかった。つまりウォルドラウプは有罪になれば死刑というわけだった。

リチャードソンの考えは違った。「事実ですか」とリチャードソンはバーネットに尋ねた。「被告がMAOAの量を減少させる遺伝子変異をもっているというのは」

「はい」バーネットが答えた。

「もうひとつ」リチャードソンは続けた。

「被告が子どものころに両親から繰り返し殴られたというのも事実ですか」

「はい」バーネットが答えた。

「それではあなたの前にいる男は、自分のしたことにどの程度責任を問われるのでしょうか」

リチャードソンはまだも続けた。「被告の自由意思が遺伝的傾向によってどの程度損なわれているのでしょう」

画期的な質問だった――ブラッドリー・ウォルドラウプにとっては、その結果いかんに生死がかかっていただけに、なおさらだ。

答えも同じくらい画期的だった。被告を第一級殺人罪で無罪とし、故殺罪で有罪にすることができると、法廷はみなした。歴史がつくられ、死刑確実と思われていた被告の命を行動ゲノム学が救った。

神経法学は、文化神経科学の分野に関するより広い議論のなかで登場した。[25] 文化神経科学とは、多様な時間枠と文化において、社会の価値観や慣行や信念が、いかにさまざまなゲノムや神経や心理的なプロセスと影響し合うかを研究する学問だ。社会がサイコパス的になっているとしたら、とわたしは考えた。サイコパスを生み出している遺伝子がすでに存在するのだろうか。それともスティーヴン・ピンカーがヨーロッパ社会に「品位を重んじる文化」が浸透していくプロセスについて説明したのと同じように、サイコパス的な慣習や道徳観の社会化が進んで、第二の天性になりつつあるのだろうか。

おそらくその両方が少しずつ原因になっているのではないか、というのがヘアの意見だ。サイコパスは目下、やや社会の波に乗っていて、波に乗れば乗るほど、彼らの行動が当たり前になるのではないかというわけだ。ヘアはエピジェネティクスの登場を指摘する。エピジェネティクスは遺伝学の主流から派生した注目の新分野で、簡単に言えば、実際には遺伝子コードそのものの構造は変化せずに、遺伝子のふるまいの変化が何世代にもわたって受け継がれる現象が知られており、それを調べる学問だ。[26] 遺伝子の発現パターンを左右するのは、ゲノム表面の小さな「スイッチ」で、これらのスイッチをいじれば、内部の配線（遺伝子配列）をいちいち直さなくても、ダイエットやストレスはもちろん胎児期の栄養状態にまで影響を及ぼせる。生物学のいたずら好きな幽霊のように、遺伝子をオンにしたりオフにしたりして、もともとの持ち主からはるか昔に受け継がれた部屋で、自らの気配を感じさせることができる。

ヘアはわたしに、一九八〇年代にスウェーデンで行われた研究の話をした。[27] 十九世紀前半、スウェーデン北部の辺鄙なエーバルカーリクス地方では予想外の不作が相次いだ。豊作の年をあいだにはさんで何年間も飢饉《ききん》が続くという状況だった。

農業関連の詳細な史料からデータを拾い出し、それをその後の全国の医療記録から集めたデータと照合した結果、驚くべき事実が浮かび上がった。遺伝学を覆す疫学的遺伝パターンだ。思春期直前の時期（より正確には低成長期〈SGP〉。思春期直前の時期で、環境要因が体に与える影響が増す。男性の場合は九歳から十二歳のあいだがこの重要な時期となる）が飢饉の時期に重なった男性の息子や孫息子は、循環器疾患（脳卒中、高血圧、心臓疾患など）で死亡するリスクが少ないことがわかった。一方、豊作期に思春期直前の時期を迎えた男性の息子や孫息子は糖尿病関連の病気で死亡するリスクが増していた。

信じがたい話だった。男性は何世代も先まで、直接の遺伝子変異ではなく、はるか遠い祖先の時代の気まぐれな不作や豊作によって、循環器系や内分泌系の将来を決められていた。この世に生まれるずっと前からだ。

「つまり」わたしはすべて――ピンカーの文化的調停者、ボディーの蛮族企業、エピジェネティックなありとあらゆるもの――を総括しようとして尋ねた。「サイコパスによってすでに賽《さい》は投げられ、時間とともに一緒に賽を投げる人間が増えていると？」

ヘアは追加のウイスキー二杯を注文した。

「それだけじゃない。それこそ時間とともにエピジェネティクスのメカニズムが裏でちょっかいを出して、ますますサイコパスに有利な目が出るようになっていく。トップにのぼりつめるのにぴったりのサイコパス的人格の要素があるのは間違いない。のぼりつめてしまえば、それからはもちろん、ほかの人間を意のままに操れる……ウォール街で起きていることがいい例だ……トップダウンというやつさ。それでもサイコパス的なやりかたが定着すれば、今度はそういう環境にうまく対処できるもっと下位の連中が出世の階段をのぼりはじめる……。六〇年代のアラン・ハリントンという作家は、サイコパスは進化の次の段階だと考えていた。[28]社会がペースアップしてだらしなくなったときのために、自然淘汰が用意している次の一手というわけだ。そのとおりかもしれないが、今はまだなんとも。それでも遺伝学の分野で興味深い研究が進められている。

きみに話したかな。男性ホルモンの一種テストステロンの量が多く、セロトニントランスポーター〔セロトニンという生理活性物質を輸送するたんぱく質〕遺伝子が長いタイプの人は、社会的優位性を脅かされた場合に扁桃体の反応が抑制されるという論文があるんだ。[29]

それこそきみの探しているサイコパス遺伝子かもしれない。高い攻撃性と低い恐怖心の両方がそろっている……」

ゲイリー・ギルモアの眼から見た世界

わたしは腕時計に目をやった。午後九時を少し回っており、バーは混んできた。ＢＧＭはアドヴァーツの「ゲイリー・ギルモアズ・アイズ」、前年ヒットしたポストパンクの短い曲で、ゲイリー・ギルモアの眼をとおして見れば何が見えるのだろう、と歌うくだりがある。【30】おもしろい質問だ――その答えを知っている人間がいる。ギルモアは死刑執行後に自分の眼を移植に役立てるよう言い残していた。その遺志に従い、ギルモアの角膜は死後数時間でふたりの人間に移植された。

言うまでもなく、ギルモアは犯罪史上有数のスーパーサイコパス――ミキシングコンソールのすべての調整つまみが最大になっているタイプのサイコパスだ。一九七七年一月、アメリカ人で靴のセールスマンだったギルモアは、ユタ州の小さな町ドレーパーで銃殺刑に処せられた。前の年の七月、町から数キロ離れたガソリンスタンドで、自分でもなぜだかよくわからない理由で店員を射殺――そのままガールフレンドと映画を見にいった。翌日再び、今度はモーテルのフロント係の頭部を撃ち抜いた。

六か月後、ハンバーガーと卵とポテトの最後の食事をすませたギルモアは、ユタ州立刑務所で罪の報いを受けようとしていた。銃殺隊は五人だった。刑務所長がギルモアの頭と胸に巻かれた革紐を締めつけ、心臓の部分に布でできた円形の標的を固定した。所長は処刑室を出て、ひと続きになっている監視室の冷たい透明なガラスに顔を押しつけた。

もはやギルモアに残されているのは奇跡的な土壇場での執行猶予のみだった。当時のドレーパーでは奇跡も執行猶予もそれほどよくあることではなかった。しかもギルモアは二か月ほど前に控訴を取り下げていた。死を望んでいる、とギルモアは弁護士に語ったという。

午前八時、銃殺隊がライフルを手にした。（伝統に則って）死刑囚の頭部に黒いコーデュロイの覆面をかぶせる前に、所長は（これまた伝統に則って）言い残すことはないかと尋ねた。ギルモアはまっすぐ前を見つめていた。その眼はアメリカ先住民から見た「偉大なる白人首長」の眼よりも冷たく、魂のうちには死の雷鳴の音なき音が轟《とどろ》きわたっていた。

「やっちまおう」ギルモアは言った。

曲が流れるなか、わたしはどこかもの悲しい気分でヘアに向かって言った。「ギルモアの眼で見ると世界はどんなふうに見えるんでしょうね。つまり想像じゃなく実際には。一時間だけサイコパスになれるとしたら、あなたならどうします？」

ヘアは笑った。「まあ今のわたしなら、なってみてもいいかもしれないなあ。この年だから。ただしその前にわたしからＢＭＷのキーを取り上げてもらわないと！」

わたしたちはウイスキーを飲み干し、別れた。考えさせられる曲だった。モントリオールの旧市街をうろつきながら、わたしの頭のなかには次々と刺激的なアイディアが浮かんでいた。アーメド・カリムの例の研究はどうなんだろう。倫理的意思決定に関連する脳の領域——前頭前皮質前部——に経頭蓋磁気刺激（ＴＭＳ）を加えたら嘘をつくのがうまくなったというが。サイコパスの調整つまみのひとつをより高い位置に合わせることができるのなら、ほかのつまみも同じようにしたっていいじゃないか。

磁気刺激がつくりだす人格

TMSはシェフィールド大学のアンソニー・バーカー博士らによって、一九八五年に開発された。[31] しかし、そこに至るまでの歴史は長い。じつは、神経や筋肉に電気刺激を加える方法の科学的根拠は、一七八〇年代に見つかっている。バーカーに先立つこと約二百年、イタリアの解剖学者で医師のルイジ・ガルヴァーニと、同じくイタリア人のアレッサンドロ・ヴォルタが、簡素な発電機と切断したカエルの脚を使って実験を行い、神経はフランスの哲学者デカルトが推測したような水道ではなく、神経系全体に情報を伝達する電導管であることを発見した。

以来、状況は大きく進歩した。バーカーらがTMSを使って行った初期の実験は、筋肉の単純な収縮をうながして運動皮質から脊髄へ神経刺激が伝達されることを証明する初歩的なものだった。しかし今やTMSは、鬱や偏頭痛から脳卒中やパーキンソン病まで、さまざまな神経学的、精神医学的症状の診断や治療に広く実用されている。

TMSの基本前提によれば、脳は電気信号を使って機能する。そうしたシステムでは電気的環境を変えて機能のしかたを修正できる。TMSの標準的な装置は、強力な電磁石を頭皮に装着し、あらかじめ決めた周波数で安定した磁場パルスをつくり出すと同時に、発生したパルスをプラスチックのなかに入れたコイルで、脳内の特定の、狙った領域に集中的に当てて流して、その部分の皮質を刺激する。

サイコパスについてわかっていることのひとつは、サイコパスの脳では照明スイッチの配線がふつうの人間とは少し違っていることだ――とくに扁桃体という、脳の配電盤のど真ん中にあるピーナッツ大の組織に大きな違いがある。すでに説明したとおり、扁桃体は脳内にある感情の管制塔だ。感情という空域に目を光らせ、わたしたちがものごとをどう感じるかを監督する。ところがサイコパスの場合は、この空域の一部、恐怖に関係のある部分が空っぽになっている。

照明のスイッチのたとえを使えば、TMSは調光スイッチのようなものだ。情報を処理するとき、わたしたちの脳は小さな電気信号を発する。これらの信号は神経を伝わって筋肉を動かすだけでなく、一時的な電気のデータ群として脳の奥深くを流れ、思考や記憶や感情を生み出しもする。TMSはこれらの信号の強さを変えることができる。電磁誘導の誘導電流を皮質の狙いどおりの部分に正確に流せば、電気信号を強くすることも弱くすることもできる――データ群の流れを加速させることも遅らせることもできる。

扁桃体をはじめ、倫理をつかさどる脳の領域（たとえばチュービンゲン大学のアーメド・カリムらの実験では前頭前皮質前部）への電気信号を減らせば、「サイコパスへの変身」も夢ではない。実際、ライアン・ヤングらMIT（マサチューセッツ工科大学）の研究チームは、状況を一段と刺激的にしている。[32] その領域にある右脳の側頭頭頂接合部にTMSを加えることにより、嘘をつく能力だけでなく、倫理的推論能力、とくに他人の行動と意図を結びつける能力にも重大な影響を及ぼすことを実証してきた。

わたしは旧友のアンディ・マクナブに電話をかけた。アンディはちょうど砂漠で一週間の休暇を満喫している最中で、ハーレーのV-RODマッスルでネバダ州を駆けめぐっているところだった。

「ヘルメットなんかくそくらえ！」アンディが息巻いた。

「なあアンディ」わたしは言った。「帰ったらちょっとした挑戦をしてみないか」

「いいねぇ！」アンディが叫んだ。「で、何をすりゃいい？」

「おれと差しでしゃれた実験に参加しないか。で、おれが勝つってのはどうだい」

ばか笑いが聞こえた。

「気に入った」アンディは言った。「やろう！　ただちょっとした問題があるぞ、ケヴ。おまえが勝つってのは、どう考えても無理だろ？」

「楽勝さ」わたしは言った。

ブラヴォー・ツー・ゼロの栄光

過去二十年間洞窟暮らしをしている人にとって（おそらくタリバンは別だが）、二〇〇五年にヘンリー王子が士官学校に入学するまでは、アンディ・マクナブは間違いなくイギリス軍で最も有名な兵士だった。第一次湾岸戦争ではアンディは「ブラヴォー・ツー・ゼロ」を指揮した。八人編成の特殊パトロール部隊で、バグダッドとイラク北西部の地下の連絡ルートに関する情報収集、およびその地域のイラクの主要供給ルート沿いにあるスカッドミサイルを探知し破壊するよう命じられていた。

　しかし、じきにもっと重要な任務ができた。潜入から数日後、部隊はヤギの群れを連れたひとりのヤギ飼いに見とがめられ、伝統的なやりかたで逃走した。砂漠を越えて三百キロ近く離れたシリア国境を目指したのだ。

　無事にたどり着けたのはひとりだけだった。三人が殺され、アンディもふくめて四人が途中のさまざまな検問でイラク人に発見され、拘束された。言うまでもなく、後日テレビで奇跡の生還について語ったり、形成外科手術史上に名を残したりしたのは、彼らを捕らえたイラク人のほうではなかった。ご存じのとおり、首根っこにタバコの火を押しつけなくても、もっとスマートに口を割らせる方法はある。日に焼けたAK-47の床尾で顎《あご》の骨が砕けるほど殴りつけなくても、顎のラインを変える方法はある。母国イギリスのはるかに進んだ技術のおかげで、アンディの口には今やバッキンガム宮殿のすべての浴室にある陶製品を合わせた量を上回る量の陶材が詰めてある。本人もわかっているはずだ。一九九一年、アンディはそのバッキンガム宮殿で女王陛下から殊勲章を授与されたのだから。

　殊勲章は始まりにすぎなかった。一九九三年、部隊の名を冠した本のなかで、アンディは部隊のことを身の毛のよだつような細部まで語った[33]——そしてほとんど一夜にして、現代の軍事回顧録のジャンルと形を定義した。当時の陸軍特殊空挺部隊（SAS）指揮官に言わせれば、ブラヴォー・ツー・ゼロの話は「連隊史に永遠に刻まれるはずだ」。指揮官は本気でそう言った。

それどころか今ではより広い文化史に刻まれている。そしてアンディは一種のブランドになった。

数年前、シドニーに向かう夜行便でアフガニスタン上空を通過した。雲の切れ目から、眼下のヒンドゥークシ山脈のあいだに広がる深く危険な闇のなかに、針で穴を開けたかのような小さな光が見えた。あれはいったいなんだ、と思った。昔ながらの遊牧民がたき火でもしているのか。それともタリバンの隻眼の指導者(ムッラー・オマル)の知られざる隠れ家か。

ちょうどそのとき、パイロットのアナウンスが流れた。「ただいま右側のお席からは、SASのメンバーたちが次なるベストセラーを大量生産すべくフル回転している様子がご覧いただけます」

アナウンスは終わった。みんな笑った。アンディが乗っていたら、彼も笑っただろう。でもあのときはきっと彼も眼下の闇のどこかでフル回転中だったんじゃないだろうか。

アンディという人間についてまず最初に、それも出会ってすぐにわかるのは、彼が何事にも無頓着だということだ。侵すべからざる聖域なんていっさいない。なんとなく気後れするということもまったくない。

「発見されたとき、おれは生後二日くらいだった」ロンドンブリッジ駅で初めて会ったとき、アンディは言った。「ちょうどそこの角を曲がったところの、ガイズ病院の階段でな。どうもハロッズの買い物袋で包まれてたらしい」

「冗談だろう」わたしは言った。「本当に?」

「ああ」アンディは言った。「正真正銘ほんとの話さ」

「くそっ」わたしは言った。「なんてこった。てっきりもっとお気楽な男かと思ってたよ」

「このやろう!」アンディが吠えた。「そいつはいい。気に入った」

アンディとは、わたしが編成にかかわっていたBBCのラジオ番組の関係でチームを組んだ。「究極の説得術」という番組で、[34]わたしは特定のサイコパス的特徴が特殊部隊で役に立つのかどうかに関心があった。変な話、どんなこともまったく気にかけない、などの特徴だ。結果は期待どおりだった。特殊部隊志願者にタダで教えてあげよう。生まれのことでくよくよしているような人間は、家でおとなしくしていたほうがいい。

「野営で最初に気づくのは悪気のない冗談だ」アンディは言った。「ひっきりなしだ。だれもがほかのやつをこきおろしてる。おちょくってる。連隊じゃたいていのことがそうだが、これにもちゃんと理由がある。[35]敵につかまったら『特徴のない人間』になれと教わるからだ。疲れたようにふるまってやりすごせ、ってな。尋問役の連中になんにも知らないやつだと思わせる。ほとんど使い道のない人間だと思わせるんだ。

敵が少しでもましな連中なら、こっちの弱みを探しにかかる。ほんのちょっとした反応に目を光らせる――一瞬のごくささいな表情の変化とか、ごく小さい目の動きとかから、本当の精神状態がうかがえるかもしれないってわけだ。で、何か見つけたら、おれからそれを引き出す。それでおしまい。ゲームは終わりだ。たとえばだな、ムスコの大きさで悩んでるやつなんかには、イラクの尋問室ってのはあんまり居心地のいい場所じゃないってことだ。

つまり、連隊じゃ何もかもが攻撃材料になる。だれかをこきおろすのはまったく実用本位なんだ。効率よく精神を鍛えるためだ。拘束された場合に敵が浴びせてくるかもしれない罵詈雑言に備えて、予防接種をするみたいなもんさ。言ってみりゃ、正しい不正ってとこかな。しかも、うまい冗談くらい、いいものはないだろ？」

たしかにそうだと思った。それでも、精神の強さだけが特殊部隊の兵士とサイコパスの共通点ではなかった。恐怖心の欠如も共通していた。数年前の春、美しい朝にシドニーのボンディービーチの上空およそ三千六百メートルで、わたしは生まれて初めてスカイダイビングをした。その前夜、市内のウォーターフロントにあるバーのひとつで、ちょっと酔っていたわたしはメールでアンディに最後のアドバイスを求めた。

「目を開けとくんだ。ケツの穴は閉めとけ」と返信がきた。

わたしはそのとおりにした。当然だ。とはいえ同じ芸当を夜に、戦場で、二倍以上の高度から荒れ狂う海を見下ろし、九十キロの重装備で行うというのは、まるきり状況が違ってくる。そのうえ、おちょくりにも対処しなくちゃならない。高度約九千メートルでもパーティーは盛大だ。

「よく笑ったもんさ」アンディが当時を振り返った。「いろいろばかなことをやった。装備を先に落としてつかまえられるかどうか試したり。降下中に別のやつとがっぷり組み合って、どっちが早く離れてパラシュートを開くか度胸試しをしたり。いや楽しかった」

まあ、アンディがそう言うのなら、そういうことにしておこう。あまり楽しくなかったのは人を殺すことだったそうだ。わたしはアンディに尋ねた。自分のしたことを後悔したことはあるか。世界を股にかけた数々の秘密任務で奪った命について、後悔の念を抱いたことは一度でもあるのか。

「ない」とアンディは言った。淡々と、冷たいブルーの瞳（ちなみに、写真で見る犯罪者のような眼だ）に感情の痕跡をみじんも見せずに。「まじめな話、あまり考えない。敵に囲まれているときは、何よりも相手より先に引き金を引くことを考える。引き金を引いたら先に進む。それだけさ。なぜ自分のしたことをぐずぐず引きずってる必要がある？　そんなことしてたら、しまいにM16の弾で頭をぶち抜かれるかもしれない。連隊のモットーは、『弱気じゃ勝てない』。略して『くそったれ』だ」

SASに求められる資質

こう言われれば、良心の痛みを感じない冷静さなどの異常な落ちつきが、特定の状況では好都合になる――ときには適応を助けるとみなされることは、想像にかたくない。アンディの同胞のコリン・ロジャーズは、一九八〇年のニムロッド作戦で、テロリストがたてこもったロンドンのイラン大使館に強行突入したSASの有名な強襲チームのメンバーだった。ロジャーズも昔の仲間に同感らしい。爆破と突入、そして大破した建物の埃と炎と瓦礫《がれき》のなかからテロリストを引っ張り出すという一連の作戦を、特殊部隊の兵士はあまりじっくり考えないで遂行することが多い――一分間に八百発で誤差がミリ単位という最新式機関銃ヘックラー・ウント・

コッホMP5を肩から引っさげていれば、なおさらだ。狙いを定めて、いちかばちかやってみる。集中する。冷静さを失わない。落ちついて引き金を引く。躊躇《ちゅうちょ》する余地はない。

コツはどうやら「不燃性」らしい。非常事態に熱くなっているときだけでなく、熱くなっていないときでも任務を遂行できるということだ。そもそも熱くならないことが重要だ。

「興奮はする。当然さ」よき時代の名残を感じさせるイーストエンドの居酒屋で、コリンはわたしに言った。「といっても、これは長年訓練を受けていることだ。一日六、七時間。車の運転みたいなものさ。ドライブのたびにどこか違う。それでもたいていの起こりうる事態に非常によく対処できる。無意識に反応するようになる。たしかに判断力は使う。だが、それだって訓練の賜物だ。実際にその場にいた人間じゃなきゃ表現しにくい。周囲で起きているあらゆることに対して意識が高まったみたいになる。酔っぱらった状態の逆みたいなもんだ。それでいて外から見ている感じもある。映画でも見てる感じだ」

コリンの言うとおりだった。大使館に突入するとき以外でも、だ。たとえば、4章に出てきた神経外科医は、難しい手術の直前の精神状態を「感覚を鈍らせるんじゃなく鋭くする陶酔」と表現した。現に、どんな危機に際しても最もうまく対処するのはふつう冷静さを失わない人間——緊急事態に対処しながら、必要な程度に超然としていられる人間だ。

たとえば次のケースを考えてみよう。わたしが米軍特殊部隊の教官に取材した内容の抜粋だ。世界でもとくに厳しい身体的・心理的選抜をくぐり抜けて、米海軍特殊部隊《シールズ》——あのオサマ・ビンラディンをしとめた部隊——の一員になるには、どんな資質が必要なのか。ある男をテストしたときのことを語ってくれた。

ありとあらゆる手で彼を落とそうとした。正直なところ、彼の場合は特別厳しくした。少々骨の折れる任務になりそうだったから。それに彼なら耐えられると心の奥のどこかでわかってもいた。十一歳で孤児になったが、福祉の世話にはならず、自分の才覚で弟と妹の面倒をみた。盗みやら何やらさ。十六歳のとき殴った相手が昏睡状態になってしまった。それでつかまった。

ホワイトノイズ。睡眠遮断。感覚遮断。水責め。ストレス。なんでもありだ。ありとあらゆる目に遭わせた。四十八時間後に目隠しをはずし、彼の顔から数センチの距離に顔を近づけて叫んだ。「何かおれに言いたいことがあるか」

驚いたことに、じつはがっかりもしたんだが——言ったとおりあれだけタフな男で、じつはもう合格させる気になってもいたのに、言いたいことがあるというんだ。

「何だ」わたしは訊いた。

「ニンニク臭いぞ」やつは言った。

教官になって十五年間、隙《すき》ができたのはあのときぎりだ。ほんの一秒、コンマ何秒、にやっとした。思わず笑っちまった。いや、まったく、恐れ入ったよ。そしたら、なんと、あんな胸くそ悪い、めちゃくちゃにやられてる状況で、あのやろうはそれを見逃さなかった。しっかり見てやがった！ おれにもっと近くに来るように言った。あれは完全に、なんというか、挑発するといったらいいのかな、そんな感じの眼をしていた。

「ゲームオーバーだ」やつが耳元でささやいた。「あんたは失格だ」

なんだって。そいつはおれが言うべきことだろ！　そのとき気づいた。「アンブレイカブル」ってのは、こういうやつのことを言うんだと。タフな連中のなかでもとくにタフな男……。

だがあいつは冷酷きわまりないやろうだった。あいつに良心なんてものがあったとしても、おれはお目にかかったことがなかった。氷みたいに冷たかった。武器を向けているときでも向けられているときでもだ。じつを言えば、この手の仕事じゃ、そいつは必ずしも悪いことじゃない。

マクナブ、実験台になる

十二月の朝、厳しい寒さのなか、アンディは約束どおり、エセックス大学脳科学センターに現れた。入口でわたしたちを迎えたのは、それから数時間わたしたちを拷問することになる男だった。ニック・クーパー博士はＴＭＳの世界的な主唱者だ。この朝のニックの様子ときたら、もっぱら自分を実験台にしてきたんじゃないかと考えてもバチは当たらなそうだった。

ニックはわたしたちを研究室に案内した。真っ先に目に入ったのは、ふたつ並んだ背の高い革張りの椅子だった。その隣には世界最大の工業用ペーパータオルがあった。何に使うのか、わたしにはわかっていた。脳波計の電極を装着する際に、脳の奥深くからの信号をキャッチしやすいように導電性ジェルを塗る。余分なジェルをこのペーパータオルで拭き取るのだ。しかしアンディは勝手な妄想を膨らませていた。

「すげえ」アンディはそう言ってペーパータオルを指さした。「トイレットペーパーがあんなにでかいんじゃ、おれなんか場違いだ！」

ニックはわたしたちを椅子に座らせてバンドで固定した。それから心拍数モニター、脳波計、皮膚電気反応（GSR）計（ストレスの度合いを皮膚の電気抵抗の変化によって測定する）に接続した。準備が完了するころには、アンディとわたしはケーブルだらけでデータ通信用の接続箱のでかいやつみたいになっていた。頭皮は電極用のジェルでひんやりしていたが、アンディは不平を言わなかった。キングサイズのトイレットペーパーの使い道がようやくわかったようだった。

真正面の三メートルくらい離れた壁には巨大なスクリーンがあった。ニックがスイッチを入れると、スクリーンはカチッという音を立てて動きだした。ニックは研究者の顔になった。環境音楽が部屋じゅうに広がった。目の前で夕暮れの湖が小さくきらきらと波打っていた。

「勘弁してくれ」アンディが言った。「大人用おむつのCMじゃあるまいし！」

「まあまあ」ニックが言った。「よく聞いてくれ。今、きみたちの目の前のスクリーンには穏やかで癒される映像が映っている。静かでリラックスできるBGMつきだ。こうやって基本的な心理状態のデータを取っておき、あとでどの程度上昇したかを見る。

ただし、いつかは言えないが六十秒以内に、今見ている映像にかわって違う性質の映像が映し出される。暴力的な映像。不快な映像。生々しく心をかき乱すようなタイプの映像だ。

その間の心拍数と皮膚電気反応と脳波をモニターし、現在記録している安静時のレベルと比較する。何か質問は？」

アンディとわたしは首を左右に振った。

「満足かな」

アンディもわたしもうなずいた。

「よろしい」ニックが言った。「では始めよう」。ニックは姿を消し、残されたアンディとわたしは「おむつのＣＭ」に浮かれていた。あとになってわかったことだが、このとき、何かが起きるのを待っているあいだ、わたしたちの心理状態のデータは実際のところ非常に似通っていた。わたしもアンディも何が起きるのかと期待して、心拍数が安静時より大幅に上昇していた。

ところがニックがレバーを引くか何かして、映像を変えたとき、アンディの脳のどこかで制御停止装置のスイッチが切り替わった。目の前のスクリーンに突然、冷酷非情な特殊部隊の兵士が現れた。手足の切断、拷問、処刑の生々しくどぎつい映像がスクリーンに浮かび上がり（あまりの生々しさに実際に血の「においがした」とアンディはあとで打ち明けた。「絶対に忘れられない、胸くそ悪い甘いにおい」だ、と）、それまでの心安らぐ環境音楽にかわって、耳をつんざくサイレンやホワイトノイズが聞こえてくると、アンディの生理学的データは逆転した。心拍数は減少。ＧＳＲは低下。脳波も急激に弱くなった。それどころか、実験が終わるころにはアンディの生理学的データは三項目とも安静時のレベルを下回っていた。

それはニックがお目にかかったことのない現象だった。「まるで難題に備えているかのようだった。いよいよ難題が現れたら、アンディの脳は突然それに反応して、液体窒素を血液中に送り出した。突然、むき出しのよけいな感情をすべて排除した。突然、催眠状態を思わせる深い警戒態勢に入り、目の前の難題だけに冷酷といっていいくらいの一点集中力を示した」

ニックは途方に暮れたように頭を左右に振った。「自分で記録したデータでなかったら信じたかどうか」と続けた。「まあ、特殊部隊の兵士で実験するのはこれが初めてだ。反応が多少希薄になっても不思議はないかもしれない。だがこの男は事態を完全に掌握《しょうあく》していた。あまりに集中しているので、まったく無関心に見えるほどだった」

ロバート・ヘアが発見したのとまったく同じだった。データがあまりにも異常で、いったいどんな人間のデータなのか、いぶかってしまうほどだった。

一方、わたしについては、それほど変わった発見はなかった。わたしの生理学的データは急上昇した。殺戮《さつりく》が始まる前は、アンディのデータとまったく同じで安静時の基本ラインをはるかに上回っていた。だが似ていたのはそこまでだった。戦場のまっただなか、流血のさなかでは、わたしのデータは急上昇した。

「これで少なくとも装置はまともに作動していることがわかった」とニックが言った。「きみがふつうの人間だということもね」

ニックとわたしが目をやると、アンディは並んだモニターのそばでニックの博士課程の学生たちとしゃべっていた。学生たちがアンディのことをどう思っていたかは神のみぞ知る、だ。

彼らはアンディのデータを分析したばかりだった——おまけにそのときのアンディときたら、電極用ジェルのせいで髪が逆立ち、風洞実験中のドン・キングかと見まごうばかりだったのだから。

一方、わたしは見たばかりの映像のショックからまだ立ち直れずにいた。気分が悪かった。過敏になってもいた。足元も少しふらついていた。ニックが指摘したように、レーダーにはふつうの人間として映ったのだろう。計器類の針や目盛りはわたしが正気だということを請け合ったかもしれない。それでもピーッという音や明滅する光だらけの小部屋の隅に縮こまって、コンピューターのスクリーンに表示されたデータを見つめているときの気分は、ふつうなんかじゃなかった。

データはあきれるほど違っていた。わたしの脳波はニューヨークのスカイラインにかなり近かった——切り立った、数学的設計で建てられた高層マンションが林立する棒グラフのような都市景観だった。一方、アンディのデータは、インド洋の真ん中に浮かぶ、美しい島の高級ゴルフリゾートを思わせた。均質かつコンパクト。そして異常で薄気味悪いくらい調和していた。

「不思議だと思いませんか」わたしはニックのほうを向いた。「いったい何を正常って言うんだろう」

ニックは肩をすくめてコンピューターをリセットした。

「じきにわかるさ」

ダットン、サイコパスになる

すべてが終わったら、アンディはイギリスの高級ホテルに向かい、わたしもあとから合流して報告を受けることになっていた。だがわたしには、その前にもう一度試練が、実験のフェーズⅡが待っていた。「サイコパスへの変身」プログラムの助けを借りて、もう一度ムチ打たれるのだ。あの大混乱、殺戮と流血にもう一度ぶつからなくてはならない。ただし今回は文字どおり、頭を完全に切り替えて臨む予定だった——アームド・カリムとライアン・ヤングが倫理的処理実験で提供したのと同じタイプの処置、TMSのおかげだ。

「変身といっても、ずっとそのままってわけじゃないんだろ」アンディは逆立った髪を撫でつけながら笑った。「だってバーにサイコがふたり現れたら、ホテルとしちゃ困るだろう」

「効果は一時間ももたないはずだ」ニックはそう言ってわたしを椅子に案内した。歯科用の椅子に手を加えたもので、頭を載せる部分と顎《あご》を載せる部分と顔を固定するバンドまでついていた。「TMSは電磁石の櫛《くし》みたいなもの、脳細胞、つまりニューロンは髪の毛だと思うといい。その髪の毛を決まった方向にとかして一時的な神経の髪型をセットするのがTMSの仕事だ。どんな髪型でもそうだが、何もしなければすぐに自然と元に戻る」

ひと足先に出ていくアンディが何を考えているかは、顔を見ればわかった。ここはいったいどこなんだ。実験室か、それとも美容院か。

ニックは見るからに不気味な椅子にわたしを座らせ、大丈夫だというようにわたしの肩をたたいたが、わたしはかえって不安になった。バンドですっかり固定されたわたしはまるで眼鏡をかけたハンニバル・レクターのようだった。ニックは巨大なはさみの柄の部分に似たTMSのコイルをわたしの頭蓋骨の中央に装着し、装置を作動させた。

とたんに頭の奥にいかれた小さな鉱山労働者が埋め込まれて、金槌《かなづち》でとんとんやっているような感じがした。苦痛を感じたわけじゃないが、そのまま続くのは勘弁してほしかった――頭のなかでの採掘作業が始まったばかりだとは思いたくなかった。

「電磁誘導の誘導電流が三叉《さんさ》神経を通過しているところだ」ニックが説明した。「三叉神経は顔面の感覚や、かみつく、かむ、飲み込むといった動きをつかさどる。奥歯を通っていく感じがするだろう」

「ええ」わたしはうなずいた。

「じつのところ、突き止めようとしているのは」ニックが続けた。「運動皮質のどの領域がきみの右手の小指を動かしているかだ。それがわかれば、そこを一種のベースキャンプにして、本当に調べたい脳の領域の座標が割り出せる。つまり、きみの扁桃体と倫理的推論に関連する領域だ」

「早いとこ見つけてくださいよ」わたしはつぶやくように言った。「このままいったら先生を絞め殺してしまいそうだから」

ニックはにやりとした。

「おっと。もう効きはじめたか」

たしかに二十秒ほどでニックが言ったとおりの場所が勝手に痙攣《けいれん》するのを感じた。痙攣は最初はかすかに、それから徐々に強くなっていった。まもなく右手の小指がまったく手に負えなくなった。このうえなく不快というわけじゃない——薄暗い部屋で、椅子に縛りつけられ、自分の体の動きをまったくコントロールできないことを思い知るというのは。気味が悪くて、屈辱的で、混乱して……自由意思というやつ全般が少しばかり萎《な》える感じだった。ただひたすら、ニックが悪ふざけをする気分じゃないことを願った。振り回しているあの装置を使って、部屋じゅうを側転して回らせようなんて気を起こされたら、たまったものじゃない。

「よし」ニックは言った。「これでどの領域を狙うべきかわかった。始めよう」

わたしの頭部に装着した不気味な魔法の装置をニックが別の場所につけかえると、小指の動きがぴたりと止まった。そのとき、しばらく黙って座っていたあいだに、背外側前頭前皮質と右脳の側頭頭頂接合部を電磁石の櫛がとかした。TMSは脳の奥深くまで入り込んで感情や倫理的推論の領域に直接到達することはできない。それでもそうした領域に関連する大脳皮質の領域を沈静化もしくは活性化させて、より奥深くまで影響が及ぶ様子をシミュレーションすることはできる。

それからほどなく、今度はもっと漠然としているが、より範囲の広い、自分という存在そのものに関係してくるような変化を感じた。実験に入る前、わたしは時間に興味津々だった。急激な変化を感じるまでにどのくらいかかるのか。答えは、およそ十分から十五分。たいていの人がビールかワイン一杯で酔いが回ってくるまでの時間がちょうどそのくらいじゃないだろうか。

効果はアルコールと似ても似つかないというわけではなかった。気楽で陽気な自信。どういうわけか、たがはずれる。独りよがりな道徳観が大手を振って歩きはじめる。ええい、かまうもんか、という、どこか妙に超然とした認識が広がっていく。

しかしながら、注目すべき例外がひとつあった。アルコールの効果とのまぎれもない違い。それは感覚が研ぎ澄まされたままだということ、いやいっそう研ぎ澄まされたというべきかもしれない。意識の感度がこのうえなく高まり、磨かれている感じがした。たしかに良心が強力な精神安定剤で朦朧《もうろう》としている感じはあった。不安感もTMSという高級ウイスキーを五、六杯飲み干してへべれけになった感じだった。しかしその一方で、わたしという存在そのものは光ですばらしく磨き上げられた気がした。魂が、あるいはなんとでも好きなように呼んでかまわないが、食器洗浄機に突っ込まれたかのようだった。

こんな感じがするのか、とわたしは思った。これがサイコパスになったときの感じ。ゲイリー・ギルモアの眼をとおして世界を見る感じ。自分が何を言おうと何をしようと、やましさ、良心の呵責、恥、遺憾、恐怖——どれも心の計器盤に当たり前のように点灯するごく日常的な警告ランプだ——に煩《わずら》わされることなく、人生のドライブを楽しめるという感じだった。

突然、あることがひらめいた。わたしたちはよくジェンダー、階級、肌の色、知性、宗教のことをとやかく言う。しかし個人差のいちばん根本的な部分は、きっと良心の有無に違いない。ほかがすべて快感を覚えているときに良心だけは痛むもの。だが、その良心が鉄のように硬かったらどうだろう。どんなことにも良心が痛まず、他人が苦悶の叫びを上げていてもまばたきひとつしないとしたら。

それよりも大事なことは、サイコパスの人工移植によって、わたしはアンディ・マクナブ以上に冷静になるのかどうかだった。

椅子に固定され、計器やアラームの類につながれて、わたしはもう一度恐ろしい映像を見せられた。慣れを防止するため、内容は前のものと違っていた。今回はまったく違う結果が出た。「前回は吐き気がしたのに」自分の声が聞こえた。「正直、今度は油断するとにやけてしまいそうだ」

データもわたしの告白を裏づけた。前回は興奮しすぎて最先端の脳波プリンターが爆発炎上しなかったのが不思議なくらいだったが、サイコパスに変身したあとは脳の活動が著しく低下していた。アンディの脳波ほど上品な波形ではなかったかもしれないが、それに近づいていたのはたしかだ。ニューヨークの摩天楼は姿を消していた。

心拍数と皮膚電気反応についても同様だった。それどころか皮膚電気反応についてはアンディのデータをしのいでさえいた。

「これって正式なんですか」一緒に数値を検証しながら、わたしはニックに訊いた。「自分がアンディ・マクナブより冷静だって言ってかまわないのかな」

ニックは肩をすくめた。「たぶん。少なくとも今は。だが活用できるうちにせいぜい活用しておくほうがいい。二十五分間だ。最大でね」

わたしは首を左右に振った。すでに魔法が消えかけているのを感じていた。電磁誘導の魔法は消えかかっていた。たとえば、ついさっきまでと違って、自分は結婚しているんだという自覚がよみがえり、ニックの助手の女性に近づいて、一緒に飲みに行かないかと誘いたいという気持ちはしぼんでいった。

かわりにニックと学生用のバーに行き、「グラン・ツーリスモ」(カーレースの人気シミュレーションゲーム)で自己ベストを更新した。最初から最後まで思いきりアクセルを踏み込んでやった。そのくらい、いいだろう——たかがゲームじゃないか。

「変身中のきみが運転する本物の車には乗りたくないな」ニックが言った。「荒っぽさがまだ完全には抜けてない」

最高の気分だった。実験室にいたときほどではなかったかもしれないが。あそこまで、なんというか……「無敵」という感じではなかったかもしれない。それでもえらくなった気分だった。人生は可能性に満ちているように思え、心の視野が大きく広がった気がした。この週末は義母を介護施設に入所させる手伝いをするのをやめて、グラスゴーに行って友人の独身最後のパーティーに顔を出そうか。たまには他人の目なんか気にしないで、ハメをはずしたっていいじゃないか。最悪の事態といったってタカが知れてる。一年後、早けりゃ一週間後には、みんなきれいさっぱり忘れてるさ。弱気じゃ勝てない、だろ?

わたしは隣のテーブルにあった二ポンドをつかみ——チップとして置いてあったのだが、だれも気づきはしないだろう——ゲーム機で運試しをした。「フー・ウォンツ・トゥー・ビー・ア・ミリオネア」のゲームで十万ドル儲けたが、結局フィフティ・フィフティを拒否して一文無しになった。あんな派手な負けかたは、狙ってもできるものじゃない。「アメリカン・サイコ」の舞台は絶対にロサンゼルスだったと自信満々で、ニックが止めるのも聞かずにボタンを押した。

正解はニューヨークだった。

「あの一問だけは正解できると思ったのに」ニックは笑った。

変化が始まったのはそれからだ。かなり急速な変化だった。二度目の「グラン・ツーリスモ」はさんざんな結果に終わった。わたしは急に慎重になり、前回よりかなり下位でゴールした。それればかりか、隅に監視カメラがあるのに気づいて、さっきくすねたチップのことが頭をよぎった。面倒なことになったら……。返そう。そう心に決めた。

ニックが腕時計に目をやった。何を言われるかは、ニックが口を開く前からわかった。

「まだマクナブより冷静かい？」

わたしは笑みを浮かべてビールをがぶ飲みした。まったくサイコパスってやつは。彼らはけっして同じところに長居しない。パーティーからパーティーへと渡り歩く——何が待ち受けているかはほとんど気にせず、まして過ぎ去ったことなどまったく気にかけずに。

こいつも——たぶん二十分間このわたしだったのだが——例外じゃなかった。おもしろおかしく遊んで、それで酒代くらい軽く稼いだ。しかし、実験はすでに過去のものとなり、やつはご機嫌で去っていった。どこへともなくこの町から出ていった。

できるだけ遠くに行ってくれればいいのだが。

ホテルのバーでアンディと会っているところに現れてもらっちゃ困ると思った。アンディと意気投合するか、まったく反りが合わないか、どちらかだろうから。

偽らざる本音を言えば、そのどちらがより恐ろしいか、わたしにはわからなかった。

6　七つの決定的勝因

感傷などというものは敗者特有の化学的欠陥だ。

――シャーロック・ホームズ

ブロードムーア病院へ

ブロードムーア病院は出るより入るのが難しいというジョークがある。だが実際はその逆だ。「鋭利なものはもってませんね」受付の女性が怒鳴るように訊いた。わたしはちょうどブリーフケースの中身を全部――ラップトップPCも携帯電話もペンも、そしてもちろん、頼もしいグロック17自動拳銃も――エントランスホールの正面が透明なアクリル樹脂になっているロッカーに預けているところだった。

「ウィット以外はね」わたしはオスカー・ワイルドがアメリカの通関で言った言葉をまねて答えた。

受付係はお気に召さなかったようだ。わたしのことも、どうやらオスカー・ワイルドのことも。

「自慢するほど鋭利でもないでしょ」とやり返された。「さあ、右手の人差し指をここに置いて、まっすぐカメラを見て」

ブロードムーア病院の検問所を通過すると、すぐに小さな警備上のエアロックに案内される。受付と病院そのものを隔てているガラスの壁に囲まれた部屋で、面会の相手が受付からの連絡を受けてやってくるまでの待合室になっている。

待っているあいだはそわそわと落ちつかず、閉所恐怖症になりそうだった。雑誌のページをめくりながら、わたしは自分がここに来た理由を思い出していた。イギリスで全国的なサイコパス調査を始めてから、一通のメールを受け取ったせいだ。[1] 前例のない調査で、イギリスの労働者全員を対象に、サイコパス的特質がどの程度見られるかを調べるというものだった。参加者がわたしのウェブサイトにアクセスしてレヴェンソン・サイコパシー自己評価尺度の設問すべてに回答すれば、得点が表示される仕組みだった。[2] しかしそれで終わりではなかった。仕事の内容も入力してもらった。イギリスで最もサイコパス度の高い職業はなんだろうか。興味津々だった。逆にサイコパス度の低い職業は？　結果は左表のとおり、じつに興味深い――日曜礼拝に行く予定があるならなおさらだ。

ところが二週間ほどたって、調査参加者のひとりから次のようなメールを受け取った。法廷弁護士をしているという男性――それもイギリス有数の優秀な法廷弁護士――で、わたしの目を引く得点をあげていた。それでもその男性にとっては当たり前。大したことじゃないらしかった。

サイコパス度が高い職業	サイコパス度が低い職業
1. 企業の最高経営責任者（CEO）	1. 介護士
2. 弁護士	2. 看護師
3. 報道関係（テレビ／ラジオ）	3. 療法士
4. セールス	4. 職人
5. 外科医	5. 美容師／スタイリスト
6. ジャーナリスト	6. 慈善活動家
7. 警察官	7. 教師
8. 聖職者	8. クリエイティブアーティスト
9. シェフ	9. 内科医
10. 公務員	10. 会計士

「かなり幼いころから、自分は人と違う見方をしていると気づいていた」とその男性は書いていた。「それでもたいていはそれが役に立った。（あなたの言う）サイコパシーとやらは現代用の薬みたいなものだ。適量であれば絶大な効果を得ることも可能だ。心の免疫系が脆弱すぎるがゆえにわたしたちを悩ませる数多くの不安を軽くすることもできる。しかし量が過ぎれば、どんな薬でもそうだが、不快な副作用を起こすおそれがある」

このメールを読んで、わたしは考えた。この卓越した弁護士の言うことには一理あるのだろうか。サイコパシーは現代のための薬なのか。適量なら、つまりはサイコパスのミキシングコンソールの調整つまみを——時と状況に応じて――少し右側に回せば、実際にメリットがあるだろうか。

その可能性には興味をそそられた。それ以上に、大いに理にかなっている気がした。ここでその調整つまみについて見てみよう。非情さ、魅力、一点集中力、精神の強靭さ、恐怖心の欠如、マインドフルネス〔「今・ここ」でのあらゆる事象に対し、評価や価値判断を加えることなく、能動的に注意を向けること〕、行動力。ここぞというときに、これらのつまみをひとつかふたつ右に回せば、だれだって得をするんじゃないだろうか。問題はつまみを元に戻せるかどうかだった。

わたしは実際に検証してみることにした――それは破滅への道ではないかもしれないが、間違いなく地獄に近づこうとしていた。同業者に話を聞くためにいくつかの病院を訪れたことはあった。とはいえ病棟に足を踏み入れたらどうなるのか。医師に会うほかに、一部の患者とも話をしたら？　ありふれたふつうの問題、パブで愚痴をこぼすような話題を振って、相手の反応を見てみたら？　相手はどうしろと言うだろうか。ついさっきまでは名案だと思っていたのだが。

「ダットン教授？」ふいに声がして顔を上げると、ドアのところから三十五、六の金髪の男性がこちらをうかがっていた。「どうも、リチャード・ブレイクです。パドックセンターのチームリーダーのひとりです。[3]ブロードムーアへようこそ！　院内をご案内しましょう」

わたしは腰を上げ、リチャードとともに迷路のような病院の奥へと分け入っていった。通路とわたしたちが先ほどまでいたのとそっくりの、部屋とも通路ともつかない部分――リチャードによれば「警備用の気泡」――が延々と続いていた。目の前のドアを開けるときは必ず背後のドアに鍵がかかっているのをたしかめてから、というのがブロードムーアの鉄則だと、リチャードはわたしたちが向かっている場所について少しばかり補足した。

パドックセンターは、高度に専門化された閉鎖的な人格障害専門施設で、十二病床の病棟が六棟ある。常時、患者の約二十パーセントが「純然たる」サイコパスで、専門の治療と継続的な評価を行う「危険かつ重篤な人格障害（DSPD）」病棟二棟に収容されている。残りのグループは、臨床的に重要なサイコパス的特質（PCL-Rの得点がやや高い）に、境界性、妄想性、自己愛性など他の人格障害に典型的な、核となる補完的特質を伴う患者たちだ。もしくは、妄想や幻覚など主要な精神疾患の総合的症状を示す特質が見られる。

わたしははっとした。わたしが足を踏み入れようとしているのは、悩める健やかな者が気軽に立ち寄ってコーヒーでも飲みながら愚痴をこぼせる福祉センターではなかった。悩まざる病める者たちが赤ワインをがぶ飲みする隠れ家、良心なき内なる聖域だった——この分野で有数の不吉な神経化学の保護区であり、そこでは脳の状態が文字どおりナイフの刃先で揺れていた。収容者にはヨークシャーの切り裂き魔がいた。ストックウェルの絞殺魔もいた。ここはこの世で最も危険な建物のひとつだった。

「あの、リチャード、身の危険はないよね」ふいに左手に広大な屋根のない区域が現れ、明らかに手ごわい鉄条網で囲われているのを見て、わたしは悲鳴に近い声で訊いた。

リチャードはにっと笑って「大丈夫」と言った。「実際、DSPD病棟ではめったにトラブルは起きないんです。サイコパスの暴力はもっぱら手段にすぎません。明確な目的を達成するための手っ取り早い方法というわけですよ。だからこういう環境では、大部分防ぐことができます。万一何か起きても簡単に止められる。何が起きるかわからないのはむしろ精神病患者の病棟のほうなんです。

現に、ほかの人格障害と比べても、サイコパスは扱いやすい。どういうわけか、境界性人格障害や妄想性人格障害などの患者より日常生活にうまく適応します。すぐに飽きるせいかもしれない。サイコパスは楽しむのが好きなんです」

「それに」リチャードは軽くとがめるような調子で付け加えた。「今さらもう引き返せないでしょ？」

サイコパス病棟の住人たち

「おれたちは邪悪なエリートさ」ゴールエリア角からのすばらしいヘディングシュートでチェルシーにとって二点目となるゴールを決めて、ダニーは言った。「おれたちを美化するな。だが逆に人間じゃないみたいに言うのもやめてくれ」

ダニーは任天堂Ｗｉｉの陰からわたしをちらりと見た。ゲームは順調だった。ピッチのなかでも外でも。チェルシーは二対〇でマンチェスター・ユナイテッドに勝っていた――その様子をわたしは座って見ていた。サイコパスたちに交じって、テーブルの上に足を投げ出して、ブロードムーアの超厳重に隔離されたＤＳＰＤ病棟の片隅で。

病棟の雰囲気は予想とは違っていた。第一印象は非常に設備の整った学生会館のようだった。

きれいにかんなをかけた明るい色調の木材。たっぷりと差し込んでくるすがすがしい陽光。計算し尽くされた空間。なんとビリヤード台まであった。電車代くらい取り戻せたらよかっただろうが、あいにく今ではシートがかけられていた。

白髪交じりで頬髭を生やし、フェアアイルのセーターに伸縮性のあるベージュのスラックスという格好の男はラリーで、みんなの頼れる世話役という印象だった――ただし夜出かけるときにベビーシッターとして雇うのは絶対にやめたほうがいい。幼児殺しで悪名高いヘロデ王を雇うほうがまだましだ。そのラリーがわたしに興味を示した。サッカーに飽きていたのだ。

「あのさ」ラリーはわたしと握手を交わし、物憂げで眠そうな目をしてわたしを見すえた。「おれはブロードムーアでもとくに危険な男だと言われてるんだ。信じられるか？　だけど誓ってあんたを殺しやしない。さあ、なかを案内してやるよ」

ラリーの案内で病棟のいちばん端まで行き、彼の部屋をのぞいた。病院の個室と大して変わらず、快適さを増すための備品がいくらか多い程度だった。たとえばコンピューター、デスク、ベッドの上に積まれた本や書類などだ。

わたしが興味をそそられているのに気づいたらしく、ラリーは少し近づいてきた。「もう二十年間もここにいるんだ」ラリーが耳元でささやいた。「時間ならうんざりするほど……」咳払いをし、何か企んでいるような笑みを浮かべた――「……いくらでもある。おれの言ってることがわかるか」。

次に案内されたのは庭だった。奥まったところにある灰色の煉瓦を敷き詰めたパティオで、広さはだいたいテニスコートくらい。ところどころにベンチが置かれ、針葉樹が植えられていた。「二十年も見ているとちょっと飽きたよ」とラリーは言った。

無理もない。続いてわたしたちは病棟の反対側に足を踏み入れ――病棟は左右対称のレイアウトになっていて、それぞれ六部屋ずつ配置され、掃除の行き届いた灰白色の通路で仕切られていた――ジェイミーの部屋に立ち寄った。

「ケンブリッジ大学からのお客なんだ」ラリーが言った。「おれたちの本を書いてるとこなんだってさ」

ジェイミーが立ち上がり、戸口にいるわたしたちの前に立ちはだかった。今来た道を引き返してもらえないかという意味だった。わたしたちはそのとおりに――かなりそそくさと――病棟の聖域に戻った。ジェイミーはラリーとはまったく違うタイプの人間だった。身長およそ百八十八センチの大柄な男で、炭で焼いたような無精ひげを生やし、コバルトブルーの刺すような眼をして、孤独できわめて暴力的な殺人者を思わせた。陰気で恐ろしげで、どことなく悪魔的で。厚手のチェックのシャツと建物解体用の鉄球を思わせるスキンヘッドが、その風貌に輪をかけていた。

「で、どんな内容の本なんだ」ジェイミーが自室の戸口のところに立ったまま、腕を組み、左のこぶしを鉄球のように顎に当てて、うなるようにつぶやいた。いかにもギャングらしいロンドン訛りだった。「どうせまたくだらねえ内容なんだろ。あんな連中は閉じ込めて二度と出てこられないようにしろってか？　それがときにはどれだけ意地悪く聞こえるか、あんたにゃわかっちゃいねえんだ。それにどれだけ人を傷つけるかだってわかっちゃいねえ。違うか、ラリー？」

ラリーは芝居じみた高笑いをし、シェイクスピア劇の登場人物が苦悶するときによくやるように、両手を心臓のところで握り締めてみせた。一方ジェイミーは涙を流すふりをするのがとてもうまかった。

こいつはいいぞと思った。わたしはこのためにここにやってきたのだった。絶え間ない逆風に対して涼しい顔でいられるというのは、ひょっとしたらだれもが少しうらやむ能力かもしれない。

「じつは、ジェイミー」わたしは言った。「わたしがやろうとしているのはまったく逆のことなんだ。きみたちに学ぶことがあるんじゃないかと思ってる。あるタイプの人格から学べるんじゃないかと。もちろん、ほどほどにってことだけど。そこが肝心なんだ。ちょうど今きみが、みんなにどう思われようと気にしなかったみたいに。日常生活ではそれが一定のレベルなら、じつはとても健全なんだ」

ジェイミーはかなり気をよくした様子だった。わたしがアドバイスを求めていると思ったらしかった。サイコパス独自の見方が、実際には日常生活のさまざまなジレンマになにか貴重な視点をもたらすかもしれない、という考えも気に入ったようだった。それでもまだいくらか慎重だった。

「おれやこの〝船長〟が恵まれすぎてるとでも言うのか？」ジェイミーはあざけるように

言った。「車はいかしてるがドライバーが飛ばしすぎるってか？」

興味深いたとえだった。

「まあ、そんなところだ」わたしは言った。「アクセルを踏み続けてばかりじゃなくて、ちょっとのあいだ、車を路肩に寄せる気はないかな」

ジェイミーが眉根を寄せた。「だれのためだろうと路肩駐車なんかごめんだね」という言葉が返ってきた。「でもあんたが乗りたいんだったら、飛び乗ればいい」

院内ツアーの出発点、病棟のもう一方の側に戻ると、チェルシーがマンUに四点差をつけていた。ダニーが（ほかにだれがいるだろう）殊勲選手に選ばれたところだった。

「やつに殺されなかったわけだな」ダニーは無造作にそう言って、〝船長〟のほうをちらりと見た。「年をとってヤワになったか、ラリー」

わたしは笑った。ひどく神経質な笑いかただったと思う。躁《そう》じみたところがかなりあった。一方、ラリーはいたって真剣だった。

「おい」ラリーは強い口調で言った。「わかっちゃいないな、坊や？　おれはあんたを殺さないと言った。実際、殺さなかっただろうが」

わたしははっとした。あれはこけおどしではなかったのかもしれない。見た目以上に自制していたのかもしれなかった。わたしがうろたえ、笑い飛ばそうとしたせいで、笑い飛ばすという高尚であっぱれな目的を達成するどころか、ラリーの神経を逆なでしたらしい。

「いや、ラリー……」わたしは口をはさんだ。「……わかってる。ほんとだ。ありがとう。本当に感謝するよ」

ジェイミーが笑みを浮かべた。明らかにおもしろがっているようだった。それでも自分が恐ろしく薄い氷の上をすべっているらしいことに気づいたわたしにとっては、笑いごとではなかった。忘れてしまいがちだが、この連中は何をしでかすかわからなかった。本当に限度というものがなかった。倫理というブレーキはなく、扁桃体はV12エンジン並みとあって、車はいつスピンしてコースからはずれてもおかしくなかった。

サッカーゲームの幕が下りた。ダニーはスイッチを切り、椅子にふんぞり返った。

「本を書くんだって?」ダニーが言った。

「そうなんだ」わたしは答えた。「きみたちがどんなふうに問題を解決するのか知りたい」

ダニーはいぶかしそうにわたしを見た。「どういう問題だ」

「ありふれた問題さ」わたしは言った。「たいていの人間が毎日暮らしていくなかでぶつかるようなやつだよ」

わたしはラリーとジェイミーをちらっと見た。「例を挙げてもいいかな」

ダニーは時計を見た。「どうぞ」とため息交じりに言った。「ただし五年以上かかっちゃ困る」

「できるだけ手短にするよ」わたしはそう言って、友人が自宅を売ろうとしたときの顚末をダニーに話して聞かせた。

どうしたら困った賃借人を追い出せるか。ドンと彼の妻フランにとってはそれが問題だった。夫婦はフランの母親であるフローを自宅に引き取った。同居するにあたって、フローが四十七年間暮らした家は、ドンとフランが売りに出した。ロンドンの将来性の高い地域とあって、問い合わせはかなりあった。だが少しばかり問題もあった。賃借人がいて、なかなか出て行きそうになかったのだ。

ドンとフランは我慢の限界に近づいていた。賃借人が居座っているせいで、すでに一度買い手を逃してしまっていた。今度だめになったら大損害になりかねなかった。出て行かせるにはどうしたらいいのか。

「暴力は抜きってことだよな?」ダニーが訊いた。

「そのとおり」わたしは言った。「ぶち込まれるのはごめんだろう?」

ダニーはわたしに向かって中指を立てるしぐさをした。それでも彼がそう訊いたこと自体、サイコパスにとっては暴力が唯一の武器だという迷信を打ち砕くものだった。

「だったら、こういうのはどうだ」ジェイミーがどすの利いた声で言った。「ばあさんは娘夫婦のところにいるんだから、家には賃借人のおっさんひとりなんだろ? だったら市の人間のふりをしてその家に行って、家主に話があると言えばいい。ばあさんは留守だと言われたら、そうですか、では連絡先を教えてください、と言うんだ。至急お話ししたいことがあるので、ってな。

そうすりゃ相手は気になる。何かあったんですか、とちょっと心配そうに訊くだろう。そしたら、じつはいろいろ面倒なことになりまして、と言え。表で定期的なアスベスト測定をやっていたんですが、とんでもなく高濃度のアスベストが検出されましてね。チェルノブイリの比じゃないんです。家主のかたに至急連絡を取らなきゃならんのです。建物の構造調査を実施する必要があるので。現在居住中のかたは市の許可が出るまで退避していただくことになります。

それでうまくいくはずだ。運がよけりゃ、『肺癌による緩慢な死の苦しみ』がどうのこうのまで言わなくても、そのろくでなしはあわてて退散するだろうよ。もちろん、そいつが近所をひと回りして帰ってくるころまでに鍵を替えちまっとけばいい。笑えるだろうな。ただし問題は、やつの持ち物はそっくりそのまま置きっぱなしってことだ。まあ、ガレージセールでも開いて売っちまえばいいか。鍵代くらいは稼げるかもな……。

おれか？　おれ自身、この衛生安全作戦を選ぶね。いや、むしろ偽装安全工作と言うべきか！　そうすりゃ、そのいけすかねえやろうはイチコロさ。しかも感謝されるぜ、きっと」

ドンとフランの賃借人トラブルに対するジェイミーの見事で型破りな解決策に、わたしは完敗した。しかしもちろん、なんだか癪だが、それはある意味まったく当然のことだった。わたしは冷酷非情なサイコパスではないのだから！　居座っている賃借人をさっさと追い出してホームレスにしてしまうなんて方法は、考えもしなかった。わたしのレーダーには引っかからなかった。同じく、相手の持ち物を売った金で鍵を取り替えて閉め出してやれ、だなんてことも思い浮かばなかった。それでもジェイミーがいみじくも指摘したとおり、時と場合によってはそれが「不本意だがいちばんましな選択肢」になる。望みどおりの結果、もしくは最も好ましい結果を出すために、非情にならざるをえないときがある。

しかしジェイミーの話にはまだ続きがあった。興味深いことに、そうするのが正しいとジェイミーは言った。客観的に見れば倫理的な行動だ、と。

「ろくでなしを文無しにして何が悪い？」ジェイミーは言った。「考えてもみろ。〝正しい行い〟をしろって言いたいんだろうが、道徳的に間違ってるか？　殴られて当然のやつを殴るか、不当に自分が殴られるか。ボクサーはあらゆる手を使って相手をできるだけ早く片づけるじゃないか。スポーツの世界なら非情でもかまわないのに、日常生活ではだめなのか？　何が違うってんだ……。

問題は、たいていのやつが善だと思っていることがじつは見せかけで、本当は悪だってことだ。自分は甘っちょろくて弱いと思うより、理性的で教養があると思い込むほうが、はるかに簡単だろ？」

「善良な人間は夜にベッドに入って安らかな眠りにつける」とジョージ・オーウェルは書いている。「なぜなら、粗野な連中が彼らにかわっていつでも暴力沙汰を引き受けてくれるからだ」

しかし、世界で最も危険なサイコパスのひとりの言うとおりだとしたら、目覚ましを鳴らすだけで、わたしたちのだれもが同じようにふるまえるかもしれない。

ドンとフランの賃借人問題に対するジェイミーの解決策には、間違いなく非情さの要素が潜んでいた。とはいえダニーが最初に「暴力は抜きってことだよな」と言ったことが明示するように、そうした非情さは必ずしも度を越しているわけではない。発揮され具合が巧妙であればあるほど、非情さを示すエピソードはより独創的になり、罰せられることなく成功する可能性は増す。情に流されずに自分の利益を追求するという短剣は、魅力的で親切そうな仮面に巧みに隠されて、はっきり見えなくなっている可能性がある。

サイコパスの人を魅了する能力については、言うまでもなく、証拠は十分ある。一点集中して「仕事をやりとげる」能力についても同様だ。もちろん、このふたつが組み合わされば強力で抜け目がなく、だれにとっても役に立つはずだ。

魅力とは何か、あとからわたしたちの話に加わったレスリーの解釈が、かなりいい線をいっていた。魅力とは「我慢ならないやつを丁重にもてなして、一気に、順調かつ効率よく自分の思いどおりに動かせるようにする能力」だという。

金色の巻き毛をきっちりセットし、非の打ちどころない上流階級のアクセントで話すレスリーは、いかにもそんな能力を発揮する達人に思えた。「こちらの出かた次第で相手はいくらでもいい人になる」とレスリーはきっぱり言った。「そうなればもちろん、相手をかなり意のままに支配できる」

　レスリーは一点集中力についても、なかなかいい解釈をしていた。とくに、自分が望むものを手に入れる場合の一点集中力についての解釈が振るっていた。自分の頭のなかで起きていることはほとんどの人と違う行動原理に従っていると、かなり小さいころに気づき、それを絶対的な強みにしたという。

「学校に行っていたころは殴り合いのけんかは避けていた」レスリーはわたしに言った。「大人になった今でもそうだ。その点はジェイミーに似ているかもしれない」

　ジェイミーは微笑んだ。皮肉な自己満足をたっぷりとにじませて。

「気づいたのはかなり早かったんだ。自分の思いどおりにならないのは、たいてい自分自身がどこに向かっているのかわかっていないせいだとね。ひとときの熱情に駆られて、一時的にコースからはずれてしまう。そこで流れが変わってしまうんだ。それからは自分が望むものを手に入れるだけじゃすまなくなる。望むものを手に入れられる人間だと他人に思われることも重要になってくる。

　さっきジェイミーがボクシングの話をしていたね。じつは以前、ある一流トレーナーの名言を耳にしたことがある。相手をたたきのめしてやろうと熱くなってリングに上がれば、さんざんな結果になりかねない。でも勝つことだけに、自分のやるべきことだけに集中すれば、結局、相手をたたきのめせる公算が高いそうだ」

　わたしはレスリーの話は至極もっともだと思い、数年前のある出会いを思い出していた——報復と暴力がいつ入り込んでもおかしくない状況だったにもかかわらず、魅力と一点集中力が勝利したときのことを。

身長百九十六センチ、体重百十三キロのデイ・グリフィスは、ギリシャ神話の神々が住むオリンポスよりもギリシャ料理店のほうがお似合いだった。イギリスのある警察署に勤務して二十三年、サイコパス的人格目録（ＰＰＩ）をやってみれば得点はおそらく、自分が逮捕した連中のほとんどを上回ると思われ、ほとんどのことを知り尽くしていた。

「あのドアから入ってくる連中の二十パーセントが」グリフィスは留置場の入口を示しながら言った。「おれたちの仕事の八十パーセントを占める」。もちろん、多少水増ししているにしても、やっかいなのは常習犯だというわけだ。

たとえばイアン・クラックネルのような常習犯だ。

クラックネルは言ってみれば酒を飲むのが仕事だった。まるで時計仕掛けのように、金曜か土曜の夜になると決まって、輝かしい未来を打ち捨てて署に運ばれてくる。たいていはジャック・ダニエルズを一本。ビールにいたってはどのくらい飲んだか神のみぞ知るだった。

署に運び込まれてからの段取りのよさは、クラシックバレエ「白鳥の湖」も顔負けだった。クラックネルはまず「正気を失った」ふりを始める。続いて精神鑑定のために精神科医が呼ばれる（法律で義務づけられているからだ）。ところが精神科医が到着するころには、なんとびっくり、クラックネルは正気に戻っている。もちろん酔ってはいるが、正気を失ってはいない。精神科医は、警察の無能さと、とんでもない時間に呼び出されたことについて愚痴をこぼしながら帰っていく。クラックネルは笑い声を響かせながら引っ立てられていき、留置場で一夜を明かす。その繰り返しだった。

クラックネルの抱える問題を解決できるとは思えなかった。彼が仕掛けてくる果てしない心理戦に、どうやって終止符を打つというのか。問題は（再犯のほとんどがそうだが）クラックネルがだれよりも司法制度に精通していることだった。もちろん、その使いかたにも、だ。そのため警察に残された選択肢は、クラックネルを逮捕しないか、どうなるか覚悟のうえで逮捕するかだった。たいていはマジ切れした精神科医にどやされるのがオチだった。

それでおしまい、のはずだった。

ところがある晩、グリフィスにある考えが浮かんだ。クラックネルを留置場のいつもの場所に入れて、当直の精神科医を呼びにやってから、グリフィスは遺失物を保管しているロッカーに向かった。しばらくして、かつらに口紅、赤くて丸い鼻、それに鈴と、上から下まですっかり道化師に扮装して、クラックネルのところに顔を出した。

朝食には何をご所望ですか、とグリフィスは訊いた。クラックネルは控えめに言ってもキツネにつままれたような顔をした。ふだんはコップ一杯の水にありつければ儲けものだったから。それもガラスじゃなくプラスチック製のコップで、だ。それがこんな手厚いもてなしを受けるなんて。自分の幸運が信じられない様子だった。

「卵はいかがいたしましょう」グリフィスは続けた。「スクランブルエッグ、ポーチドエッグ、目玉焼き、それともゆで卵がよろしいですか」

一流の給仕長に見えるよう細部まで気を配りながら、グリフィスはクラックネルの要望を、しぼりたてのオレンジジュースにいたるまで、すべてメモして、その場から離れた。

十分後、今度は制服に着替えて、クラックネルのところに当直の精神科医を連れていった。

「で」精神科医がつぶやくように言った。「今度はどうしたんだね」

クラックネルはいらだっているようだった。

「あんたが話さなきゃいけないのはおれじゃない」と口ごもりながら言った。「そいつだよ！信じないだろうけど、さっき、あんたが来る前にそいつがここにやってきたんだ。上から下まですっかり道化師の格好をして、朝食には何をご所望ですか、なんて訊きやがった！」

精神科医は不審げにグリフィスを見た。グリフィスは肩をすくめて見せた。

「いよいよいかれちまったらしいな」グリフィスは言った。

誓って言うが、デイ・グリフィスは敵に回したくない男だ。多くの人間が彼を敵に回し、その結果、歯を二、三本失うはめになった。「歯医者」とあだ名されているのはそのせいだった。

それでもグリフィスの武器が腕っぷしの強さだけでないのは明らかだった。彼なら腕力でクラックネルに思い知らせてやることは簡単だったはずだ。知ってのとおり、酔っぱらいには「事故」がつきものだから。あちこちぶつかって、体のいたるところにあざをつくる。だがグリフィスはそうしなかった。まったく別の道を選んだ。レスリーが雄弁に警告した落とし穴——自分が望むものを手に入れるだけじゃなく、自分が望むものを手に入れる人間だと他人に思われたいという誘惑——を避けてとおった。だれがボスかをクラックネルに裏でこっそり、いやというほど思い知らせたい、という誘惑に負けず、ジレンマをきれいさっぱり解消する方法を見つけることに集中した。自分だけじゃなく、同僚全員のために。今抱えている問題だけに集中した。我慢ならない相手を丁重にもてなした。その結果、問題を根本的に解決した。おかげで精神科医たちはその週末、ほっとひと息つけたに違いない。

魅力、一点集中力、非情さという、サイコパスの持ち札でもとくに目立つ三つの特質を組み合わせれば、効果的な問題解決法の青写真ができあがるというのは、たしかにそれほど意外ではないかもしれない。しかし、本当に運がよければ、この三つが追い風になり、長期間にわたって桁外れの大成功を収めることができるとしたら、話は違ってくるだろう。

スティーブ・ジョブズがいい例だ。[4]

ジョブズが死去した直後、ジャーナリストのジョン・アーリッジは彼を次のように評した。ジョブズがカルト的な指導者の地位を確立しえたのは、「一心不乱で、何かにとりつかれたように、一点に集中し（元同僚のひとりによれば、ジョブズは「溶鉱炉のような猛烈さ」をにじませていた）、完璧を求め、妥協を許さず、仕事の鬼に徹したからだけではなかった。成功するビジネスリーダーは、みんなそうだ。高いカネで雇われた広告エージェントの連中は、ビジネスリーダーもわたしたちと同じ、気楽に生きている人間だと信じ込ませようとするが、そんなわけがない……」

たしかに。そんなわけがない。アーリッジによれば、ジョブズにはカリスマ性もあった。ビジョンもあった。ハイテクライターのウォルト・モスバーグが明かしたように、自慢の新製品を個人的に見せる場合でも、重役室の光沢のあるテーブルに置かれたピカピカの新製品に布をかけて、その布を仰々しく取り払って一種のショーを演出した。

アップルは世界一革新的なハイテク企業ではない。それどころか正直、世界一にはほど遠い。むしろ、よそのアイディアを生かしてつくり変えるのがうまい。パーソナルコンピューターを最初に売り出した企業はアップルではなかった（IBMだ）。スマートフォンでも先を越された（ノキアに）。技術革新を目指しては、たいていしくじってきた。ニュートンとかパワーマックG4キューブとか。

ジョブズがもたらしたのはスタイルだった。洗練だった。そして時代を超えたテクノロジーの魅力だった。ジョブズは消費者を丁重にもてなした。リビングルーム、オフィス、デザインスタジオ、映画の撮影現場……いたるところから、世界各地のアップルストアの入口までレッドカーペットを敷いた。

精神の強靭さ

アップルが世界を制覇するまでに経験した挫折（創業まもないころは、それまでの努力が水の泡になりかけたこともあった）は、人生には落とし穴や障害が待ち受けていることを説得力をもって思い起こさせる。人生は思いどおりにならないもの。レナード・コーエンが歌ったように、だれもがときには「だれかを無一文にする」。しかもきょうか、あしたか、将来ここぞというときに、あなたがそのだれかになる可能性も十分ある。

ジェイミーたちの話をしてもまだ誤解があるといけないから言うが、サイコパスは他人が大損するはめになっても平気だ。一方、自分が犠牲者になった場合——運命が逆転して自分がクビになるのを待つ立場になっても、いたって気楽なものだ。そういう神経の図太さ、逆境に対する計り知れない無関心さは、わたしたちのだれもが何かの形でもう少し必要としているのかもしれない。

エモリー大学の人類学准教授ジェームズ・リリングは、これを実際に検証し、3章で取り上げたのと同じような反復的な「囚人のジレンマ」ゲームで、サイコパスについて奇妙だが励みになるパラドックスを発見した。[5] 当然かもしれないが、サイコパスはその手のゲームでは「裏切る」傾向が強く、その結果、相手の好戦性、対人的攻撃性が増すことになる（「協調‐競争」のダイナミックな相互作用）。

しかし、ここがポイントだ。逆に相手から裏切られた場合、サイコパスは大して気にしない。せっかく協調しようとしてやったのに、相手は裏切った。そんなとき、サイコパス度の高い人間の脳では何が起きているのか。リリングらは興味深い事実を突き止めた。そうした人びとの脳では、より「親切な」、より公正な参加者に比べて、扁桃体の活動が著しく低下していた。つまり、「仕返しをしない」自制的行為を示したのだ……ときにはこんな変わった形で現れることがある。

「若いころは」ジェイミーが話に割り込んできた。「よく競争したもんだ。夜の外出中にだれがいちばん振られるか。その、たとえば女に、だ。この〝船長〟がいるときは、女だけじゃなかったがな」

ラリーは困ったような顔をしてわたしを見た。

「夜が明けるまでにいちばん振られたやつは、次の晩に外出したときの費用を払わなくてよかった。

だったらもちろん、できるだけ数を増やしたほうがいいだろ？　ひと晩、費用はまるまる仲間持ちで遊べるんだからな。言うことなしだ！　だが妙なもんで、経験を積むうち、なかなか振られなくなってくるんだ。楽勝だと思ったとたん、うぬぼれてくる。話しかたも荒っぽくなったりする。すると逆に、そこがすてきなんて飛びついてくるやつも出てくる！

振られるのも楽じゃないというわけだ。」

恐怖心の欠如

恐怖心の欠如と精神の強靭さの結びつきを示したのは、ジェイミーたちが最初ではなかった。たとえばリンカーン大学のリー・クラストとリチャード・キーガンは、人生のリスクを引き受ける人の大半が、リスクを回避する人に比べて、一般的な「精神の強靭さ」テストの得点が高いことを証明した。「挑戦／経験に対する開放性」の下位尺度の得点が物理的リスクを負うかどうかを判断する最大の指標で、「自信」という下位尺度の得点が心理的リスクを負うかどうかを判断する最大の指標だった。[6]　どちらもサイコパスが十分備えている特質だ。

5章で登場したアンディ・マクナブがこんなことを言っていた。任務中に命を落とす可能性は高い。敵の部隊に拘束される見込みもかなりある。パラシュートがどこか外国の荒れ狂う海で高層ビルのような大波に呑まれることもありうる。だが、そんなことはくそくらえだ。とにかくやってみる。それが特殊部隊の兵士の仕事なんだ。

特殊部隊の兵士が怖いもの知らずであると同時に強靱な精神の持ち主（わたしがテストした人びとの多くの結果が示すとおり、サイコパス的なくらいに）だということは疑いの余地がない。事実、陸軍特殊空挺部隊（ＳＡＳ）の教官の厳しく非人間的な選別コース（九か月間に及び、合格するのはほんのひと握りの候補者だけだ）では、とくにそうした特質に目を光らせる――その証拠にそういう悪夢にうなされる者もいる。

その一例として、選抜試験をトップでパスした男から聞いた話が、一人前の男に求められる精神の強靱さとはどういうものかを理解するうえで、かなりいい手がかりとなる。最終的に勝利を収める人間の思考形式、エリートの心理的特質を体現する精神の強靱さとはどういうものかが見えてくる。

「暴力で落とすんじゃない」とその男は言った。「暴力の脅威で落とすんだ。何かひどいことが起きる、すぐそこまで迫ってるという考えが、発癌性物質みたいに心を蝕《むしば》んでいく」

男はあるケースについてくわしく語った。それ以来、わたしは愛車の排気管を自分で修理するのをやめた。

「ふつうこのころにはもう、候補者は疲れ切ってる……覆面をされる直前にそいつの目に映るのは二トントラックだ。地面に寝かせられ、トラックが近づいてくる音を聞く。三十秒かそこらでトラックはそいつの真上に来る――耳元でエンジン音がする。エンジンをたっぷり吹かして、ドライバーはトラックから飛び降りる。ドアを荒っぽく閉めて、その場から立ち去る。エンジンはまだ動いてる。しばらくしてどこか遠くのほうで、ハンドブレーキは掛けたかと訊く声がする。ここで、覆面をされてるやつは知らないが、じつはずっとそこにいたチームのひとりが、静かにスペアタイアを転がして、そいつのこめかみに載せる。もちろん手で転がすんだが。じわじわと圧力をかける。もうひとりがトラックのエンジンの回転数を少し上げて、動いているように感じさせる。数秒後、タイヤをどけて覆面を取る。それからそいつを責め立てる……その時点でギブアップするやつも珍しくない」

ＳＡＳの選抜試験がどんなものか、わたしはテレビ番組のパイロット版の仕事で少しばかり体験したときの話を、仲間――ダニー、ラリー、ジェイミー、レスリー――に披露した。わたしは寒くて薄暗い倉庫の床につながれて、フォークリフトが頭上二メートルほどのところに強化コンクリートの分厚い板を掲げているのを、絶望と恐怖のなかで見守っていた……やがてコンクリート板は降下を始め、荒削りのぎざぎざした底面がわたしの胸を軽く圧迫した。そのまま十五秒ほどたったころ、フォークリフトが不吉なシューッという音ときしむような音を立て、それを上回る大声で操縦者が叫ぶのが聞こえた。「くそっ、故障だ。上がらない……」

その後、熱い風呂に入ったあとで、自分がまったくもって安全だったことがすぐに明らかになった。じつは「強化コンクリート」というのは真っ赤な嘘。発泡スチロールに色を塗った代物だった。機械も故障なんかしていなかった。だが言うまでもなく、それはあとになってわかったことだ。選抜試験で同様の苦難に耐える志願者にしても同じだった。拙著『瞬間説得』

にも書いたように、実際にそういう目に遭っている瞬間には恐ろしくリアルだった。

しかしジェイミーは見るからにつまらなそうな顔をしていた。「いくら機械が故障したって、あんたの上にフォークリフトが落っこちてくるわけじゃないだろ。しばらくそこから動けないだけじゃないか。それがどうした。なあ、連中は勇気は美徳だって言うんだろ?

だけど勇気なんて必要ないとしたら、どうなる。そもそも怖がる必要がないとしたら。怖がる必要がなけりゃ、恐怖心を克服する勇気もいらないじゃないか。おれだったら、そんなコンクリートやタイヤの芸当なんかどこ吹く風さ。ただの心理戦じゃないか。だからって勇敢ってことにはならない。そもそも無関心なんだから、勇敢になりようがないだろ。

だから、おれは信じない。あんたらは四六時中勇気勇気と繰り返し、みんな勇気が必要だと思ってるが、それはおれが自然にやってるレベルに達するためじゃないのか。それを美徳と呼びたけりゃ呼べばいい。でもおれに言わせりゃ、生まれながらの才能だ。勇気なんて単なる感情のドーピングさ」

マインドフルネス

身長百八十八センチのスキンヘッドのサイコパスと向かい合ってソファに腰かけ、自分の道徳の羅針盤の横にかなり大きな心理的磁石を置かれるのは、あまり気持ちのいいものではなかった。もちろん、サイコパスの説得力のすごさはよく承知していた。それでもジェイミーの言うことには一理あると思わずにはいられなかった。「ヒーロー」が、脳の回線に固定された生存本能が悲鳴を上げるのに抗いながらやることを、サイコパスなら平然とやるだろう——汗ひとつかかずに。羅針盤の針の動きを加速させるように、レスリーが新たな難問を提起した。

「でもそれって恐怖を感じるか感じないかだけの問題じゃないよね。恐怖、というか、ぼくの考える恐怖だけど——正直なところ、本当の意味で恐怖を感じたことがないから——その恐怖にまつわる話は十中八九まったく根拠がない。よく言うじゃないか。心配することの九十九パーセントは決して実際には起きない。じゃあ、ポイントはなんだろう。

問題なのは、起きるかもしれないこと、失敗するかもしれないことばかり心配して、今この瞬間がまったく見えなくなることじゃないかな。今のところは万事うまくいってるってことを見落としてしまう。きみは尋問体験で痛感したはずだ。その特殊部隊の男はなんて言った？暴力で落とすんじゃない。暴力の脅威で落とす。だったら〝今〟に集中してればいいじゃないか。

考えてもごらんよ。ジェイミーが言うように、コンクリートの塊、というかコンクリートの塊だと思っているものの下に横たわっているあいだ、実際は悪いことなんか起きていなかったんだろう？　そりゃあ、天蓋用の柱が付いた豪華なベッドほど寝心地はよくなかったかもしれないけど。それでも、眠っていたって別にかまわなかったんじゃないのかな。

きみを震え上がらせたのはきみ自身の想像だった。脳が早送りモードになって、起こりうる災難を次から次へと思い浮かべた。でも実際には何も起きなかった。

ってことはつまり、できるかぎり脳が先走りしないようにすればいいんだ。続けていればそのうち、きみも勇気勇気と言わなくてすむようになるはずだ」

「さもなきゃ想像力を味方にしたっていいんだぜ」ダニーが口をはさんだ。「今度、恐ろしい目に遭ったら、こう思え。『怖いと感じていなかったら、自分はどういう行動を取るだろう』。そしてそのとおりに行動しろ」

いいアドバイスだ――問題は実践する勇気があるかどうかだが。

ジェイミー、レスリー、ダニーの話を聞いて、偉人たち――八正道《はっしょうどう》を通って涅槃《ねはん》へ向かう三人の仏教者と会っている気分になったとしても、バチは当たらないだろう。もちろん、そんなわけはないのだが、考えを「今このとき」だけに集中させるというのは、サイコパシーと宗教的な悟りに共通する認識の律しかただ。

オックスフォード大学精神医学科の臨床心理学教授マーク・ウィリアムズは、この原則を、不安や鬱を訴える人を対象としたマインドフルネスに基づく認知行動療法（ＣＢＴ）プログラムに組み込んだ。[7]

「マインドフルネスというのは」わたしはウォーンフォード病院のマークのオフィスで、彼をからかった。「言ってみれば仏教とフローリングの床の組み合わせみたいなものかい？」

マークは甘いロールパンをわたしに勧めた。

「それにスポットライトとプラズマテレビも。だがたしかに、理論でも実践でも東洋の匂いがする」

マークはマインドフルネスに基づくＣＢＴが恐怖症克服に役立つかもしれない例を挙げた。たとえば飛行機恐怖症。ジェイミーやレスリーやダニーには、マークほどうまくは説明できなかっただろう。

「飛行機が怖いという人間を飛行機に乗せて、その隣に飛行機が好きでたまらない人間を座らせる。飛んでる最中に脳スキャンの画像を渡す。一枚はハッピーな状態、もう一枚は不安を抱えているとき、恐怖を感じているときの脳だ。

ふたりに次のように言う。『この二枚はあなたがたの頭のなかで今この瞬間に起きていることを示しています。一枚は飛行機が楽しくてたまらない状態、もう一枚は怖くてたまらない状態です。飛行機に対する感じかたがあまりに違いすぎて、どっちが正しいかなんて無意味だというのは明らかでしょう？　どちらを見ても飛行機の実際の状態はわかりません』

『飛行機の本当の状態を知るには、エンジンに目を向ける必要があります。ではエンジンは何を象徴しているんでしょうか』とふたりに尋ねる。『じつは、エンジンが象徴しているのは……脳の状態そのものなんです。あなたがたが感じているのもまったく同じ。感じ、です。神経のネットワーク、電気信号の集合、化学反応の組み合わせ。頭のなかで思考によって引き起こされ、雲のようにふわふわと行き来しているんです。

その事実を受け入れられるようになれば、内面の仮想現実を冷静に観察し、雲が流れて好きなところに影を落とすのに任せ、今この瞬間に周囲で起きていること、あらゆる音や感覚の細部にまで注意を向ければ、症状はいずれ改善してくるでしょう』」

マインドフルネスの原則と実践をジェイミーたちが率先して実行しているのは、いかにもサイコパスらしい特徴だ。といっても、必ずしもオックスフォード大学の著名な教授が称賛しそうな類のものとはかぎらないが。サイコパスが今を生きることに執着する、（ラリーが気まぐれに言ったように）「支払いはあした、お楽しみは今日」にするという証拠は十分ある。そうした特徴がときには（治療効果は別として）途方もないメリットをもたらす可能性もある。

金融業界を例に考えてみよう。ドン・ノヴィックはトレーダーとして働いていた十六年間、ただの一度も損をしたことがなかった。彼もサイコパスだ。今は引退して――といってもまだ四十六歳だが――スコットランド北部のハイランドで、ワインやヴィンテージ物の腕時計を収集しながら静かに暮らしている。

ドンをサイコパスと呼ぶのは本人がそう言っているからだ。少なくとも初めて会ったときはそうだった。だから念のため、少しばかりテストをした。結果は陽性だった。

ひっそりとたたずむジェームズ一世時代の城――長い車寄せの途中でガソリンスタンドが二つばかり開けそうな規模だ――の居間のひとつで、わたしはドンに賞金百万ドル級の難問をぶつけた。トレーダーとして成功するための秘訣は？[8] 優秀なトレーダーとだめなトレーダーの違いにはあまり興味がない、とわたしは言った。優秀なトレーダーと非常に優秀なトレーダーの違いが知りたい、と。

するとドンは名前こそ出さなかったものの、ためらうことなく、両者の性質の違いを客観的に分析してみせた。

「非常に優秀なトレーダーの最大の特徴は、引き際の態度、その日の取引はすべて終了というときの様子だと言える」ドンは言った。「トレーダーという商売は、精神的に少しでも弱いところがあれば身の破滅になりかねない。ハードな取引のあとで泣いていたり、具合が悪くなったりしたやつを大勢見てきた。プレッシャー、環境、人間……どれも本当に容赦ないから。それでもトップにいる連中に関しては、一日の終わりに出口に向かっているとき、何を考えているのか、わからない。何十億と大儲けしたのか、すっからかんになったのか、まったく見分けがつかない。

要はそこなんだ。そこに優秀なトレーダーの基本原理がある。取引中は脳の情動執行委員会のだれにも、意思決定重役室のドアをノックさせない。同席するなんてもってのほかだ。非情に、冷酷に、執拗に、今このときに集中する。昨日起きたことは今日起きていることと切り離す。昨日のことを引きずったら、たちまち失敗する。

いつまでも感情を引きずる人間は立会場では二日ともたない」

十六年間にわたって厳しい金融業界に身を置いていたドンの意見は、ババ・シャイヴ、アントワーヌ・ベシャラ、ジョージ・ローエンスタインの「ギャンブルゲーム」の実験結果に大いに通じるところがある。もちろん理屈のうえでは、毎回投資するのが正解だ。しかし、ゲームでは、だんだん、賭けずに賞金を取っておくほうを選ぶ参加者が出てきた。言ってみれば「過去に生きている」……ドンの言葉を借りれば、脳の情動執行委員会に意思決定重役室のドアをノックさせているわけだ。これはまずい。

その一方で、〝今〟に生き続けて、ゲーム終了時にはかなりの利益を手にした参加者もいた。アントワーヌ・ベシャラが「成功しているサイコパス」と呼んだこれらの参加者——ほかの参加者より感情をうまくコントロールできるか、感じかたがより淡泊な人びと——は投資を続け、毎回初めてのように取り組んだ。

妙なことに、彼らはどんどん強くなっていった。しまいには、ドンなら予測がついただろうが（実際、実験のことを話したときに予測したとおり）、より慎重でリスク回避型のライバルを一掃した。

しかしこの話にはまだ続きがある。数年前、この研究結果が一般メディアで報じられた際、その見出し自体がニュースになった。「サイコパスが株式市場で大儲け」。意味深な見出しだとドンは言う。

「プロの殺人者、たとえば死刑執行人は、たぶん人の命を奪っても何も感じないかもしれない。おそらく良心の呵責や後悔の念が入り込むことはない。トレーダーの場合も似たようなものだ。取引が完了することを仲間内では『執行』という。よく使われる業界用語だ。取引が執行されたら、非常に優秀なトレーダー——きみが興味をもっているような連中は、平気でさっさと帰っていく。なぜとかどこへとか、賛成か反対かとか、正しいか間違っているかなんてことは、これっぽっちも考えない。

しかもそれは、さっきの話に戻れば、取引の出来不出来とはいっさい関係ない。大儲けしようとすっからかんになろうと関係なしだ。取引を終えるのは冷静かつ客観的な意思決定であって、なんらかの感情だの、心理的な影響だのを伴ったりはしない……。

プロとして大成するには、株式市場にかぎらず、ある種の切り替えが必要だと思う。目の前の仕事だけに集中できる能力。その仕事が終わったら、さっさと立ち去ってきれいさっぱり忘れてしまう能力だ」

もちろん、過去に生きるというのは対立項のひとつにすぎない。未来に生きること、「先走りすること」、想像力の暴走を許すこと——わたしが「強化コンクリート」とやらの下でやってしまったように——も、同じくらい能力を奪う。たとえば、意思決定の機能不全に関連して認知的・情動的一点集中力を調べた結果、ふつうの日常的な行動——プールに飛び込む、電話の受話器を取る、悪い知らせを伝えるなど——では、こうなるかもしれないという「想像」のほうが、「現実」よりもはるかにわたしたちを惑わせることがわかった。[9]

わたしたちが何かと先延ばしにしたがるのはそのせいだ。

一方、サイコパスは決して先延ばしにしない。

それはひとつには、ブロードムーア病院のリチャード・ブレイクやパドックセンターの臨床チームのひとりが言ったことを思い起こせば、サイコパスはさまざまな活動でほかの収容者に勝っている傾向があるからだ。サイコパスはすごいことをする必要がある。平凡という選択肢はないのだ。

「おれの場合、非常事態に快感を覚える」ダニーはチェルシーの四点目となるゴールを決めて言った。「人生のジェットコースターに乗り、運命のルーレットを回して絶望的な可能性に賭けるのが好きなんだ」

ダニーは顔をしかめ、野球帽を直した。

「少なくとも前はそうだった」そう言って肩をすくめてみせた。「ここに入るまではな」

サイコパスの口からこういう言葉が出ることは珍しくない――そして案外、だれの人生においても、少しばかり取り入れられれば役に立つ言葉かもしれない。

「子どものころ」ラリーが言った。「毎年休暇にはヘイスティングスに行ってたんだ。ある日、忘れられないことが起きた。妹が海に入って遊んでたら、大きな波が押し寄せてきた。妹は泣きながら海岸に上がってきた。それでおしまいだ。二度と海に入らなかった。おれはそれを見てて――せいぜい七つか八つだったが――こう思ったのを覚えてる。『波打ち際にいたら、けがするぞ。海には全然入らないか、もっと沖のほうに行って波がおまえを持ち上げておまえのうしろで砕けるようにするか、どっちかにしなくちゃ』」

ジェイミーが立ち上がった。

「コツはもちろん、あんまり深入りしすぎないことだ」ジェイミーがうなるようにつぶやいた。「さもないと、ここに打ち上げられちまう」

SOS気質

「おれの連絡先はわかってるよな。おれはどこにも行かないから」

ジェイミーとわたしは握手をした。次に近くに来たら必ず顔を出すから、そのときは近況を聞かせてほしい、とわたしは言った。ラリーとレスリーは一礼して先に部屋を出ていった。レスリーは文字どおりひざまずいて、ラリーは敬礼だった。以前は本当に船長だったのかもしれない。ダニーはまたサッカーゲームを始めていた。

再び廊下に出てDSPD病棟と外の世界をつなぐ厳戒警備の抜け道を歩いていると、大気圏に再突入する宇宙飛行士のような心境になった。

「慣れたかい?」臨床心理学のエリアに戻る途中でリチャードが尋ねた。

わたしは笑顔で答えた。「居心地よくなってきたよ」

ロンドン行きの列車のなかで、わたしは周囲の人たちの表情を観察した。ほとんどが仕事帰りの人たちだった。張りつめて不安げな顔もあった。疲労困憊《こんぱい》した顔もあった。サイコパスの集団のなかではあまり見かけない顔だ。

わたしは急いでラップトップPCを起動し、頭に浮かんだことを入力した。一時間ほどたって、列車が駅に着くころには、「SOS気質」のひな形ができあがっていた──SOS気質とは、追求(Strive)し、克服(Overcome)し、成功(Succeed)するサイコパスの能力の組み合わせだ。

わたしはその能力を「七つの決定的勝因」と名づけた。サイコパシーの七つの中核原理で、配分を間違えずにしかるべき配慮と注意を払って使えば、自分の望みどおりのものを手に入れるのに役立つ。現代生活の難題にただ反作用するのではなく対処するのに役立つ。未来の自分を犠牲者ではなく勝利者に変えることができる——卑劣な手を使わずに、だ。

1. 非情さ
2. 魅力
3. 一点集中力
4. 精神の強靱さ
5. 恐怖心の欠如
6. マインドフルネス
7. 行動力

明らかに、これらの能力が効力を発揮できるかどうかは使いかた次第だ。当然ながら、どの特質がより必要かは状況に応じて変わってくる。同時に、同じ特質でも、状況によって、例のミキシングコンソールのたとえを使えば、出力を上げたり下げたりする必要が出てくるだろう。たとえば非情さ、精神の強靱さ、行動力の出力を上げれば、あなたは自信を増し、同僚からの評価も上がるかもしれない。しかし上げすぎれば、暴君と化すおそれがある。

もちろん、逆に、再び出力を下げられる——出力を微調整してサウンドトラックを完成させていくことも検証した。たとえば、4章で紹介した弁護士が、法廷だけでなくふだんの生活でも非情で怖いもの知らずだったとしたら、自分自身が弁護士の世話になるのは時間の問題だろう。カギを握っているのは状況だ。サイコパスになるのではなく、サイコパス役になりきろうとすること。必要に応じて役になりきれること、緊急事態が過ぎたら、いつもの自分に戻れることが重要なのだ。

ジェイミーたちはそこでしくじった。彼らの場合は出力を上げられなかったのではなく、逆に最大になったまま下げられなかった。製造時のミスが決定的に不幸な結果を招いた。わたしが初めてブロードムーアに足を踏み入れたときにジェイミーが言ったとおり、サイコパスの問題は頭のてっぺんからつま先まで邪悪だということではない。皮肉だがその逆で、いいものをもちすぎていることだ。

サイコパスという車そのものはじつに魅力的だ。ただ、飛ばしすぎで公道は走れない。

7 正気を超える正気

人生が、きれいなままの体で墓場へと向かう旅なんかであってたまるか。
もうもうとした煙に包まれて船べりで横すべりしながら、消耗しきって、
精も根も尽き果てて、「うぉーっ！　上等だ！」とわめき散らしながら行く
のが、人生だ。

——ハンター・S・トンプソン

サイコパス世代

オックスフォード大学マグダレン・カレッジのチャペルの裏手に、祈りを書くためのボードがある。神様の力添えを求める数々の「請願書」のなかに、ある日、次のような一枚を見つけた。「神様、どうか今度こそわたしの宝くじの番号が出るようにしてください。そうすれば、もうしつこくお願いするのをやめますから」。不思議なことに、神様はこの一枚にだけ返事をしていた。「わが子よ、見上げた心がけだ。わたしはこの乱れた浅ましい世界を嘆かわしく思っているが、おまえのお願いだけはいつも楽しみにしておる。わたしからその楽しみを奪う気か。これからも心置きなくお願いに励めるようにしてつかわすぞ、この横着者めが！　愛を

込めて、神より」

神様にはユーモアのセンスなんてあるもんか、と思っていた人は考えを改めたくなるだろう。神様はこの世からははるか遠い存在で、嘆かわしい迷える子どもたちのつまらない悩みをいちいち気にかけるわけがない、と思っていた人も、考え直したくなるだろう。このケースでは、神様自ら別の顔を見せる気になったらしい。負けじとやり返すことのできる、抜け目なく、タフで、隙のない策士の顔だ。そのうえ人間の心理について表面的な知識以上のものまでもち合わせている。この返事を読んで、こういう神様なら必要とあればためらわずミキシングコンソールの調整つまみを回しそうだ、と感じた人は間違っていない。

一九七二年、ほとんど知られていないが作家のアラン・ハリントンが書いた『サイコパス（*Psychopaths*）』という本が出版された。人類の進化をめぐる過激な新説を提示する内容だった。ハリントンによれば、サイコパスは人類の危険な新種、冷酷で厳しい現代の生存競争に特化した進化の緊急対策だ。不屈の世代、サイコパス世代だ。

ハリントンの主張のカギは、何百年、何千年にもわたって人類を結びつけていた倫理や感情や人間存在にまつわる太古のイオン結合が、じわじわと人知れず弱まっているという点だった。ハリントンによれば、西洋文明が従来の中産階級に勤勉と美徳の追求という道徳観を植えつけてからというもの、サイコパスは社会の隅に追いやられた。心正しき市民から、頭のおかしい人間だの、無法者だのと非難された。ところが二十世紀に入って、社会はしだいにスピードと自由さを増し、サイコパスは除け者ではなくなった。

冷戦時代の小説家で科学に関しては素人だったにしては、ハリントンが描くサイコパスは現在本のなかでお目にかかるサイコパス像の多くにひけをとらない——それどころか、じつに多彩な表現のおかげで、現在のサイコパス像をしのぐことさえある。ハリントンによれば、サイコパスは「新人類」——不安や良心の呵責に縛られることのない心理的スーパーヒーローだ。残酷で刺激や冒険を求める。だが同時に、必要とあれば温厚さも見せる。

ハリントンはいくつか例を挙げている。「酔っぱらい、偽造犯、何かの依存症、フラワーチルドレン……被害者をしゃぶりつくす悪徳金融、魅力あふれる俳優、殺人犯、流しのギター弾き、精力的に活動する政治家、トラクターの前に身を投げ出す聖人、冷淡な支配者でありながらなぜか研究助手たちの人気をほしいままにしているノーベル賞受賞者……みんな自分のやるべきことをやっている【1】」

それも、みんな、世間のことなんてこれっぽっちも気にせずに、だ。

聖パウロ——サイコパスの守護聖人

ハリントンが挙げた例に聖人が入っているのは偶然ではない。この一回きりでもない。全編をとおして、クールで変幻自在な文章のそこかしこに、サイコパスと悟りの境地に達した人びとを比較する箇所が見受けられる。ハリントン独自の考えばかりではない。

たとえば2章で紹介した医師ハーヴェイ・クレックレーの言葉を引用している。クレックレーは今や古典となった一九四一年の『正気の仮面』で、他に先駆けてサイコパシーの臨床的記述をまとめ上げた。

「彼［サイコパス］は自分が抗議すべき相手は小さな集団でも特定の組織でもイデオロギーでもなく、人生そのものだと考えている。人生にはこれといった深い意味も、いつまでも続く刺激もなく、あるのはただつかの間の、あまり大したことのないお楽しみ、ささいないらだちのうんざりするような繰り返し、それに退屈……多くの十代の若者、聖人［傍点は原著者］、歴史をつくる政治家、その他著名な指導者や天才と同じように、心が波立っている。現状をなんとかしたいと思っている[2]」

ハリントンはノーマン・メイラーの言葉も引いている。「［サイコパスは］エリートに潜む非情さをもつエリートだ……死のなかにあるさまざまな可能性の内的体験を自分の論理としている。実存主義者もそう……それに聖人や闘牛士や恋人もだ[3]」

意味深長だ。そんなことがありうるのだろうか、とハリントンは問いかける。人間の存在について考える場合、聖人とサイコパスは表裏一体だということが。「わたしたちが認めたかろうと認めたくなかろうと、最も邪悪な人間、まったく許しがたいサイコパスが人を殺すことによって神の恩寵を与えられることが。恐ろしい手段によって一種の純潔を成し遂げることが。自らの試練と自らが他人に課した試練によって、違う人間へと変貌を遂げ、他人の目、世間の注目、名声、恐怖によって魂が浄化されるということが[4]」

新約聖書の研究者は、彼らの繊細な知的感覚にはひょっとしたら反するのかもしれないが、必死で異を唱えようとするだろう。二千年前、タルススのサウロという男はイエス・キリストが見せしめのために処刑されたあと、無数のキリスト教徒の殺害に手を貸した。これがもしも現在だったら、ジュネーヴ条約の規定により大量虐殺（ジェノサイド）の罪に問われたはずだ。

その後サウロの身に何が起きたかは、だれもが知っている。ダマスカスに向かう途中、幻視のなかで交わした会話が、* 彼を文字どおり一夜にして、残忍で無慈悲なテント職人から西洋史上最も重要な人物のひとりにした。サウロは現在ではむしろ聖パウロとして知られ、新約聖書の半分以上を書いた[5]（新約聖書を構成する二十七の書簡のうち十四の書簡が聖パウロのものとされている）。使徒言行録では主人公だ。ステンドグラスの最高傑作のいくつかも聖パウロを題材にしている。ただし、もうひとつある。聖パウロはまず間違いなくサイコパスだった。非情で怖いもの知らず、何かに突き動かされ、カリスマ的だった。

その証拠を見てみよう。パウロは明らかに、街道でも殺気立った市街地でも危険で荒廃した地域を好み、そのため気まぐれで暴力的な攻撃にさらされるリスクがつきまとった。そのうえ、地中海沿岸で合計三度も難破を経験し、うち一度は大海原を二十四時間漂流した末に救助されていることからも、自分の身の安全にまったく無頓着な男の姿が浮かび上がってくる。

自分の過ちに気づかない（もしくは気にかけない）らしい常習犯だ。パウロは布教活動中に何度もとらえられ、投獄された期間は延べ六年間にのぼった。厳しく罰せられ（最高三十九回のムチ打ち刑を五度受けている。多すぎると命を落とすこともある）、三度は棒で殴られた。一度などはリストラ（現在のトルコ）で暴徒にこっぴどく石を投げられたあげく、死んだものと思われて風習どおり都市の外に引きずり出されている。

その後どうなったかが聖書には記されている。「しかし、弟子たちが周りを取り囲むと、パウロは起き上がって町に入って行った。そして翌日、バルナバと一緒にデルベへ向かった」（使徒言行録、第十四章二十節）〔以下、聖書の引用はすべて『新共同訳新約聖書』日本聖書協会〕

ふつうだったら、たった今、住民に石を投げられて殺されかけたというのに、再び平然と同じその町に戻ってゆくだろうか。わたしにはそうする自信はない。

それだけではない。命が危険にさらされているため、絶えずさすらっている男だ。ダマスカスの総督がパウロを捕縛するべく市内に非常線を敷いたとき、パウロはかごに身を潜めて町を囲む壁の隙間から脱出した。

そこから浮かび上がるのは、冷たく、計算高く、政治的な実力者、相手がいかに重要な人間もしくは個人的に忠実な人間であっても、他人の感情を平気で踏みにじる人物だ。パウロはアンティオキアでペテロと衝突し、自分が異邦人のような暮らしをしていながら、異邦人にユダヤ人のように暮らせというのは偽善だと、ペテロを面と向かって非難した。この衝突について、テキサス大学オースティン校の宗教歴史学教授であるL・マイケル・ホワイトは、著書『イエ

＊宗教的体験を神経科学の立場から解明しようとする神経神学では、サウロの体験は本当に神と出会ったというより、むしろ側頭葉のてんかん発作の徴候だと考えている。「天上からの光、幻聴（「サウロ、サウロ、なぜわたしを迫害するのか」）、続いて一時的に目が見えなくなったことは、たしかにそうした診断と矛盾しない――サウロ自身も、「わたしの身に一つのとげが与えられました」、「思い上がらないように」「サタンから送られた使いです」など、健康にまつわる不可解な言及（コリントの信徒への手紙二、第十二章七節）をしている。

スからキリスト教まで（*From Jesus to Christianity*）』に次のように書いている。「政治的虚勢の完全な失敗であり、パウロはすぐに望ましからざる人物《ペルソナ・ノングラータ》としてアンティオキアを去り、二度と戻らなかった【6】」

最後に、謎に包まれた心理的泥棒の無慈悲で平然とした画策が浮かび上がる。人を操る名人のじつに洗練された自己顕示スキルだ。

詐欺の達人グレッグ・モラントが言ったことを覚えているだろうか。ペテン師のあきれた武器庫のなかで最強の武器は、優れた「弱点レーダー」だ。パウロももっていたとしてもおかしくない。

あるいは次のような言いかたもできる。

「ユダヤ人に対しては、ユダヤ人のようになりました。ユダヤ人を得るためです。律法に支配されている人に対しては、わたし自身はそうでないのですが、律法に支配されている人のようになりました。律法に支配されている人を得るためです。また、わたしは神の律法を持っていないわけではなく、キリストの律法に従っているのですが、律法を持たない人に対しては、律法を持たない人のようになりました。律法を持たない人を得るためです。弱い人に対しては、弱い人のようになりました。弱い人を得るためです。すべての人に対してすべてのものになりました」（コリントの信徒への手紙一、第九章二十節～二十二節）

ダマスカスへ向かう途中でパウロが出会ったのが本当にイエスで、自らの言葉を世界に広める使いを必要としていたのだとしたら、パウロほどそれにうってつけの人物はいなかったはずだ。キリスト教徒のあいだでパウロほど恐れられ、嫌われた人間もいなかった。改心するとき、パウロは間違いなく、キリスト教徒を迫害する側にいた。そもそもダマスカスに向かっていたのは、さらに多くのキリスト教徒の血を流すためだった。パウロの布教活動がダマスカスから始まったのは単なる偶然だろうか。

すべてのサイコパスが聖人とはかぎらない。同様にすべての聖人がサイコパスとはかぎらない。それでも、脳の回廊の奥深くで、サイコパシーと聖人の資質が神経のオフィスを共用している可能性を示す証拠はある。サイコパス的特性の一部――冷静さ、感情を抑制できること、今この瞬間に集中すること、意識の状態を変えられること、勇敢になれて、恐怖を感じず、どうやら他者に共感もできること――は、本質的に崇高でもあり、本人ばかりか他人の幸せにもつながる。

納得できる証拠が欲しければ、ときどきマグダレン・カレッジに行って祈りのボードを眺めてみるだけでいい。

ピンチをチャンスに変える力

逆境にあって笑顔でいられるかどうかは、昔から霊的知能の尺度と考えられている。たとえば、ウィンブルドンのセンターコートの入口には、詩人ラドヤード・キプリングの次のような詩が掲げられている。

「もしも栄光と挫折に出合い
このふたつのやっかい者を同等に扱うことができるなら……」[7]

しかし、そうした考えかたはふつう、聖人と結びつけられる一方で、サイコパスと関連があるという推測はそれほど聞かれない。

二〇〇六年、ロンドン大学ユニバーシティ・カレッジのデレク・ミッチェルはそうした風潮に反旗を翻した。[8] ミッチェルはサイコパスのグループとサイコパスでない人のグループを対象に、感情遮断タスク（ＥＩＴ）と称するものを実施した。ＥＩＴは反応時間で識別能力を測るテストだ。通常、コンピューターのディスプレイにさまざまな図形（たいていは円か正方形）が表示され、被験者はその形に応じて右手または左手の人差し指でキーを押す。

なんだ簡単じゃないか、と思うだろう。でも、じつはかなりやっかいだ。

なぜなら図形は単独で表示されるのではなく、別の画像――たいてい人の顔だ――にはさまれる形で、つまり顔→図形→顔という形で、〇・二秒ほどのあいだに表示されるからだ。画像はふたつともプラスのイメージ（笑っている顔）か、ふたつともマイナスのイメージ（怒っている顔）か、ふたつとも中間的なイメージ（無表情）のいずれかだ。

ほとんどの人は感情的なふくみのある画像に惑わされる。理由は単純――感情的なふくみがあると気が散ってしまうのだ。しかし、ミッチェルは仮説を立てた。もしもサイコパスが、恐れ知らずで気楽にかまえているという評判どおり、逆境にもじたばたしないとしたら、サイコパスに関しては違うはずだ。つまり、円や正方形がプラスのイメージかマイナスのイメージにはさまれている場合は、サイコパスでない人間に比べて、より速く、より正確に反応するはず——気が散らないはずだ。逆に中間的なイメージの場合は、違いは見られないのではないか、とミッチェルは考えた。

実際、そのとおりの結果が出た。円や正方形が感情的なイメージにはさまれている場合、ミッチェルの予想どおり、サイコパスのほうが優れた識別能力を示し、反応時間も速かった。サイコパスはほかの人間が冷静さを失っているときに冷静なままでいられると、キプリングなら言ったかもしれない。

社会は冷静さを大いに重んじる。それももっともだ。ありとあらゆる形で役に立つのだから。愛する者に先立たれたときも、恋に破れたときも、ポーカーの最中も——ときには本を書いている際も。とはいえ、長年イングランドのサッカーチームを応援し続けて、ＰＫ合戦の大失敗をいちいち覚えていられないくらい見てきたわたしにとって、とくに気になるのは冷静さとスポーツの関係かもしれない。

それも観客としてだけではない。心理学の観点からも、冷静さを恐怖心の欠如と一点集中力というふたつの波長に分けることにかけてはスポーツに並ぶものはない。恐怖心の欠如も一点集中力も、サイコパシーと宗教的慧眼《けいがん》に共通する要素だ。

「あなたがたは知らないのですか。競技場で走る者は皆走るけれども、賞を受けるのは一人だけです」と聖パウロは書いている。「あなたがたも賞を得るように走りなさい……わたしとしては……空《くう》を打つような拳闘もしません。むしろ、自分の体を打ちたたいて服従させます」（コリントの信徒への手紙一、第九章二十四節、二十六〜二十七節）。センターコートの入口に掲げられているキプリングの言葉はもちろん偶然の一致でもなければ、テニスにかぎったことでもない。

「重要な試合でも取るに足りない試合のようにプレーすること」だと、ビリヤードのスヌーカー競技の伝説的存在であるスティーヴ・デイヴィスは、スポーツで偉業を達成するコツを訊かれて答えた。しくじったショットのことは――うまくいったショットのことも――「忘れて」、次のショットに百パーセント集中しろ、と。

ゴルフでもそうだ。

二〇一〇年、セントアンドリュースで行われた全英オープンで、南アフリカ出身のルイ・ウェストヘーゼンは優勝候補の大穴だった。トーナメントまでの道のりは失望続きで、四打差のトップだったにもかかわらず、熾烈な決勝ラウンドのプレッシャーにやられてしまうとみられていた。しかし実際は違った。プレッシャーをはねのけた秘訣は一見、意外なほど単純だった――グラブの親指の付け根のすぐ下のところに、小さな赤い点が目立つように打ってあったのだ。

これを思いついたのはマンチェスターのスポーツ心理学者カール・モリスだった。モリスはウェストヘーゼンに請われて、隠れた内なるサイコパスともいうべきものに接触する手助けをしにやってきた。結果に執着すべきでないときに結果に執着するのでなく、そのときの一打に意識を集中できるようにしたいという。そこでモリスは一計を案じた。これからスイングするというとき、冷静沈着に、かつ着実に、赤い点に注意が向くようにした。その時点では重要なのはその点だけだった。主体はウェストヘーゼンではなく、その一打のほうだった。

ウェストヘーゼンは二位に七打差をつけて優勝した。

ウェストヘーゼンの赤い点はスポーツ心理学でいう「プロセス目標」の典型的な例だ。この方法では、どんなささいなことでもいいから何かに集中させて、選手にほかのこと――ウェストヘーゼンの場合は、ショットの失敗につながるあらゆる方法――を考えさせないようにする。そうすることで選手を「今ここ」につなぎとめる。実際にショットが打たれる前に。実際に動作が行われる前に。そして何より、自信が薄れはじめる前に。実際、今やるべきことだけに集中できること――ハンガリー出身のアメリカの心理学者であるミハイ・チクセントミハイのいう「最良の経験」または「フロー体験」【9】――は、パフォーマンス心理学がゴルフにかぎらず、スポーツのあらゆる分野のハイレベルな選手を対象に取り組んでいる重要なテクニックのひとつだ。

フローの瞬間、過去と未来は抽象的概念として消え失せる。残るのは強烈で超人的で注目をほしいままにする現在、「ハイになっている」「ゾーンに入っている」ときの圧倒されるような感じだ。これは頭脳と体とゲームの結合、魔法のような結婚――スポーツ心理学でいう「黄金《ゴールデン》の三角形《トライアングル》」、おのずと行動し反応する一種のトランス状態で、冷静さと情熱が同居している。

黄金の三角形は脳内にくっきりと署名を残している。

二〇一一年、ドイツのアーヘン大学のマルティン・クラーゼンは、フローの瞬間に独自の心理学的側面があることに気づいた。[10] テレビゲームをしている人の脳をfMRIで調べたところ、一点集中力が増したときは前帯状皮質――ミスを検知し葛藤を監視する脳のハードウェア――の活動が低下していた。このことは、注意力が向上するとともに、タスクとは無関係で気を散らすような情報が抑制されていることを暗示していた。

さらに、同様のパターンが犯罪者であるサイコパスの脳にも見られた。

クラーゼンがテレビゲームの実験をしていたころ、ケント・キールはfMRI搭載の十八輪トラックで、ニューメキシコへ新たな実験の旅に出た。[11] キールが知りたかったのは、倫理的意思決定に際して、厳密には何がサイコパスを動かすのか。彼らは本当にプレッシャーのもとでも冷静沈着なのか。期限厳守で切羽詰った状況で期待に応えるのが本当にうまいのか。そうだとしたら、理由は？ ひょっとしたら脳の配線と関係があるのか。冷徹な認知的推論が温かい感情処理に勝利するのか。

それを突き止めるべく、キールはサイコパスとそれ以外の人間に、二種類のモラルジレンマを提示した。それぞれ「高葛藤（個人的）」ジレンマと「低葛藤（個人的）」ジレンマと称するもので、以下に例を挙げる。*

高葛藤（個人的）

敵の兵士があなたの村を占拠した。彼らは見つけた者は皆殺しにするよう命じられている。あなたは数人の村人と地下室に隠れている。兵士たちが上の家に入るのが聞こえる。あなたの赤ちゃんが大声で泣きだした。あなたは赤ちゃんの口を手で押さえる。手を離せば赤ちゃんの泣き声を兵士が聞きつけるだろう。そうしたら兵士はあなたを見つけ、あなたや赤ちゃんをはじめ、全員を殺すはずだ。自分もふくめて全員が助かるためには、赤ちゃんを窒息死させるしかない。

自分もふくめて全員が助かるために、わが子を窒息死させることを、あなたは道徳的に受け入れるだろうか。

低葛藤（個人的）

あなたは週末に祖母を訪ねている。祖母はいつもお小遣いを何ドルかくれるのだが、今回はくれない。理由を尋ねたところ、あなたこそ最近はあまり手紙をくれないじゃないの、などと言われた。怒ったあなたは祖母を懲らしめてやろうと決意する。

あなたは洗面所の戸棚から薬の錠剤を取り出して、それを祖母が使っているティーポットに入れ、これで気分が悪くなればいいと考える。

道徳的に見て、祖母を懲らしめるためにティーポットに錠剤を入れることは許されるだろうか。

＊キール ら論文執筆陣は第三の「非個人的」ジレンマもふくめている――これはフィリッパ・フットが考案したオリジナルの「トロッコ問題」（1章を参照）の形をとり、五人の命を救うために（スイッチを切り替えて）暴走するトロッコ列車の進路を変え、ひとりの命を犠牲にするかどうかを選択させる。

予想は単純だ。サイコパスがサイコパスでない人間に比べて、そのときどきの感情に動じず、生死にかかわる意思決定においても冷徹でいられるとしたら、サイコパスとそれ以外の人間との成績の差は、高葛藤の（個人的）ジレンマの場合、つまり葛藤の激しさが最大で問題が最も身近な場合に最も顕著に表れるはずだ、とキールは考えた。結局、そのとおりの結果になった（図表7-1）。

「高葛藤」シナリオでは実際に、サイコパスのほうがそうでない人間に比べて、功利主義的な判断を「道徳的に容認できる」とするケースがはるかに多かった。赤ん坊を窒息させる、少なくともそうするつらさに対処するのは、モラルにうるさい人間よりもサイコパスのほうが得意だ。シナリオが現実になったとしたら、自分が生き延びるのはもちろん、一緒に地下室に隠れている人びとの命を救うのも、おそらくサイコパスのほうが得意だろう。

しかし、それだけではなかった。3章のウィリアム・ブラウン号の例でわかったとおり、キールらの研究でも、サイコパスのほうが全般にモラルにうるさくないのに加えて、目の前の難題に判断をくだすまでの時間も短かった。サイコパスのほうがどちらの行動を取るべきか決断するのが速かったのだ。おまけに、マルティン・クラーゼンがフローの状態に関して発見したように、前帯状皮質の活動も低下していた。

ただしそれは――ここが肝心なところだが――「高葛藤」シナリオの場合にかぎられていた。「低葛藤」の場合は、議論すべき差は見られなかった。祖母のティーポットに錠剤を入れるという考えについては、サイコパスもそれ以外の人間同様、却下する可能性が高かった。

結論は明らかだろう。より大きな利害が絡み、追いつめられているなら、サイコパスは頼もしい存在になる。しかし賭けるものがなく、あなたも落ちついているなら、サイコパスのことは忘れていい。そういうときサイコパスはスイッチを切り、行動を起こすまでの時間もほかのみんなと同じくらいかかる。

実際、脳波計を使った研究で、サイコパスと非サイコパスの脳では、非常に興味をそそるか非常にやる気を起こさせるような課題や状況への反応に、一貫した違いが見られることがわかった。災いの前兆を察知すると、サイコパスのほうが左脳前頭前野（額左側のすぐ後ろの領域）が大幅に活性化した――こうした左右の脳

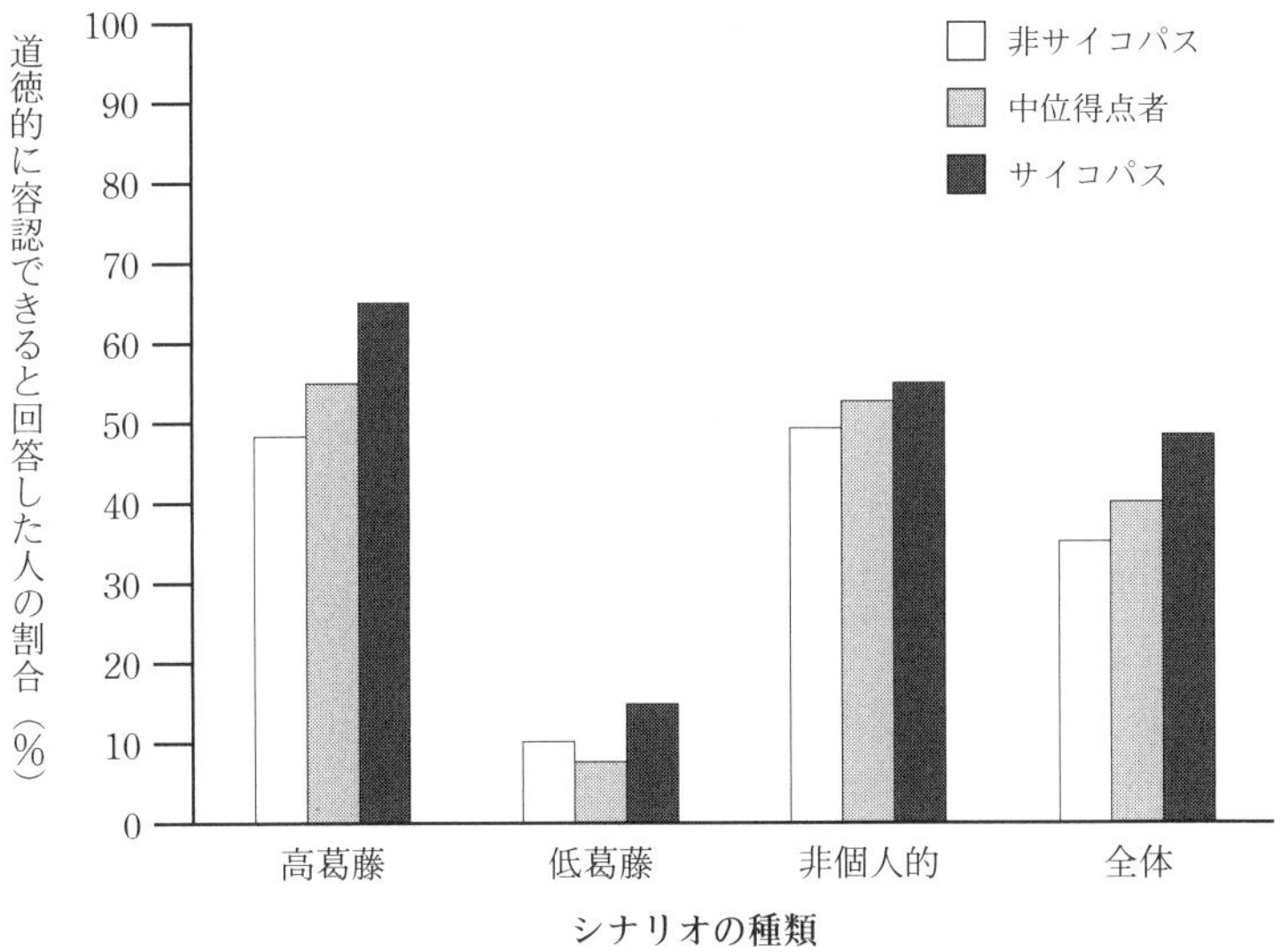

図表 7-1　サイコパスは非サイコパスほどモラルにうるさくない――ただし、それは大きな利害がからむ場合にかぎられる（Ermer et al., 2011より一部改変）。

の活動のアンバランスは、不安の減少、肯定的な感情の拡大、注意力と見返り重視の姿勢が増すことと関連づけられている。精神の高揚にも関係があるらしい。ウィスコンシン大学の神経科学者リチャード・デヴィッドソンは、ヒマラヤ高地に住む仏教の高僧が深い瞑想状態にあるときも、これとまったく同じ脳波になることを発見した。[12]

「超一流のスポーツ選手は集中し、不安をコントロールする心理的スキルが発達している、という証拠はいくらでもある」[13]とエクセター大学のスポーツ心理学者ティム・リースは言う。さらに「一定レベルのスキルを身につけたあとは、頂点を極めるかどうかは心理的なアプローチの違いで決まる」。

超一流と一流を分け、ケント・キールが示したように緊迫した状況では生死を分ける考えかたを、サイコパスは生まれながらに備えている。そして、精神的に崇高な人びとも、だ。

時間を止める

チクセントミハイなどが指摘した「今この瞬間に生きる」ことと不安を感じないこととの関連性は、もちろん、目新しいものではない。たとえば「正念」〔念の高度形態。念の英訳がマインドフルネス〕の実践は、今から二千五百年ほど前にゴータマ・シッダールタ、すなわち仏陀が唱えた主要な教えのひとつである八正道の七つめだ。

上座部仏教〔いわゆる小乗仏教のこと〕の僧であるビーックー・ボーディは著書『八正道――苦しみを終わらせるには（*The Noble Eightfold Path: The Way to the End of Suffering*）』のなかで、正念の実践について次のように述べている。
「意識を意図的に純粋な注意のレベルに保ち、自分の内部や周囲で今この瞬間に起きていることを客観的に観察する。正念を実践すれば、意識はつねに今この瞬間にあって、今起きていることをオープンに、心静かに、かつ注意深く考えることができるようになる。あらゆる判断や解釈はすべて中止するか、生じた場合でも心に留めるだけで中断しなければならない」[14]
上座部仏教のパーリ語経典のひとつであるマハーサティパッターナ・スッタ（大念処経）によれば、そうした訓練をたえず続ければ、ゆくゆくは「洞察が生じ、無欲、無執着、解放の境地」に達する。[15]
これまで見てきたとおり、サイコパスに生まれつき備わっているらしい性質ばかりだ。
しかし西洋のサイコパス的な精神構造と、東洋の超越的な精神構造との共通点はほかにもある。最近では、6章で紹介したオックスフォード大学のマーク・ウィリアムズや、前出のリチャード・デヴィッドソンのような心理学者が、実験の手間はかかるが、斬新な統合型のプロセスを開始している。仏教の瞑想がもつ癒《いや》しの特性を、より体系的で治療に応用できる臨床本位の枠組みのなかで役立てようという試みだ。
こうした試みは、今のところ、うまくいっているようだ。
マインドフルネスに基づく介入は、先ほど触れたとおり、とくに不安や抑鬱の症状に対処する際に有効なメタ認知〔自分の心の働きを監視・制御すること〕戦略であることがわかっている……不安にも抑鬱にもサイコパスはずば抜けて強い。

この療法の基本原則は、お察しのとおり、仏教の伝統的な教えをかなり模倣しているが、追加した部分もある。それは一種の無垢な、子どものような知識欲で、2章で検証した主要五因子《ビッグファイブ》人格構造の中核をなす「経験に対する開放性」を思わせる。サイコパスが非常に高い得点を挙げる項目だ。

「『マインドフルネスの』第一の構成要素は、意図的に注意を今この瞬間の体験に向け続けること」[16]だと、精神医学者のスコット・ビショップは二〇〇四年にマインドフルネスに関する画期的な論文で述べている。「そうすれば現在脳裏で起きていることを認識しやすくなる。第二の構成要素には、今この瞬間の体験に好奇心をもち、心を開いて、受け入れることがふくまれる」

すなわち、禅宗の武術の達人に言わせれば「初心」だ。

「『初心』には多くの可能性があるが、『専門家の心』にはほとんどない」[17]と近年屈指の著名な禅師である鈴木俊隆《しゅんりゅう》は言う。

異論はほとんどないだろう。ディケンズが『クリスマス・キャロル』でスクルージのもとに過去と現在と未来の幽霊を送り込むことにしたのは、この三つがわたしたちみんなにとり憑《つ》く幽霊だからだ。とはいえ、愚痴っぽく負けずにやり返してくる過去と、とらえどころがなくてわずらわしい未来のおしゃべりをさえぎって、現在のことしか考えなければ、不安は収まってくる。知覚が鋭くなる。そして問題は功利主義の問題になる——この「今」、この巨大で断固とした現在、これをいったん手にしたら、わたしたちはどうするか、だ。今このときを聖人のように「じっくり味わう」のか。それともサイコパスのように「飛びつく」のか。経験の性質についてじっくり考えるのか。それとも手っ取り早い満足を追い求めることに躍起になって、自分のことにしか注意を払わないのか。

今から数年前、わたしはある謎に対する答えを求めて、日本の人里離れた寺院に旅をした。その謎はある試練に関連していた――高等武術の高尚な精神の氷原に立つ人びとが受ける試練だ。

試練では男が腕を下ろして目隠しされた状態でひざまずき、その後ろで別の男が日本刀を相手の頭上にかまえて立つ。後ろに立っている男は、ひざまずいている相手には知らせず、自分の好きなときに刀を振り下ろして相手に傷を負わせ、おそらくは死をもたらす。目隠しされた男が助かるには、その瞬間を見極めて攻撃をかわし、男から刀を奪うしかない。

そんなことは現実には不可能に思えるが、じつは違う。この試練は現実のものだ。古来の優美に振り付けられた儀式で、日本とヒマラヤ高地の人目につかない道場で、偉大さに近づいている人びと――黒帯をはるかに超えた精神の訓練士たちによって日々行われている。

幸い今はプラスチック製の刀が使われるが、健康と安全が叫ばれるようになるはるか以前は、本物の刀を使っていた時期があった。

八十歳をゆうに超えている老師が、試練を切り抜ける秘訣を明らかにした。

「頭のなかをすっかり空っぽにしなくてはいかん」昔から丹沢山地の海側に広がる森の奥深く、雲とライラックの庭にわたしとふたり胡座《あぐら》をかいて、老師は言った。「今だけに集中しなくてはいかん。そういう状態になれば、時を嗅ぎとることができる。時の波が自分の感覚に打ち寄せるのを感じる。はるか先のどんな小さなさざ波でもそれとわかる。人の気配も察知できる。えてして、刀を振り下ろす者と目隠しされた者が同時に動いているように思えるが、じつはそうではない。難しくはない。稽古《けいこ》すれば修得できる」

老師の話を思い出していると、4章で紹介したサイコパスの神経外科医の言葉がまざまざとよみがえってくる。もちろん、日本を訪れたときは、その神経外科医のことはまだ知らなかった。だがもし知っていたら、彼が難しい手術の前にときどきどんな気持ちになると言ったか、てきぱきと老師に説明しただろう。それを聞いて、僧侶のような黒い袴に血のように赤い稽古着をまとった老師は笑みを浮かべただろう。あの外科医が「正気を超える正気」と呼ぶ精神状態――「正確さと明晰さを糧とする意識変容状態」――についての話は、老師が言っていた意識のもちようにそっくりに思える。目隠しをされてひざまずいている時間のソムリエが、刀を振り下ろそうとしている攻撃者を無力にするためには、そういう精神状態に入らなければならない。

ウィスコンシン大学のジョセフ・ニューマンの研究結果も脳裏に浮かんでくる。それによれば、サイコパスは特定の状況で不安を感じないというよりも、むしろ脅威に気づかないだけだ。サイコパスの注意は目下の仕事だけに向けられ、関係のないことは容赦なく取り除かれる。

ふつうはもちろん、サイコパスの場合、そうした一点集中力は悪いものとみなされる。飽くなき欲望に駆られ、申し分のない獲物を求めて、街はずれに車を走らせる、冷酷で罪の意識をもたない殺人者。道徳律や法の支配を忘れ、文化的、政治的に無限の力をなんとしても手に入れるべく、反対意見をことごとく抹殺することに血まなこになって、大量虐殺を命じる独裁者。情け深さ、超越性、精神性といった特質と関係があるのではないかと考えられることはまれだ。

それでもこのところ、多くの研究がふつうは考えられないような可能性に新たな光を当てはじめている。その結果、サイコパスとは厳密には何者かについて、徐々にではあるが、根本的な再評価が始まっている。

英雄と悪党

シドニーにあるマクォーリー大学のメメット・マームートは、奇妙なことに気づいた。どうやらサイコパスはつねに思いやりがなく感情がないどころか、状況に応じてサイコパスでない人間よりも利他的になれるらしい。[18]

マームートは実際に起こりうるシナリオに則して、参加者が通りすがりの人間（本人はそれと知らずに事前にサイコパス度を測るテストを受け、得点の高かったグループと低かったグループに分けられていた）に助けを求める実験を行った。

ただし、助けを求める人間も通りすがりの人間と同じで、まったく無作為に選ばれたわけではなかった。じつはこの実験は、サイコパシーと人助けとの関係を探るためにマームートが巧妙に仕組んだもので、助けを求める側の人間も共謀者だった。

実験は三部構成になっていた。第一部では、マームートの共謀者は直接助けを求めた。道に迷ったふりをして相手に近づき、道を尋ねた。第二部では助けの求めかたがはるかに間接的で遠回しになった。気の毒な女性が大量の書類を落とすというシナリオだった。第三部では助けの求めかたがさらに遠回しになった。腕を骨折しているらしい研究者が、ミネラルウォーターのボトルを開ける、参加者の名前を偽の業務日誌に記入するなど、いろいろな単純作業に悪戦苦闘しながらも、めげずに頑張っているふりをした。

マームートが突き止めようとしたのは、この三つのシナリオで、だれがいちばん手を差し伸べる可能性が高いかだ。無慈悲で冷酷なサイコパスか、それともより心温かく思いやりのある人たちか。

実験結果は驚くべきものだった。あまりに考えられない結果だったので、マームートはいまだにサイコパスのことを理解しかねているほどだ。

第一部の通りすがりの人間が道を訊くシナリオでは、案の定、サイコパスはそうでない人たちほど相手の力になろうとしなかった。予想どおりの結果だ。しかし第二部の書類を落とすシナリオでは、そうした差が見られなくなった。サイコパスもそうでない人も、同じくらい手を差し伸べた。

とはいえ、サイコパスのほうが不親切だろうというマームートの予想を大きく裏切ったのは、第三部のけがをした人のシナリオだった。じつのところ、予想とは正反対の結果が出た。

サイコパスのほうが進んでボトルの蓋を開け、自分の名前を業務日誌に記入する傾向があった。助けを求める人間が最も弱っていながら自分からは助けを求めようとしない場合は、サイコパスが期待に応えた。本当に助けが必要なときに、サイコパスはより心温かく思いやりがある（少なくともそうだと思われている）人びとよりもはるかに、手を差し伸べる確率が高かった。

当然かもしれないが、マームートの実験結果は一部で波紋を呼んでいる。ひとつはもちろん、一部の賢明な（そして間違いなくかなり世を拗ねた）人びとがかつて指摘したとおり、本当に利他的な行為などというものは存在しない、という解釈だ。わたしたちの心理の茂みの暗部には、いかにうまくカムフラージュされていても、つねに秘められた、利己的で明らかにあまり立派とはいえない動機がある――そしてマームートの実験のサイコパスは、弱みを察知する微調整された高感度の長距離アンテナ（アンジェラ・ブックの実験を思い出してほしい。あの実験では、サイコパスのほうがそうでない人間よりも、暴力の被害者を歩きかたで選ぶことに長けていた）で、あっさりと「血の匂いを嗅ぎつけた」というのだ。

「どの美徳の実践にも快楽が潜んでいる」[19]と作家のサマセット・モームは『人間の絆』に書いた。「人が行動するのはそれが自分のためになるからであり、他人のためにもなれば徳のある人間だと思われるからだ……あなたが物乞いに二ペンスを与えるのはあなた自身の楽しみのためであって、わたしが自分の楽しみのためにハイボールのお代わりをするのと変わらない。わたしはあなたほどの偽善者ではないから、自分の楽しみを自画自賛したり、あなたに称賛を求めたりはしない」

だがその一方で、マームートの物議をかもす煽動的な発見が一時の話題だけで忘れられるようなものではないという証拠がある。経験的、理論的な焦点の歓迎すべき新たなシフトが始まったことを告げるものだという証拠もある。数々の神経画像がたたき出してきた従来の軽蔑的な心理学的プロファイルから、社会的に成功する「ポジティブなサイコパシー」を探る、より応用的で実際的な研究へのシフトだ。ニューヨーク市立大学ジョン・ジェイ法科カレッジのダイアナ・ファルケンバックとマリア・ツーカラスは最近、「ヒーロー人口」と名づけた人びと——司法や軍や救助など前線で働く職業——のなかで、いわゆる「適応性のある」サイコパス的特徴を示すケースを研究している。[20]

これまでにわかったことは、マームートの実験が明らかにしたデータときれいに整合する。ヒーロー人口は社会志向の生活様式を体現している反面、タフでもある。そうした職業につきまとうトラウマやリスクの度合いを考えれば当然かもしれないが、恐怖心の欠如／支配や冷淡さといったサイコパス的人格目録（ＰＰＩ）の下位尺度（不安をあまり感じない、社会的支配、ストレスに対する免疫など）と関連づけられるサイコパス的特質が、一般人口に比べて優勢になっている。これらの特質が高めになる位置に調整つまみが回してあるのだ。しかしその一方で、犯罪を犯したサイコパスに比べて、自己中心的な衝動性の下位尺度（マキャベリズム、ナルシシズム、気ままで無計画、反社会的行動など）に関連のある特質はあまり見られない。これらの特質のつまみは低めに設定されている。

そうしたプロファイルと一致しているのが、心理学者フィリップ・ジンバードの分析だ。ジンバードが創始したヒロイック・イマジネーション・プロジェクトは、社会的影響の油断ならないテクニックについて、より具体的には、それにどう抵抗すればいいかについて、世に知らしめることを目指している。[21] ジンバードは一九七一年、のちに心理学の殿堂入りを果たすことになる実験を行った。[22] スタンフォード大学の心理学科のある建物の地下に模擬刑務所をつくり、学生から協力者を募って十二人に囚人役、別の十二人に看守役を演じさせた。

実験は開始からわずか六日後に中止された。多くの「看守」が自分にはその権限があるからというだけで「囚人」を虐待しはじめたせいだ。それから四十年後の今、アブグレイブ刑務所での捕虜虐待など苦い教訓を経て、ジンバードはがらりと違ったプロジェクトに携わっている。わたしたちのだれもがもっている「ヒーロー力」を鍛えるプロジェクトだ。かつて内なる悪人と被害者の魔神を解き放ったジンバードは、今度は逆にふつうの人間に、恐怖に駆られて黙っているのではなく立ち上がって状況を変える力を与えようとしている。物理的対決にかぎらず、心理的対決の場合も、だ。心理的対決も状況によっては同じくらいの難題を突きつける。

「立派にふるまう決断を、わたしたちの多くが人生のどこかで求められる」とジンバードはわたしに言った。「つまり他人にどう思われようと気にしないこと。自分に何が跳ね返ってこようと恐れないこと。自分の身を危険にさらすことを恐れないことを。問題は、わたしたちがそんな決断をするかどうかだ」

ジンバードの研究室でコーヒーを飲みながら、わたしたちは話し合った。恐怖について、規則を守ることについて、物理的対決をも心理的対決をも、ものともしないという倫理的規範について。当然ながら、例によって集団思考が頭をもたげ、3章で取り上げたチャレンジャー号の惨事のように、社会的重力のゆがんだ内部の力が集団に圧力をかけ——このプロセスに関する研究の先駆けといえる心理学者のアーヴィング・ジャニスによれば——「精神的能力、現実性検証、倫理的判断などの劣化」をうながす。

そのもうひとつの例として、ジンバードは第二次世界大戦中の日本軍による真珠湾攻撃を挙げた。

一九四一年十二月七日（現地時間）、日本の海軍はハワイのオアフ島にあるアメリカの海軍基地に奇襲攻撃を仕掛けた。太平洋艦隊がマレーシアとオランダ領東インド諸島〔現インドネシア〕の連合軍に対する日本軍の攻撃計画を脅かさないようにするための先制攻撃だった。アメリカ軍は壊滅的被害に遭った。航空機百八十八機が破壊され、二千四百二人が死亡、千二百八十二人が負傷した——これを受けてフランクリン・D・ルーズヴェルト大統領は翌日、日本への宣戦布告を要請し、議会は日本との開戦を宣言した。審議に要した時間は一時間足らずだった。

とはいえ、真珠湾攻撃は防げたのだろうか。壊滅的な大殺戮と戦争の泥沼化は避けようと思えば避けられたのだろうか。その可能性を示す証拠はある。集団思考のさまざまな要素——誤った仮定、検証されないコンセンサス、偏った論理がまかりとおること、自分たちは無敵だという思い込み——がすべて、ハワイ駐留の米海軍トップの油断につながった可能性もある。たとえばアメリカ側は日本軍の通信を傍受して、日本が攻撃を準備しているという信憑《しんぴょう》性のある情報を手に入れていた。政府はこの情報を真珠湾の米軍司令部に伝えた。ところが警告は一笑に付された。日本は威嚇しようとしているにすぎないとして片づけられた。その理屈としては次のようなものがあった。「日本がハワイに本格的な奇襲攻撃を仕掛けてくることはない。そんなことをすれば全面戦争に突入し、アメリカが勝つとわかりきっているからだ」「たとえ日本人が愚かにもわれわれ［アメリカ］を攻撃するために空母を送り込んできても、事前に察知して破壊する時間は十分ある」【23】。こうした見解が間違っていたことは歴史が証明している。

チャレンジャー号と真珠湾の惨事はどちらも、集団に流されることのない、恐怖心の欠如と精神の強靭さという英雄的行為につきものの性質が、役に立つことをものがたる例であり、フィリップ・ジンバードやダイアナ・ファルケンバックとマリア・ツーカラスの研究と興味深い類似点がある。3章で取り上げたように、魅力的、不安をあまり感じない、ストレスと無縁といったサイコパス的特徴は、ファルケンバックとツーカラスがヒーロー人口により多く見られることを発見した特徴で、どこか皮肉ではあるが、紛争の解消をうながす傾向によって、なんとか進化の遺伝子プールの底に沈まずにすんでいる。チンパンジーやベニガオザルやゴリラの群れでは、優位にある個体はこぞってメスの気を惹こうとして下位の個体同士のいさかいを仲裁する。

しかし別の解釈では――もちろん、どちらの解釈もけっして相容れないものではないが――そうした特徴が進化し、歳月の試練をくぐり抜けてきたのは、まったく別の理由、じつは対立を引き起こす触媒の役割を果たしているからだという。

そうした立場はむしろ、サイコパシーの進化をめぐる、よりオーソドックスな解釈のほうと整合性があるだろう。[24] 進化論的説明が従来根拠にしてきたのは、もっぱらサイコパシーの非協調的な側面（2章で紹介した反社会性人格障害の基準1には「社会規範を守れない」とある）、社会的慣習など意に介さない態度だ。社会的慣習とは、一方では、正直さ、義務感、責任、一夫一婦制（むろん、一夫一婦制を恥知らずにも軽視すれば、不特定多数との性行為につながって……遺伝子をより広い範囲にばらまくことにもなる）などであり、他方では、社会的服従などである。後者は祖先の時代には間違いなくひどくお粗末な意思決定につながっていたばかりか、そうした裏切りに満ちた激動の時代にはほぼ確実に陰惨な死につながったはずだ。

旧約聖書に出てくるダヴィデとゴリアテの戦いに本質的に通じるものがある。投石器をもった小柄なダヴィデが、有害な仲間意識の圧力に負けず、すべてを制圧する巨大な歯車に冷静な反対意見の石つぶてを食らわせる。荒野に轟く孤高の叫びだ。

共感と快感

サイコパスは共感を示さない、と研究者や臨床医はよく口にする——扁桃体の活動が低下しているため、サイコパスでない人間とは感じかたが違っているという意味だ。さまざまな研究によって、サイコパスに飢餓に苦しむ人びとなど悲惨な画像を見せても、感情と関連する脳の回廊にライトはつかない。[25] 彼らの脳は、ｆＭＲＩで見ると、感情の窓にブラインドを下ろし、神経の明かりをすべて消しているように見える。

すでに見たとおり、それが有利に働く場合がある。たとえば医療分野の仕事などだ。しかしカーテンがぴったり閉められて、真っ暗闇に包まれる場合もある。

二〇一〇年夏、わたしは飛行機に飛び乗り、バージニア州クアンティコへ向かった。FBI行動分析課のジェームズ・ビーズリー特別捜査官に話を聞くためだ。ビーズリーはアメリカにおけるサイコパスと連続殺人事件の最高権威で、幼児誘拐犯からレイプ犯、麻薬王から連続殺人犯まで、ありとあらゆる犯罪のプロファイリングを手がけている。

ビーズリーは国家公務員になって二十七年、過去十七年間は国立暴力犯罪分析センターに勤務している。その間にたいていのことは見聞きしたり、対応したりしてきた。それでも数年前、温度計が壊れてしまいそうなほど冷たい男を取り調べたことがあったという。

「武装強盗が続いたころでね」ビーズリーは言った。「犯人は平然と引き金を引けるらしかった。武装強盗の場合は、銃は威嚇のために使うのがふつうなんだが。

しかしそいつは違った。おまけに決まって至近距離から発砲していた。頭部に一発きりだ。サイコパスに違いないと思った。氷みたいに冷酷で、惹きつけられるくらい非情で。だがどうもつじつまの合わないところがあった。何か妙だった。

また殺しが起きて、結局それがやつの最後の犯行になったんだが、まもなくやつを逮捕した――被害者の上着を着てたんでね。ふつうは殺人現場から服がなくなってたら、可能性はふたつにひとつ。何か性的なことが起きていたか、それ以外のファンタジーワールドが繰り広げられていたか。この世界でいう戦利品殺人ってやつだな。しかしやつのプロファイルにはどっちも当てはまらなかった。【26】やつはあまりにも……その……実用本位というか。すべてが事務的だった、と言えばわかるかな。

で、しょっぴいてから訊いてみた。被害者の上着になんの用があったのか、って。そしたらやっこさん、なんて言ったと思う？『ああ、あれか。単なるものの弾みってやつだ。ドアのほうに行きかけて、あいつがカウンターにのびてるのを見たとたん、急に思ったんだ。〟あの上着、おれのシャツに合いそうだな。あいつはもう死んじまってる。どこにも出かけない〟。で、おれがもらった。その晩、バーに着ていった。じつは女と寝た。言ってみりゃ、幸運の上着だな。あいつにとっては不運だけど。おれにしてみれば幸運だ……』

こんな話を耳にすると、サイコパスは思いやりというものを感じることはおろか、話に聞いたことさえないんじゃないかと思えてくる。しかし意外にも、これに関してははっきりした構図は見えてこない。たとえばメメット・マームートは、ある状況のもとではサイコパスのほうがじつはサイコパスでない人間より思いやりがあるらしいことを示した。シャーリー・フェクトーらによる研究では、サイコパスのほうがそうでない人間に比べて、ミラーニューロン系、とくに脳の体性感覚野のミラーニューロンが活性化しているらしいことがわかった。他人の痛みを自分の痛みのように感じるのはこの領域の活動によるものだ。

ほかのサイコパスよりも共感しやすいサイコパスがいるのか。それとも共感するふりをするのがほかのサイコパスよりうまいのか。答えは今のところわかっていない。しかしサイコパスの正体の核心に迫る、じつに興味深い問題だ。そして間違いなく、今後長いあいだ熱い議論が交わされることになるだろう。

では連続殺人犯の場合はどうなのか、わたしはビーズリーに訊いてみた。彼の経験から判断して、連続殺人犯の共感能力はどの程度だと思うか。予想どおりの答えが返ってくるはずだと思っていた。ところがビーズリーは意外な答えを用意していた。

「連続殺人犯に共感能力が欠落しているって考えは、ちょっと誤解されやすい」ビーズリーは言った。「たしかにヘンリー・リー・ルーカスみたいに人間を殺すのは虫けらをつぶすのと変わらないなんて言うような連中もいる。* こういう実用本位で殺人は手段というタイプの連続殺人犯、あぶく銭ばかり追いかけていつもあちこちうろついているようなやつには、共感能力なんかないほうが、逃げ回るのに好都合なのかもしれない。死人に口無し、だからな。

だが別のタイプ、サディスティックな連続殺人犯、殺人そのものが目的という連中には、共感能力があるほうが、それも人一倍あるほうが、ふたつの重要な目的に役に立つ。[27]

テッド・バンディがいい例だ。バンディは被害者を誘惑した。女子大生ばかり狙って、体が

＊ヘンリー・リー・ルーカスはアメリカの連続殺人犯で、「世界史上最大の怪物」と評されたこともある。ルーカスの自白どおり、二百四十六人の遺体が見つかり、うち百八十九人の殺人でルーカスは有罪となった。犯行期間は二十年以上に及び、一九六〇年に自分の母親を口論の末に刺殺し、その死体と性交に及んだのを皮切りに、一九八三年に小火器の違法所持で逮捕されるまで続いた。一九七〇年代後半には共犯者のオティス・トゥールとともにアメリカ南部を車でうろつき、おもにヒッチハイカーを狙って犯行を重ねた。あるとき、州境を越えようとして、殺したばかりの被害者の首が後部座席に置いたままになっていることに気づいた。「被害者に対しても、犯罪に対しても何も案じない」とルーカスは語ったことがある。「ヒッチハイクやランニングをしてるところや遊んでるところなんかを捕まえる。それからがお楽しみだ。気がついたら殺してて、死体をどこかに捨てる」。二〇〇一年、ルーカスは刑務所で心臓疾患で死んだ。ルーカスの話は一九八六年に「ヘンリー――ある連続殺人鬼の記録」のタイトルで映画化された。

不自由なふりをした。腕を吊ったり、松葉杖をついたり。バンディは知ってたんだ。少なくとも理にはかなってた。どのボタンを押せば手助けしてもらえるか。相手の信頼を得られるか。そうでなけりゃ、『他人の身になる』ことができなけりゃ、いったいどうやってあんなにうまくだませるっていうんだ。

やつらに共感能力がないなんてことはありえない。[28] ある程度の認知的共感、少量の『心の理論』がサディスティックな連続殺人犯には不可欠なんだ。

しかしだな、情動的共感もいくらかは必要だ。それがなかったら、被害者が苦しむのを見て喜びを感じるか？ 殴ったり、責めさいなんだりしてうれしいか？ そんなことはありえんね。

つまり結論は、変な話だが、サディスティックな連続殺人犯は被害者の苦痛をきみやおれと同じように感じる。認知的に、客観的に感じるわけだ。同時に、感情的、主観的にも感じる。ただしおれたちとの違いは、連中がその苦痛を自分の快感に変えるってことだ。

じつのところ、共感が大きいほど、快感も大きいと言っていいのかもしれない。ちょっと妙な気もするが」

たしかに奇妙だ。それでもビーズリーの話を聞くうち、つながりが見えてきた。どういうことなのか、不意にわかってきたのだ。

世界でもとくに非情な詐欺師で正真正銘のサイコパスであるグレッグ・モラントからは、共感がにじみ出ていた。だからこそ、被害者の心理的な弱みを見つけ出し、そこに照準を合わせるのが得意だったのだ。

シャーリー・フェクトーによるミラーニューロンの実験では、サイコパスはそうでない人間に比べてより大きな共感を示した。実験では肉体的苦痛を与える（手に針を刺す）ところの映像を見せた。

それからメメット・マームートの人助けの実験。サイコパスのほうが「腕を骨折している」相手に共感を示したという結果は、マームートにとっては意外だったかもしれない。

しかしジェームズ・ビーズリーにとっては違った。

「思ったとおりだ」ビーズリーはためらうことなく言った。「ただ、おれが思うには」――言葉を吟味するかのようにひと息入れてから、ビーズリーは続けた――「おれが思うには、実験に参加したサイコパスのタイプにもよるだろうな」。

ビーズリーは一九八〇年代にエモリー大学の心理学者アルフレッド・ハイルブランが行った研究の話をした。[29] ハイルブランは犯罪者百五十人の人格構造を分析し、それに基づいてサイコパスをふたつのタイプに分類した。衝動をコントロールできず、知能指数が低く、他者への共感が乏しいタイプ（ヘンリー・リー・ルーカスのようなタイプ）と、衝動をうまくコントロールでき、知能指数が高く、サディスティックな動機があり、他者に共感しやすいタイプ（テッド・バンディ、あるいはハンニバル・レクターのようなタイプ）だ。

しかし、データには背筋が寒くなるような意外な展開が隠れていた。最も共感を示したグループは、ハイルブランの分類によれば、知能指数が高く、過激な暴力の経歴をもつサイコパスだった。とくにレイプ、ときには代償的でサディスティックな要素をふくむ行為の経験者だ。

他人に苦痛を与える暴力行為はたいてい衝動的というより意図的なのだが、それだけではないと、ハイルブランも指摘する。共感の存在と、被害者が味わっている苦痛を加害者が意識していることによって、性的快感が呼び起こされ、続いてサディスティックな目的が満たされる、と。

どうやらすべてのサイコパスが鈍感というわけではないらしい。わたしたちと同じように、他人の苦痛に気づいている。気づいていながら突っ走ってしまうだけだ。

隠された素顔

サイコパスの少なくとも一部は共感を感じるという事実、ひょっとするとサイコパスでない人間以上に感じるという事実は、謎の解明に役立つだろう。アンジェラ・ブックの「弱み」に関する研究で、サイコパスのほうが、襲われて心に傷を負った過去をもつ人間を、その立ち居ふるまいから嗅ぎつけるのがうまかったのはなぜか、という謎だ。

そうはいっても、サイコパスだけが裸眼では見えない一瞬の感情、意識の奥深くにしまい込まれて埋まっている生の感情を察知できると考えるのは、間違いだ。カリフォルニア大学バークレー校のポール・エクマンは、瞑想の達人であるチベット僧ふたりが、サブリミナルの表情処理テストで、判事や警官や精神科医や税関吏はもとより、シークレットサービスをも上回る成績をあげたと報告している。【30】クリアできたのはふたりが初めてだった（失敗した人間は五千人を超えている）。

テストは二段階で行われる。まず、六つの基本的感情（怒り、悲しみ、喜び、恐怖、嫌悪、驚き）を示す顔がコンピューターの画面に一瞬だけ表示される。脳が処理するだけの時間的余裕はあるが、被験者が見たことを意識するだけの余裕はない。次に、被験者は先ほどスクリーンに表示された顔を、続いて提示される六つの顔のなかから選ばなければならない。

ふつうなら成績は偶然性のレベルだ。正解率は平均六分の一前後になる。ところがチベット僧の平均は六分の三か六分の四だった。エクマンによれば、カギは微表情《マイクロエクスプレッション》を読みとる能力が生まれながらにして高いことにあるのかもしれない。微表情とは、すでに紹介したとおり、脳が消去ボタンを押してかわりに思いどおりの表情を表示する前に、表情筋にダウンロードされはじめる、ごくわずかな、一瞬のストロボのような感情の表出のことだ。エクマンの推測が正しければ、チベット僧はサイコパスに共通する能力をもっていることになる。ブリティッシュコロンビア大学のサブリナ・ディミトリオフは、ヘア・サイコパシー自己評価尺度で高得点を挙げた人間はそうした能力を備えていることを発見した――とくに恐怖と悲しみの表情を読みとる能力が高かった。[31]

それ以上に興味深いことが起きたのは、エクマンが僧のひとりをバークレー心理生理学研究所のロバート・レヴェンソンのところに連れていき、「平静さ」を評価しようとしたときだった。僧は自律神経性機能――筋肉の収縮、脈拍、発汗、皮膚の温度――のわずかな変化にも反応する装置につながれて、これから五分間のどこかで突然大きな爆発音を聞かされると告げられた（耳からほんの数センチの距離で銃を発砲するのに匹敵する音だと、エクマンとレヴェンソンはその場でとっさに言った。人間の耳が耐えられる限界だ）。

事前に警告されたうえで、僧はできるだけ「驚きの反応」を抑えるように言われた。可能であれば、まったく人に気づかれないくらいまでだ。

もちろん、エクマンとレヴェンソンは奇跡が起きるのを期待するには、あまりにも実験慣れしすぎていた。それまでに何百人もの人間がこの研究室に足を踏み入れたが、だれひとりとして変化がなかった人間はいなかった。警察の狙撃チームのエリートでもだめだった。まったく反応しないというのは不可能だった。モニターはいつも何かしら変化をとらえた。

エクマンとレヴェンソンはそう思っていた。

しかし瞑想の達人であるチベット僧をテストするのはこのときが初めてだった。そして驚いたことに、ようやく探し求めていた相手を見つけたのだ。見たところ、人間の生理のあらゆる法則に反して、僧は爆発音にまったく反応を示さなかった。飛び上がりもしなければ、ひるみもしなかった。無反応だった。モニターの線は平坦なままだった。発砲しても僧は黙って座っていた。まるで像のように。エクマンとレヴェンソンが初めて目にする光景だった。

「彼は意志の力で驚きをほとんど消せる」エクマンは後日語っている。「あんなことができる人間は初めてだ。そういう研究にお目にかかったこともない。これはすごいことだ。驚愕反射を抑制できる仕組みはわからない」

僧は発砲の瞬間、「オープンプレゼンス瞑想」と言われるものを行っていたのだが、本人の見方はエクマンらとは違う。

「あの状態では、積極的に驚きを抑えようとしたわけではない。ただ、爆発音は思ったより弱く、遠くで聞こえているような気がした……何かに気を取られている状態では、爆発音がすれば今この瞬間に引き戻され、驚いて飛び上がる。しかしオープンプレゼンスの状態であれば、ずっと今この瞬間にいる。だから爆発音がしても、鳥が空を飛んでいく程度にしか感じない」

エクマンたちが僧の聴力を検査したかどうかはわからない。

路上の死体が語ること

ポール・エクマン、ロバート・レヴェンソン、リチャード・デヴィッドソンの研究は、精神をリラックスした状態にしてそれを保つことが、現代生活のストレス要因に対処するだけでなく、そうした要因を認識するのにも大いに役立つという、一般的なコンセンサスを裏づけている。もちろん、チベット仏教の僧侶のような悟りの境地に達する人間はごくわずかだ。それでもほとんどの人間は、冷静さを保つことで得をすることが往々にしてあるだろう。

しかしサイコパスは例外だと思えるだろう。じつはサイコパスは（仏教の僧侶のように）瞑想によって内面の平静を得るのではなく、モラルジレンマのテスト結果が示すように、生まれつきその才能があるようだ。それを裏づける証拠は、認知的意思決定テストの結果以外にもある。情動反応の基本的な研究も、冷静さを保つ天賦の才を裏づけている。

たとえばフロリダ州立大学のクリス・パトリックは、感情遮断の研究を思わせる実験で、恐ろしい画像、不快な画像、官能的な画像を見ているときの反応を、サイコパスとそうでない人間とで比較した[32]。その結果、すべての生理学的データ——血圧、発汗、心拍数、まばたきの回数——の上昇幅が、サイコパスのほうがはるかに小さいことがわかった。専門用語を使えば、驚愕反応の減少が見られた。

　最も価値があるのは自制だと、十一世紀の仏教僧アーティシャは書き記している[33]。自制は最大の魔法で、激情を変質させる。そしてこの点で、サイコパスはある程度わたしたちの上を行くようだ。

　これは必ずしも比喩的な意味ではない。サイコパスが「一歩先を行く」という考えは、感情的な刺激に対する反応という意味でも、ときには、A地点からB地点に行くといった文字どおりの意味でも、真実になりうる。

　つねに先へ先へと進むことは禁欲的なまでに過酷にもなりうる。各地を転々とする暮らしは、サイコパス的人格の主要な特徴であり、激情の変質と同じように、昔から悟りにまつわる伝承の土台となってきた。たとえばアーティシャの時代、精神的元型を体現していたのはさまよえる僧、シュラマナ（沙門《しゃもん》）〔出家した修行僧〕だった——自制と放棄、孤独、無常、黙想というシュラマナ的な理念は、仏陀自身がたどった悟りへの道を模倣していた。

　もちろん、シュラマナ的な理念を信じる人間はもういない。シュラマナは、涅槃の荒野の星が渦巻く十字路にとり憑いた原初の幽霊と化した。それでもネオンが灯るバーやモーテルやカジノの暗がりでは、サイコパスがシュラマナにかわってさすらいびとの役割を担っている。たとえば連続殺人犯。ＦＢＩの最新データの推計によれば、アメリカ国内ではつねに三十五人から五十人の連続殺人犯が動き回っている。[34] だれが見てもこれは大変な数だ。それでもその理由をもう少し掘り下げて考えてみれば、この程度ですんでいるのが不思議なくらいだと思えてくるはずだ。

アメリカの州間高速自動車道システムは二面性のあるけだものだ。日中の休憩エリアは回転が速く、家族連れでにぎわっている。ところが夜になると雰囲気が一変する。多くの休憩エリアがカモを探す麻薬密売人や売春婦、長距離トラックの運転手など、移動労働者のたまり場と化す。

こういうところにやってくる女たちは家族から気にかけられているとは言えない。アメリカ各地の休憩所や空き地で、たいていは最初に連れ去られたところから何百キロも離れた場所で、死体となって何週間も、ときには何年も打ち捨てられているケースも多い。たとえば最近発見された死後五年から十年経過していると見られる遺体は、ロングアイランドの連続殺人事件の被害者だ。この本を書いている時点では犯人は十五年間で合計十件の殺人に関係していると考えられている。ヘンリー・リー・ルーカスがいったい何人の命を奪ったのか、真実は闇のなかだ。国の広大さ、目撃者が少ないこと、各州が独立した司法管区であること、被害者も加害者もしばしば「ただの通りすがり」であることが結局、捜査当局にとって頭の痛い問題につながる。

わたしはＦＢＩのある特別捜査官に、サイコパスがとくに向いている職種というのがあると思うか、と尋ねた。

相手は首を左右に振った。

「そうだな、きっといいトラック運転手になるよ」そう言ってふくみ笑いをした。「実際、トラックは連続殺人犯のいちばん大事な商売道具だと言ってもいいくらいだ。犯行の手口と逃走手段を一緒にしたようなもんだ」

その捜査官はＦＢＩのハイウェー連続殺人事件対策プログラムに取り組んでいるチームの一員だった。アメリカの複雑に入り組む独立した司法管区のモザイクのなかで、データの流れを促進するとともに、殺人に対する世間の意識を向上させることを目指す計画だ。

プログラムがスタートしたのはほとんど偶然だった。二〇〇四年、オクラホマ州捜査局のアナリストがあるパターンに気づいた。殺害された女性の遺体がオクラホマ州、テキサス州、アーカンソー州、ミシシッピ州を通る州間高速自動車道ルート40沿いに等間隔で発見されるようになった。殺人、性的暴行、行方不明者、身元不明の遺体に関する情報をふくむ全米規模の「暴力犯罪検挙プログラム（ＶｉＣＡＰ）」に取り組んでいるアナリストは、自分たちのデータベースをスキャンして、同様のハイウェー殺人のパターンがほかに存在しないか調べた。

同様のパターンは存在した——複数見つかった。捜査が進んでおり、これまでにハイウェー沿いやハイウェー付近で五百人を超える他殺体が発見され、ほかにも他殺ではないかと思われる遺体が二百ほど見つかっている。

「サイコパスはシャドウマンサー〔イギリスの同名人気ファンタジー小説の主役で、神にかわって宇宙を支配する野望をいだく暗黒の牧師〕みたいなもんだ」とその捜査官は言った。予定表、危険区域、血染めの軌跡が点在するアメリカ合衆国の大縮尺の地図が、彼のデスクの後ろの壁に貼ってあった。「やつらは動き回ることで生き延びる。ふつうの人間と違って、親密な関係は必要としない。だから、たえず放浪する生きかたをして、詐欺などの場合、被害者に再び出くわす可能性は最小限になる。

一方、自分の魅力に頼ることもできる。魅力は少なくともしばらくは一か所にとどまって、周囲の警戒心がやわらぐのを待ち、同時に被害者を物色するのに役立つ。この並外れたカリスマ性（それも一部のケースでは、どこか神懸かり的だ。彼らが氷のように冷たく、あなたを目にしたとたんに殺すと知っていても、あなたは好きにならずにいられない）が、一種の心理的煙幕になって、本当の狙いを隠す。

ちなみに、だから農村地帯じゃなく都会でサイコパスの割合が高い傾向がある。都市のなかでは匿名性はたやすく手に入る。一方、農業や鉱業のコミュニティーでは、とにかく群衆のなかに溶け込まなくてはならない。それは大仕事だ。

残念ながら、『サイコパス』と『放浪者』という言葉は一緒になる。それが司法当局にとっては大きな頭痛の種だ。そのせいで、捜査が難航することもままある」

一瞬の快楽を求めて

「ジェームズ・ボンド」の心理学を広めているピーター・ジョナソンは、サイコパシーについての持論がある。他人を食いものにするのはリスクが高いと、ジョナソンは指摘する。たいてい失敗する。みんな殺し屋やいかさま師を警戒しているだけではない。そういう連中には法的にもそれ以外でも邪険にしがちだ。人をだますつもりなら、外向的で魅力的で自尊心が高いほうが、拒否されたときにも対処しやすい、とジョナソンは言う。放浪の旅にも出やすい。

たしかにボンドはつねに飛び回っていた。それはスパイの宿命だ。州間高速道路をうろつく連続殺人犯にとってもそうだし、昔のさすらう僧侶たちにとってもそうだった。しかし、それぞれ旅する理由は違い、サイコパシー・スペクトラム上の位置もかなり違っていたが、ある共通の形而上的青写真が指針になっていた。それは新奇で強烈な体験をどこまでも追い求めること——具体的には、正気をなくした犯罪組織の黒幕と戦って死ぬことかもしれないし、他人の命を奪う不可解で有害な力かもしれないし、永遠の旅の超越的な純粋さかもしれなかった。

そうした新しい経験に対する開放性は、サイコパスと聖人に共通する性質であり、注意力を高める瞑想になくてはならない要素だ。だがそのほかにも、この正反対に思えるふたつのグループには、かなり共通点がある（図表7-2）。サイコパス的特質がすべて聖人的特質とはかぎらず、聖人的特質がすべてサイコパス的特質とはかぎらない。しかし間違いなく重なる特質もあり、なかでもとくに基本的なものは新しい経験を受け入れることかもしれない。ハンター・S・トンプソンもきっとうなずくはずだ。結局のところ、それだけがわたしたちの生まれながらにもっている特質でもある。

クアンティコでFBIとの総括をすませてから、わたしはフロリダで一日休暇を楽しんだ。雲ひとつない日曜の朝、帰りの便の時間までマイアミの繁華街でしばらく時間をつぶしていると、たまたま、リトルハバナの通りで蚤《のみ》の市をやっていた。テーブルに骨董品が並べられていて、ジグソーパズルが積んである横に『アーチーとメヒタベル（*Archy and Mehitabel*）』の古本があった。濃紺だったカバーは日差しと塩分をふくんだ潮風のせいで色あせて、明るいターコイズブルーになっていた。一九二七年初版の『アーチー……』はニューヨークの有名コラムニストであるドン・マーキスの作品で、主役のアーチー――なぜかゴキブリにして詩人――が、親友でクレオパトラの生まれ変わりを自称する野良猫メヒタベルと、奇妙な冒険を繰り広げる。

　ぱらぱらとページをめくっていたら、一ドル札が二枚出てきた。帰りの飛行機代くらいにはなるぞ、と思った。その夜、北大西洋の上空

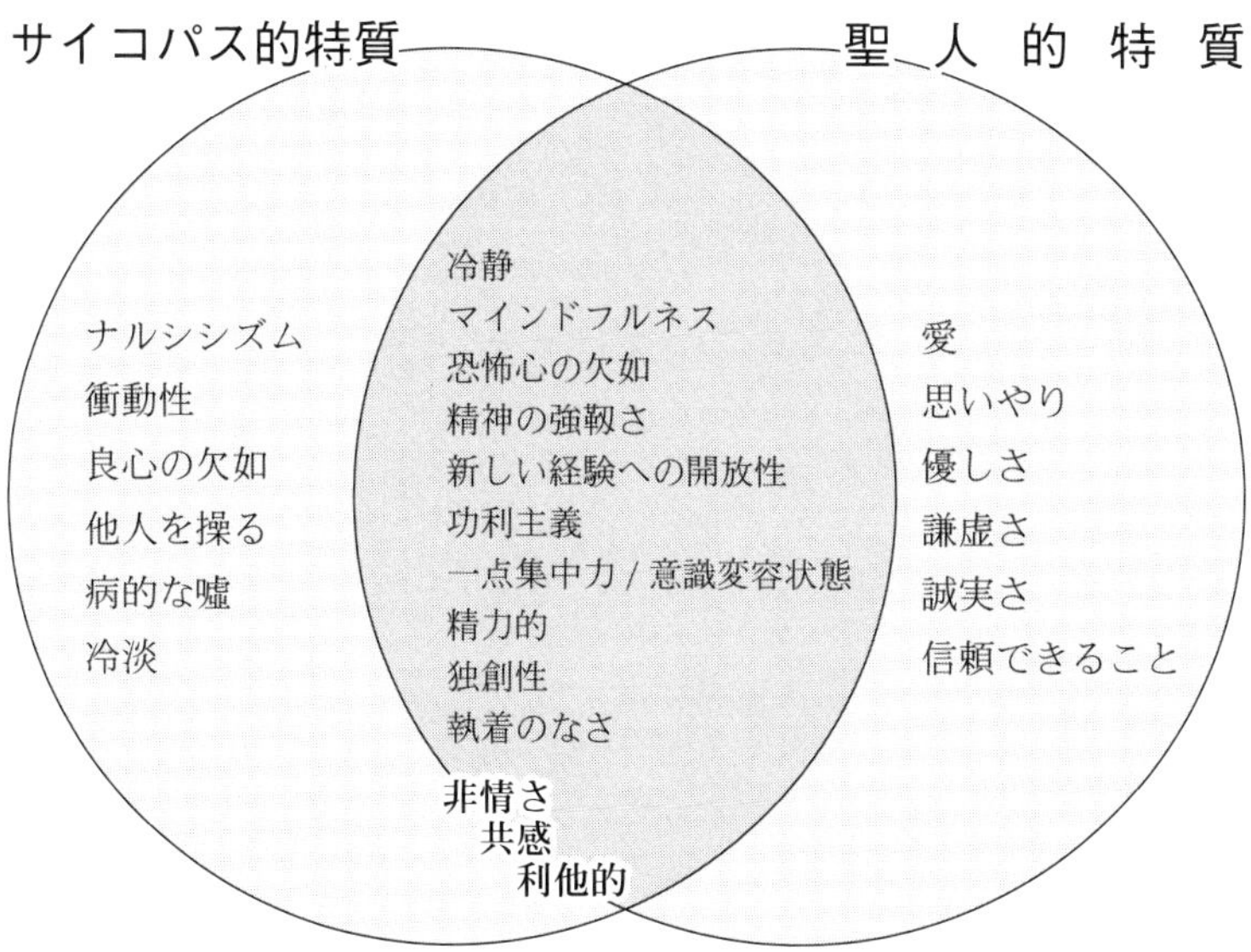

図表 7-2　サイコパス的状態と聖人的状態の関係

一万二千メートルで、次のような詩に出合った。
アーチーが蛾《が》のことをうたった詩だ。【35】しかし同時にサイコパスについての詩でもある。わたしはそれをコピーし、フレームに入れた。今ではわたしの机の上でにらみを利かせている。人間存在の地平線の果てを旅した昆虫学的記念品として。同時に、そうした地平線の果てを追い求める者たちの残忍で不幸な星のもとに生まれた知恵の記念品として。

わたしは蛾に話しかけていた
この前の夕方のことだ
彼は電球に押し入って
われとわが身を
焼き焦がそうとしていた
まったくきみたちときたら
どうしてこんな無茶をするんだい、とわたしは訊いた
それがしきたりなんだ
われわれ蛾にとってはね
あれが電球ではなく
ろうそくの炎だったら
今ごろきみは

見苦しい燃えかすだぞ
分別というものがないのかね

あるとも、と彼は言った
でもときどき
使うのが嫌になるんだ
型どおりにやるのに飽きて
美に焦がれ
興奮に焦がれる
炎は美しい
わかってはいるんだ
近づきすぎれば命はないと
でも、だからどうした
一瞬幸せを感じて
美とともに燃え尽きる
そのほうがましだ
生きながらえ
退屈しきって

自分の一生を
くるっと
小さく丸めて
放り出すよりは
人生なんてそんなもの
それよりはほんの一瞬でも
美とひとつになって
消え失せるほうが
美とひとつになることなく
だらだらと生きながらえるよりましだ
気楽に生きて気楽に逝く
それがわれわれの生きかたさ
人間に似ているんだ
ひと昔前の
お上品になりすぎて楽しめなくなる前の人間に

わたしが反論する前に
彼は達観して

身を投げた
シガーライターのうえに
わたし自身の望みは
彼とは違って
幸せは半分
寿命は二倍

そうはいっても
わたしにも恋い焦がれるものはある
彼がその身を焼き尽くしたいと願ったのと同じくらいに

感謝を込めて

ひと口に物書きといっても心理学的には十人十色。わたしの場合、笑える本を書くのはわりと簡単だと思う。前著『瞬間説得』のように笑えて考えさせる本（という好意的な評もあった）となると、そこまで簡単じゃない。ひたすら考えさせる本となったら……本当に骨が折れる。

この本は間違いなく最後のタイプだ（ところどころクスッとさせる箇所があるかどうかは、ここでもめるのはよそう）。サイコパスはたしかに魅力的だ。しかし、ずばり言って、おもしろいところなんてこれっぽっちもない。危険で破壊的で致命的――サイコパスについての本を大まじめに書こうと思ったら、実際に対面するときと同じく思慮深く扱うよう細心の注意を払わなくてはならない。

人間存在に有利な面を記述するとなればなおさら、潔癖すぎるほど気を遣う必要がある。サイコパスの脳は全体として、シナプスの星々がきらめく天空のなかの遠い神経学的軌道上にちらりとのぞく、氷のように冷たい荒涼とした世界だ、というのが一般的なイメージだが、実際は逆で、ごくふつうの人たちにとって日々の暮らしのなかでの心理的な隠れ場所になっている（少なくとも、より穏やかでより控えめな地域ではそうだ）。証拠は密封された科学的議論の枠内で提示し、経験的事実に基づいて消毒して、誇張や美化という細菌をどんな小さなものであろうと根絶しなければならない——そして厳密に管理され非常に確実な状況のもとで結論を出す必要がある。

そうはいっても、サイコパスは実際に対面しているときはもちろん、文章にしても魅力的だ……わたしも彼らの心理的な魔手の影響を受けていないはずはない、とわたしの妻エレインは言う。事実、今のわたしは本書の執筆を始めたころと比べて、サイコパシー・スペクトラム上での位置が少々サイコパス寄りになっているようで、しばらく危ない橋を渡ってもきた。そんなわたしに妻が勧めるのは、精神のバランスを取り戻し、彼女にもこれまでの埋め合わせをするため、次回作のテーマを愛と思いやりにすること——よくよく考えたうえで言わせてもらえば、どちらも完全に過大評価されていて、実際にはこのうえなくどうでもいい特質じゃないか（ということは、本は書かれずじまいになる可能性が大きい）。それについては、愛する妻よ、ひと言だけ。大きなお世話だ。近々わたしの弁護士から話があると思うから。

映画監督のビリー・ワイルダーはかつて、エージェントは車のタイヤみたいなものだと言った。どこかへたどり着くには、タイヤが最低四つは必要で、五千マイル（八千キロ）走るごとに交換しなくてはならない、と。わたし個人は、一輪車にも言い尽くせないほどのメリットがあると思っている——パトリック・ウォルシュのようなタイプならなおさらだ。わがパンク修理専用キットともいうべきジェイク・スミス＝ボズンクエットの助けを借りて、わたしはかれこれ二年ばかりパトリック号という一輪車にまたがって旅を満喫してきた。わたしたちの次なる冒険旅行がどこへたどり着くかは神のみぞ知る、だ。

ほかにも、次に挙げる人たちの力添え（および諸経費の滞りない支払い）なくしては、この本が夜の闇を覗き見ることはなかったはずだ。デニス・アレクサンダー、ポール・バビアク、アリシャ・ベイカー、ヘレン・ビアズリー、ジェームズ・ビーズリー、ピーター・ベネット、ジェームズ・ブレア、マイケル・ブルックス、アレックス・クリストフィ、デーヴィッド・クラーク、クレア・コンヴィル、ニック・クーパー、ショーン・カニンガム、キャシー・デーンマン、レイ・デーヴィス、ロジャー・ディーブル、マリエット・ディクリスティーナ、リーアム・ドーラン、ジェニファー・ダフトン、ロビン・ダンバー、エルサ・アーマー、ピーター・フェンウィック、サイモン・フォーダム、マーク・ファウラー、スーザン・ゴールドファーブ、グレアム・グッドカインド、アニー・ゴットリーブ、キャシー・グロスマン、ロバート・ヘア、アメリア・ハーヴェル、ジョン・ホーガン、グリン・ハンフリーズ、ヒュー・ジョーンズ、テリー・ジョーンズ、スティーヴン・ジョセフ、ラリー・ケーン、デボラ・ケント、ニック・ケント、ポール・キートン、ケント・キール、ジェニファー・ロウ、スコット・リリエンフェルド、ハワード・マークス、トム・マシュラー、マティアス・マトゥシク、アンディ・マクナブ、アレクサンドラ・マクニコル、ドラモンド・モイア、ヘレン・モリソン、ジョセフ・ニューマン、リチャード・ニューマン、ジョニカ・ニュービー、スティーヴン・ピンカー、スティーヴン・ポーター、キャロライン・プリティ、フィリップ・プルマン、マーティン・レドファーン、クリストファー・リチャーズ、アン・リッチー、ルーベン・リッチー、ジョー・ローズマン、ジョン・ロジャーズ、ホセ・ロメロ=ウルセライ、ティム・ロストロン、デビー・シーサー、ヘナ・

シルヴェノイネン、ジャネット・スリンガー、ナイジェル・ストラットン、クリスティン・テンプル、リアナ・テン・ブリンク、ジョン・ティンペーン、リサ・タフィン、エッシ・ヴィディング、デイム・マージョリー・ウォレス、フレーザー・ワッツ、ピート・ウィルキンズ、マーク・ウィリアムズ、ロビン・ウィリアムズ、アンドレア・ウォーレ、フィリップ・ジンバード、コンスタンティナ・ズークー（イアン・コリンズについては、どのみち重要性に疑問ありだが、払うべきものを出し渋ったので、当方としてもここに彼の名を出し渋ることをもって謝意にかえるものである）。

担当編集者たちにもとりわけ感謝している。イギリスの版元であるウィリアム・ハイネマン社のトム・エイヴェリーとジェーソン・アーサー、アメリカのファーラー・ストラウス＆ジルー社のアマンダ・ムーンとカレン・メイン。いずれもうるさいくらい細部への気配りを発揮してくれた。

訳者あとがき

聖人、スパイ、連続殺人鬼。こう並べてみたところで一見、何のつながりもなさそうですが、じつはこの三者には共通点がひとつ。さて、それはいったい何でしょう——？

ケヴィン・ダットンの *The Wisdom of Psychopath—What Saints, Spies, and Serial Killers Can Teach Us About Success* の全訳をお届けします。著者のダットンはオックスフォード大学の心理学教授。そのダットン教授によれば、右に挙げた三者に共通するのは……サイコパス度が高いこと。ダットン教授は前著『瞬間説得——その気にさせる究極の方法』（NHK出版、二〇一一年）でも、サイコパスを「説得力のエリート」「究極の説得名人」と呼び、卓越した説得力を中心にサイコパスの能力に光を当てました。本書ではサイコパスの世界にさらに分け入り、彼らの秘められた能力にいっそう多角的に迫っていきます——人生で成功するヒントを求めて。

サイコパスと聞いて、あなたは何を連想しますか。映画「羊たちの沈黙」でアンソニー・ホプキンズが演じた、元精神科医にして連続猟奇殺人犯のハンニバル・レクター？『ＦＢＩ心理分析官』や『診断名サイコパス』に登場する、実在の恐るべき異常殺人者たち？　ショッキングな映画や書籍の影響もあって、サイコパスという言葉には往々にして猟奇的とか、異常性といったイメージがつきまといます。それなのに、成功のヒントなんて本当に見つかるのでしょうか。

たしかに、サイコパシーの診断基準として臨床の場で世界的に用いられているサイコパシー・チェックリスト改訂版（PCL-R）でも、サイコパスと同義とされている反社会性人格障害（ASPD）の診断基準でも、「犯罪」が診断の重要な決め手となっています。しかし、PCL-Rの生みの親である心理学者ロバート・ヘア自身が、ダットンとの会話のなかで、サイコパスは「自分の地位や立場が他人に影響を与え、支配し、物質的利益を手にできるような組織にいるはずだ」と語っているのです。サイコパスの非情さ、魅力、一点集中力、精神の強靭さ、恐怖心の欠如などが、ビジネスやスポーツなどの世界で、逆に強みとなる場面もあるのかもしれません。実際、ダットンが実施したオンラインの「サイコパス調査」に基づく「イギリスで最もサイコパス度の高い職業トップ10」でも、なかなか興味深い結果が出ています（詳細は6章で）。

「サイコパスに学ぶことがある」だなんて、とんでもないことを言っているように聞こえるかもしれませんが、サイコパスの実像に迫ろうというダットンの姿勢はいたってまじめです。元祖〝サイコパスハンター〟とも言うべきヘアをはじめ、サイコパス研究の最前線で活躍する人びとのもとを訪れ、心理学の枠にとどまらず、進化論や神経科学、さらに神経経済学や神経法学、エピジェネティクスといった新たな領域にまで踏み込んで、突っ込んだ議論を交わし、サイコパス研究の歴史、現状、問題点などを浮き彫りにします。

そのうえ、必要とあれば、文字どおり体を張ることもいといません。イギリス有数の凶悪犯が収容されていることで知られるイギリスのブロードムーア病院に足を踏み入れて第一級のサイコパスたちと対面したり、特殊部隊選抜試験の一環である過酷な尋問プロセスを身をもって体験したり。あげくに経頭蓋磁気刺激法（ＴＭＳ）と呼ばれる技術の助けを借りて、短時間とはいえサイコパスに「変身」までしてしまうのですから。〝現場〟に足を運んでいればこその臨場感があり、イギリス人らしい皮肉やユーモアも随所にちりばめられていて、本書はじつに「考えさせる本」でありながらも、専門書や学術書の堅苦しさとは一線を画していると言えるのではないでしょうか。

折しもアメリカでは、人間の脳神経の全容解明を目指して、官民共同のさまざまな大型プロジェクトが計画中もしくは進行中だとか。今年二月には、オバマ政権が今後十年間を費やして人間の脳の活動地図を作成する「ブレイン・アクティビティ・マップ・プロジェクト」を計画していると、ニューヨーク・タイムズ紙が報じたばかり。米国立衛生研究所（ＮＩＨ）もひと足早く、五年間かけて脳神経回路の地図を作る「ヒューマン・コネクトーム・プロジェクト」に資金を拠出しており、三月初めに早くもデータの第一弾が公表されています。

ブロードムーア病院に収容されているサイコパスのひとりが次のように言っています。「高性能の最高級スポーツカーは、それ自体にいい悪いはなく、ハンドルを握る人間次第だ……要は扱いかたなんだ。端的に言えばドライバーの腕次第ってことさ」。このまま脳のメカニズムの解明が進めば、期待されている精神疾患の治療法の開発や人工知能の発展といった効果に加えて、ひょっとしたら、サイコパシーという高性能スポーツカーをうまくコントロールし、〝いいとこどり〟をすることも、あながち夢ではなくなるのかもしれません。

最後になりましたが、訳出にあたってお世話になったみなさまに、この場を借りて心より御礼申し上げます。英語表現やイギリス文化などのわかりにくい部分について、的確なアドバイスをくださったニーナ・キルバーンさん。超のろのろ運転のうえに道に迷いがちな訳者を、ゴールまでうまくナビゲートしてくださった編集部の塩田知子さん、校正の酒井清一さん。本当にありがとうございました。

なお、文中の引用部分については、既訳のあるものについては既訳も参考にしつつ、聖書からの引用以外はすべて訳者独自の訳としたことを、ここに申し添えておきます。

二〇一三年四月

小林由香利

サイコパス　秘められた能力

2013（平成25）年　4月25日　第1刷発行
2015（平成27）年10月25日　第3刷発行

著　者　ケヴィン・ダットン

訳　者　小林由香利

発行者　小泉公二

発行所　NHK出版

〒150-8081　東京都渋谷区宇田川町41－1
TEL　0570-002-245（編集）
TEL　0570-000-321（注文）
ホームページ　http://www.nhk-book.co.jp
振替　00110-1-49701

印　刷　慶昌堂印刷／近代美術

製　本　ブックアート

ISBN 978-4-14-081602-8 C0011

◉著者　ケヴィン・ダットン　Kevin Dutton

1967年、ロンドン生まれ。心理学者。ケンブリッジ大学セント・エドマンズ・カレッジのファラデー科学・宗教研究所を経て、オックスフォード大学実験心理学部教授。英国王立医学協会およびサイコパシー研究学会会員。さまざまな「社会的影響」の研究における第一人者。著書に『瞬間説得――その気にさせる究極の方法』（ＮＨＫ出版）がある。

◉訳者　小林由香利（こばやし　ゆかり）

翻訳家。東京外国語大学英米語学科卒業。訳書にレイル・ラウンデス『人を引きつけ、人を動かす』（阪急コミュニケーションズ）、ローレンス・C・スミス『2050年の世界地図』、P・W・シンガー『子ども兵の戦争』『ロボット兵士の戦争』、フレッド・ピアス『地球最後の世代』（以上、ＮＨＫ出版）他多数。

［校正］
酒井清一

［本文DTP］
ドルフィン

原 注

はじめに

【1】 Arne Öhman and Susan Mineka, “The Malicious Serpent: Snakes as a Prototypical Stimulus for an Evolved Module of Fear,” *Current Directions in Psychological Science* 12, no. 1 (2003): 5-9, doi:10.111111467-8721.01211 参照。感情のメカニズムがどのように進化してきたのかに関する入門書としては以下を参照。ジョセフ・ルドゥー（Joseph E. LeDoux）、*The Emotional Brain: The Mysterious Underpinnings of Emotional Life* (New York:Simon & Schuster, 1996). 邦訳『エモーショナル・ブレイン——情動の脳科学』（松本元ほか訳、東京大学出版会、2003年）。

【2】 以下参照。Heinrich Klüver and Paul C. Bucy, “‘Psychic Blindness’ and Other Symptoms Following Bilateral Temporal Lobectomy in Rhesus Monkeys,” *American Journal of Physiology* 119 (1937): 352-53; Klüver and Bucy, “Preliminary Analysis of Functions of the Temporal Lobes in Monkeys,”*Archives of Neurology and Psychiatry* 42,no.6 (1939):979-1000.

【3】 以下より引用。Jane Spencer, “Lessons from the Brain-Damaged Investor,” *The Wall Street Journal* , July 21,2005. http://online.wsj.com/article/0,,SB112190164023291519,00.html.

【4】Elaine Fox, Riccardo Russo, and George A. Georgiou, “Anxiety Modulates the Degree of Attentive Resources Required to Process Emotional Faces,” *Cognitive, Affective, and Behavioral Neuroscience* 5, no. 4 (2005): 396-404, doi:10.3758 /CABN.5.4.396 参照。

【5】オリヴァー・サックス（Oliver Sacks）、*The Man Who Mistook His Wife for a Hat: And Other Clinical Tales* (New York: Summit Books, Simon & Schuster, 1985)。邦訳『妻を帽子とまちがえた男』（高見幸郎、金沢泰子訳、早川書房、2009年）。

【6】Szabolcs Keri, “Genes for Psychosis and Creativity: A Promoter Polymorphism of the Neuregulin 1 Gene Is Related to Creativity in People with High Intellectual Achievement,” *Psychological Science* 20, no. 9 (2009): 1070-73, doi: 10.1111/j.1467-9280.2009.02398.x 参照。

【7】Joseph P. Forgas, Liz Goldenberg, and Christian Unkelbach, “Can Bad Weather Improve Your Memory? An Unobtrusive Field Study of Natural Mood Effects on Real-Life Memory,” *Journal of Experimental Social Psychology* 45 (2009): 254-57, doi:10.1016/j.jesp.2008.08.014 参照。

【8】サイコパシーは女性よりも男性にはるかに多い。なぜそうなのかについては、さまざまな理由が挙げられている。発達理論派は、男児と女児では社会性に関する親のしつけが異なることが攻撃性の男女差につながっている可能性を力説する。同時に、女児のほうが男児に比べて言語スキルや社会的情動スキルが早期に発達し、その結果、行動をよりうまく抑制できる戦略が生まれやすいのではないかとも指摘する。他方、進化理論派は、行動における活動性と逃避に関する性差がそのような男女差につながっている可能性を強く主張する。たとえば、女性のほうが嫌悪刺激に対して「負の逃避性」感情（恐怖など）を報告する傾向が強いのに、男性は怒りなど「負の活動性」感情を報告する傾向が強い。さらにもうひとつ別の理論をとる人びとが強調するのは、サイコパシーの「存在」に社会学的要因が働いている可能性だ。一例を挙げれば、臨床医側の診断にわずかながら性差による偏見があり、それが女性の場合は昔から、反社会的な精神病理を外面化することはもちろん、反社会的な感情や考えかたを口にすることさえ、社会的不名誉を伴うことと関係している可能性があるという。これら3つの理論のいずれが正しいかはともかく、そして、以上3つの要因すべてが組み合わさっている可能性もあるが、サイコパシーの推定出現率は女性では0.5～1%、男性では1～3%だ。

1. サソリのひと刺し

【1】ヘアの問題の論文は、結局は発表にこぎつけた。Sherrie Williamson, Timothy J. Harpur, and ロバート・ヘア（Robert D. Hare）、"Abnormal Processing of Affective Words by Psychopaths," *Psychophysiology* 28, no. 3 (1991): 260-73, doi:10.1111/j.1469-8986.1991.tb02192.x.

【2】See Sarah Wheeler, アンジェラ・ブック（Angela Book）、and Kimberley Costello, "Psychopathic Traits and the Perception of Victim Vulnerability," *Criminal Justice and Behavior* 36, no. 6 (2009): 635-48, doi:10.1177/0093854809333958 を参照。もうひとつ注意すべきなのは、サイコパスは弱点レーダーをもっているかもしれないが、サイコパス自身のボディランゲージの要素が「漏れ出し」て、ふつうの人びととの違いを際立たせる可能性があることだ。たとえば、ある研究によれば、サイコパスにほんの 5 ～ 10 秒間映像を見せるだけでサイコパスだと識別できる可能性があることがわかっている。Katherine A. Fowler, スコット・リリエンフェルド（Scott O. Lilienfeld）、and Christopher J. Patrick, "Detecting Psychopathy from Thin Slices of Behavior," *Psychological Assessment* 21, no. 1 (2009): 68-78, doi:10.1037/a0014938 参照。

【3】Delroy L. Paulhus, Craig S. Neumann, ロバート・ヘア（Robert D. Hare）、*Self-Report Psychopathy Scale:Version III* (Toronto: Multi-Health Systems, in press) 参照。

【4】Kimberley Costello, アンジェラ・ブック（Angela Book）、"Psychopathy and Victim Selection," 2011年 5 月にカナダ・モントリオールで開催されたサイコパシー研究学会（the Society for the Scientific Study of Psychopathy）年次総会でのポスター発表。

【5】この研究は現在も進んでおり、当初のこうした発見を裏づけるべく、引き続きデータの収集が行われている。

【6】リード・メロイ（J. Reid Meloy）and M. J. Meloy, "Autonomic Arousal in the Presence of Psychopathy: A Survey of Mental Health and Criminal Justice Professionals," *Journal of Threat Assessment* 2, no. 2 (2002): 21-33, doi:10. 130015177v02n02-02 参照。

【7】ケント・ベイリー（Kent G. Bailey）、"The Sociopath: Cheater or Warrior Hawk?" *Behavioral and Brain Sciences* 18, no. 3 (1995): 542-43, doi:10.1017/S0140525X00039613 参照。

【8】ロビン・ダンバー (Robin I. M. Dunbar)、Amanda Clark, and Nicola L. Hurst, "Conflict and Cooperation among the Vikings: Contingent Behavioral Decisions," *Ethology and Sociobiology* 16, no. 3 (1995): 233-46, doi:10.1016/0162-3095(95)00022-D 参照。

【9】ジョシュア・グリーンの研究および、神経科学と倫理的意思決定の興味深い接点について、くわしくは以下を参照。ジョシュア・グリーン (Joshua D. Greene)、R. Brian Sommerville, Leigh E. Nystrom, John M. Darley, and Jonathan D. Cohen, "An fMRI Investigation of Emotional Engagement in Moral Judgment," *Science* 293, no. 5537(2001): 2105-08, doi:10.1126/science.1062872; Andrea L. Glenn, Adrian Raine, and R. A. Schug, "The Neural Correlates of Moral Decision-Making in Psychopathy," *Molecular Psychiatry* 14 (January 2009): 5-6, doi:10.1038/mp.2008.104.

【10】トロッコ問題を最初にこの形で提案したのは、フィリッパ・フット (Philippa Foot)、"The Problem of Abortion and the Doctrine of the Double Effect," *Virtues and Vices: And Other Essays in Moral Philosophy* (Berkeley: University of California Press, 1978) 所収。

【11】ジュディス・ジャーヴィス・トムソン (Judith Jarvis Thomson)、"Killing, Letting Die, and the Trolley Problem," *The Monist* 59, no. 2 (1976): 204-17 参照。

【12】ダニエル・バーテルズ (Daniel M. Bartels)、デーヴィッド・ピサロ (David A. Pizarro)、"The Mismeasure of Morals: Antisocial Personality Traits Predict Utilitarian Responses to Moral Dilemmas," *Cognition* 121, no. 1 (2011): 154-61 参照。

【13】ベリンダ・ボード (Belinda J. Board)、カタリナ・フリッツォン (Katarina Fritzon)、"Disordered Personalities at Work," *Psychology, Crime, and Law* 11, no. 1 (2005): 17-32, doi:10.1080/10683160310001634304 参照。

【14】メメット・マームート (Mehmet K. Mahmut)、Judi Homewood, and Richard J. Stevenson, "The Characteristics of Non-Criminals with High Psychopathy Traits: Are They Similar to Criminal Psychopaths?" *Journal of Research in Personality* 42, no. 3 (2008): 679-92 参照。

【15】未発表の予備調査。

【16】Emma Jacobs, "20 Questions: Jon Moulton," *Financial Times* February 4, 2010, www.ft.com/cms/s/0/32c642f2-11c1-11df-9d45-00144feab49a.html#axzz1srPuKoUq 参照。

【17】この話についてはNigel HenbestとHeather Couperに感謝する。

【18】ラックマンの研究の詳細は、スタンリー・ラックマン(Stanley J. Rachman)、"Fear and Courage: A Psychological Perspective," *Social Research* 71, no. 1 (2004): 149-76を参照。ラックマンはこの論文において、爆発物処理の専門家がサイコパスではないこと——本書でも指摘している点だ——を非常に明確にしている。むしろ、プレッシャーのもとでの自信と冷静さが、サイコパスと爆発物処理の専門家に共通する特質だという。

【19】ニール・ジェイコブソン(Neil Jacobson)、ジョン・ゴットマン(John Gottman)、*When Men Batter Women: New Insights into Ending Abusive Relationships* (New York: Simon & Schuster, 1998) 参照。邦訳『夫が妻に暴力をふるうとき:ドメスティック・バイオレンスの真実』(戸田律子訳、講談社、1999年)

【20】リリアン・ムジカ=パローディ(Lilianne R. Mujica-Parodi)、Helmut H. Strey, Frederick Blaise, Robert Savoy, David Cox, Yevgeny Botanov, Denis Tolkunov, Denis Rubin, and Jochen Weber, "Chemosensory Cues to Conspecific Emotional Stress Activate Amygdala in Humans," *PLoS ONE* 4, no. 7(2009): e6415, doi:10.1371/journal.pone.0006415 参照。

【21】発表のために論文を提出。注記しておくが、わたし自身の研究では、恐怖による汗とそれ以外の汗をにおいで識別する能力に、サイコパスと非サイコパスで違いは見られなかった。どんな汗でも特徴的なにおいがするのは細菌による汚染が原因なので、ムジカ=パローディの研究でも、汗の採取・保管は細菌が繁殖しないような手順で行われた。サイコパスと非サイコパスで違っていたのは、恐怖による汗が感情認識テストの成績に及ぼす影響だった。

2. サイコパスとは何者なのか

【1】パーソナリティ理論に対するアイゼンクの貢献については、ハンス・アイゼンク（Hans J. Eysenck), Michael W. Eysenck, *Personality and Individual Differences: A Natural Science Approach* (New York: Plenum Press, 1985) 参照。ヒポクラテスの4気質を組み込んだ元の論文については、アイゼンク, "A Short Questionnaire for the Measurement of Two Dimensions of Personality," *Journal of Applied Psychology* 42, no. 1 (1958): 14-17 参照。

【2】ゴードン・オールポート（Gordon W. Allport), Henry S. Odbert, "Trait-Names: A Psycho-Lexical Study," *Psychological Monographs* 47, no. 1 (1936): i-171, doi:10.1037/h0093360 参照。

【3】レイモンド・キャッテル（Raymond B. Cattell)、*The Description and Measurement of Personality* (NewYork: Harcourt, Brace, and World, 1946) およびキャッテル、*Personality and Motivation: Structure and Measurement* (Yonkers-on-Hudson, NY: World Book Co.,1957) 参照。

【4】アーネスト・テュープス（Ernest C. Tupes)、レイモンド・クリスタル（Raymond E. Christal)、"Recurrent Personality Factors Based on Trait Ratings," Technical Report ASD-TR-61-97, Personnel Laboratory, Aeronautical Systems Division, Air Force Systems Command, United States Air Force, Lackland Air Force Base, Texas, May 1961参照。*Journal of Personality* 60, no. 2 (1992): 225-51, doi:10.1111/j.l467-6494.199.tb00973.x に再掲。

【5】ポール・コスタ（Paul T. Costa)、ロバート・マクレー（Robert R. McCrae)、"Primary Traits of Eysenck's P-E-N System: Three- and Five-Factor Solutions," *Journal of Personality and Social Psychology* 69, no. 2 (1995): 308-17 参照。

【6】ビッグファイブの因子は種の壁を超えて見受けられる。アリゾナ大学のJames KingとAurelio Figueredoが1997年に行った研究では、チンパンジーの「人格」もヒトに見られる5因子モデルに対応することがわかった——ただし5因子のほかにもうひとつ、いい目安となる要素が加わっている。それは支配性、チンパンジーの階級社会における進化の産物だ。現在はテキサス大学オースチン校にいるSam Goslingは、ハイエナを対象に同様の研究を行った。4人の協力者を募り、専用に開発した尺度を使って、カリフォルニア大学バークレー校の行動研究フィールドステーション内のブチハイエナの群れの標準性格測定を実施した。その結果、

データからは5つの次元が浮かび上がった。自己主張、興奮性、対人協調性、社交性、好奇心だ。ビッグファイブの5因子のうち、誠実性を除く4つ（神経症的傾向、協調性、外向性、経験に対する開放性）と非常に整合する。この結果に意を強くしたGoslingは、さらに海の底まで潜り、社会性の明確な違いを突き止めた……タコの社会性だ。安全な巣穴で食事したがるタコもいれば、「アウトドア」での食事を好むタコもいるらしい。それぞれの研究については以下を参照。James E. King and Aurelio J. Figueredo, “The Five-Factor Model plus Dominance in Chimpanzee Personality,” *Journal of Research in Personality* 31 (1997): 257-71; Samuel D. Gosling, “Personality Dimensions in Spotted Hyenas (*Crocuta* crocuta),” *Journal of Comparative Psychology* 112, no. 2 (1998): 107-118. 動物全般の性格特性についての概観はS. D. Gosling and Oliver P. John, “Personality Dimensions in Nonhuman Animals: A Cross-Species Review,” *Current Directions in Psychological Science* 8, no. 3 (1999): 69-75, doi:10.1111/1467-8721.00017 参照。

【7】ビッグファイブをはじめ人格構造についての詳細は以下を参照。マクレー、コスタ、*Personality in Adulthood* (New York: Guilford Press, 1990); マクレー、コスタ、“A Five-Factor Theory of Personality,” Lawrence A. Pervin and O. P. John (eds.), *Handbook of Personality: Theory and Research* , 2nd ed. (New York: Guilford Press, 1999), 139-53 所収。

【8】人格とキャリア選択の関係について、詳細は以下を参照。Adrian Furnham, Liam Forde, and Kirsti Ferrari, “Personality and Work Motivation,” *Personality and Individual Differences* 26, no. 6 (1999): 1035-43; A. Furnham, Chris J. Jackson, L. Forde, and Tim Cotter, “Correlates of the Eysenck Personality Profiler,” *Personality and Individual Differences* 30, no. 4 (2001): 587-94.

【9】ライナムの研究については、Joshua D. Miller、ドナルド・ライナム（Donald R. Lynam）、Thomas A. Widiger, and Carl Leukefeld, “Personality Disorders as Extreme Variants of Common Personality Dimensions: Can the Five-Factor Model Adequately Represent Psychopathy?” *Journal of Personality* 69, no. 2 (2001): 253-76 参照。サイコパシーと5因子モデルの関係について詳細は以下を参照。Widiger, ライナム、“Psychopathy and the Five Factor Model of Personality,” Theodore Millon, Erik Simonsen, Morten Birket-Smith, and Roger D. Davis 編、*Psychopathy: Antisocial, Criminal, and Violent Behavior* (New York: Guilford Press, 1998): 171-87 所収。J. D. Miller, ライナム、“Psychopathy and the Five-Factor Model

of Personality: A Replication and Extension," *Journal of Personality Assessment* 81, no. 2 (2003): 168-78. 5因子モデルとサイコパシーや他の人格障害の関係を分析したものは、コスタ、マクレー、"Personality Disorders and the Five-Factor Model of Personality," *Journal of Personality Disorders* 4, no. 4 (1990): 362-71, doi:10.1521/pedi.1990.4.4.362 参照。

【10】スコット・リリエンフェルド(Scott O. Lilienfeld)、Irwin D. Waldman, Kristin Landfield, Ashley L. Watts, スティーヴン・ルーベンザー(Steven J. Rubenzer)、トマス・ファシンバウアー(Thomas R. Faschingbauer)、"Fearless Dominance and the U.S. Presidency: Implications of Psychopathic Personality Traits for Successful and Unsuccessful Political Leadership," *Journal of Personality and Social Psychology* (Epub, abstract posted July 23, 2012, doi: 10.1037/a0029392) 参照。

【11】ルーベンザー、ファシンバウアー、Deniz S. Ones, "Assessing the U.S. Presidents Using the Revised NEO Personality Inventory," マクレー、コスタ編 "Innovations in Assessment with the Revised NEO Personality Inventory," P. T. Costa, special issue, *Assessment* 7, no. 4 (2000): 403-19,doi:10.1177/107319110000700408 所収。NEO人格目録の開発と構造について、詳細は以下を参照。コスタ、マクレー、*Revised NEO Personality Inventory (NEO-PI-R) and NEO Five-Factor Inventory (NEO-FFI) Professional Manual* (Odessa, FL: Psychological Assessment Resources, 1992); コスタ、マクレー、"Domains and Facets: Hierarchical Personality Assessment Using the Revised NEO Personality Inventory," *Journal of Personality Assessment* 64, no. 1 (1995): 21-50 所収。

【12】各グループを構成する障害の完全な目録はwww.wisdomofpsychopaths.comで閲覧できる。

【13】リサ・ソールズマン(Lisa M. Saulsman)、アンドルー・ペイジ(Andrew C. Page), "The Five-Factor Model and Personality Disorder Empirical Literature: A Meta-Analytic Review," *Clinical Psychology Review* 23, *no.* 8 (2004): 1055-85 参照。

【14】ソールズマンとペイジの発見を図表化したものは以下のとおり。

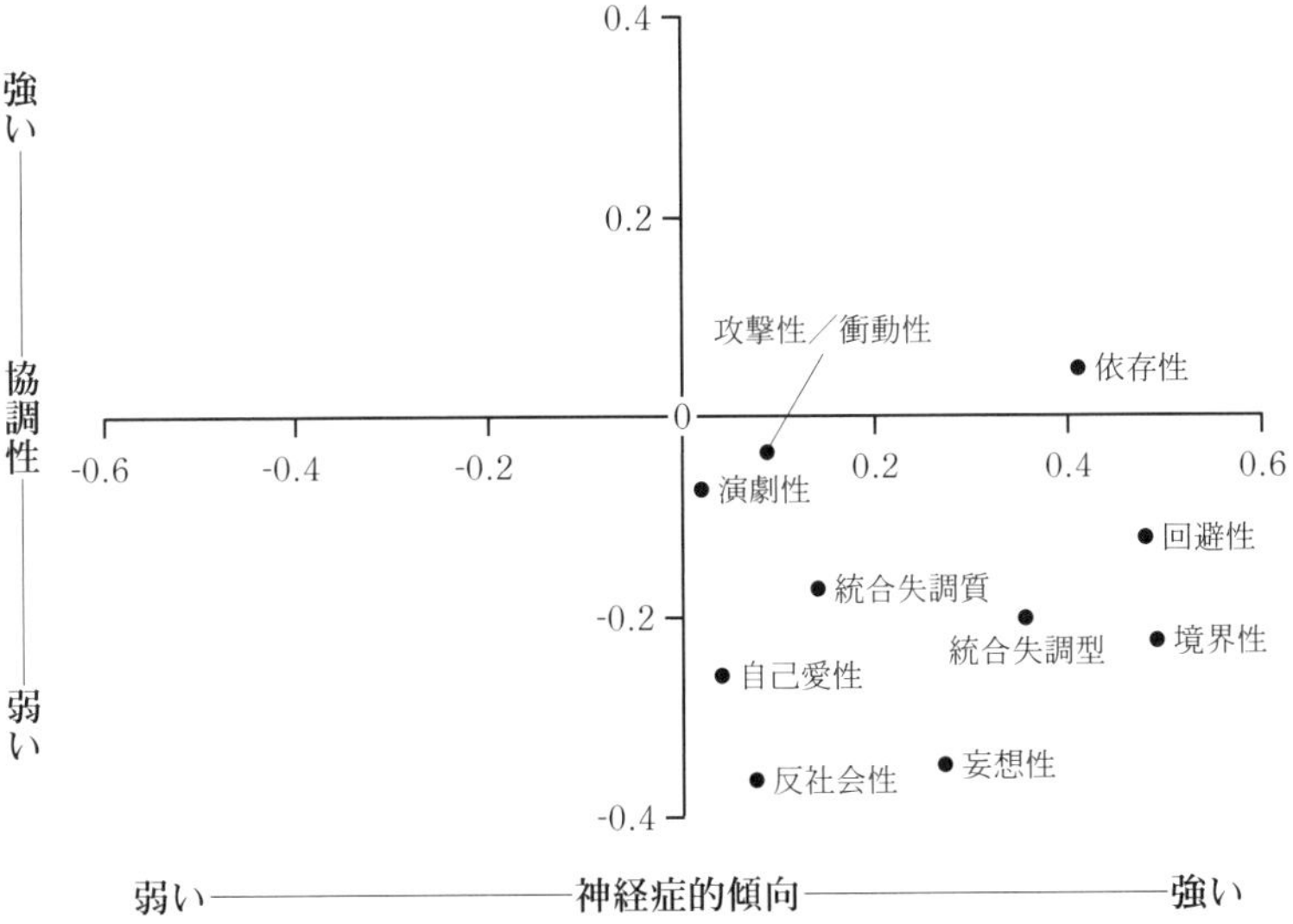

【15】テオプラストス（Theophrastus）、*Characters* , James Diggle 英訳、Cambridge Classical Texts and Commentaries (Cambridge: Cambridge University Press, 2005)。邦訳『人さまざま』（森進一訳、岩波書店、2003年 ほか）。

【16】フィリップ・ピネル（Philippe Pinel）、*Medico-Philosophical Treatise on Mental Alienation, Second Edition, Entirely Reworked and Extensively Expanded (1809),* Gordon Hickish, David Healy, and Louis C. Charland による *Traité médico-philosophique sur l'aliénation mentale, 1809* の英訳 (Oxford: Wiley-Blackwell, 2008) 参照。

【17】ベンジャミン・ラッシュ（Benjamin Rush）、*Medical Inquiries and Observations upon the Diseases of the Mind* (New York: New York Academy of Medicine, 1812; New York: Hafner,

1962) 参照。

【18】ハーヴェイ・クレックレー（Hervey Cleckley）、*The Mask of Sanity: An Attempt to Clarify Some Issues About the So-Called Psychopathic Personality* (St. Louis, MO: C. V. Mosby, 1941, 1976) 参照。www.cassiopaea.org/cass/sanity_1.PdF より全文ダウンロードできる。

【19】ジュディス・ジャーヴィス・トムソン（Judith Jarvis Thomson）、"The Trolley Problem," *Yale Law Journal* 94, no. 6 (1985): 1395-1415 参照。

【20】ロバート・ヘア（Robert D. Hare）、"A Research Scale for the Assessment of Psychopathy in Criminal Populations," *Personality and Individual Differences* 1, no. 2 (1980): 111-19, doi:10.1016/0191-8869(80)90028-8 参照。

【21】ヘア、*The Hare Psychopathy Checklist Revised: Technical Manual* (Toronto: Multi-Health Systems, 1991) 参照。

【22】ヘア、*The Hare Psychopathy Checklist Revised*, 2nd ed. (Toronto: Multi-Health Systems, 2003). サイコパス的人格の動的構造について概観するには以下を参照。Craig S. Neumann, ヘア, ジョセフ・ニューマン（Joseph P. Newman）、"The Super-Ordinate Nature of the Psychopathy Checklist Revised," *Journal of Personality Disorders* 21, no. 2 (2007): 102-17. ヘア、Neumann, "The PCL-R Assessment of Psychopathy: Development, Structural Properties, and New Directions," Christopher J. Patrick (ed.), *Handbook of Psychopathy* (New York: Guilford Press, 2006), 58-88 所収。

【23】Megan J. Rutherford, John S. Cacciola, and Arthur I. Alterman, "Antisocial Personality Disorder and Psychopathy in Cocaine-Dependent Women," *American Journal of Psychiatry* 156, no. 6 (1999): 849-56 参照。

【24】サイコパシーについてより詳細に知りたい場合や、サイコパスの世界全般についての非常に手ごろな入門書としては、ヘアの *Without Conscience: The Disturbing World of the Psychopaths Among Us* (New York: Guilford Press, 1993) がお勧めだ。邦訳『診断名サイコパス――身近にひそむ異常人格者たち』（小林宏明訳、早川書房、1995年）。

【25】James F. Hemphill, ヘア、Stephen Wong, "Psychopathy and Recidivism: A Review," *Legal and Criminological Psychology* 3 , no. 1 (1998): 139-70, doi:10.1111/j.2044-8333.1998.tb00355.x 参照。

【26】サイコパシーと反社会性人格障害（ASPD）の違いを強調するふたつのエピソードはジェームズ・ブレア（James Blair）、デレク・ミッチェル（Derek Mitchell）、Karina Blair, *The Psychopath: Emotion and the Brain* (Malden, MA: Blackwell, 2005), 4-6 より。邦訳『サイコパス：冷淡な脳』（福井裕輝訳、星和書店、2009年）。

【27】ヘア、*The Hare Psychopathy Checklist Revised* 参照。

【28】ステファニー・マリンズ=スウェット（Stephanie M. Mullins-Sweatt）、Natalie G. Glover, Karen J. Derefinko, Joshua M. Miller, and Thomas A. Widiger, "The Search for the Successful Psychopath," *Journal of Research in Personality* 44, no. 4 (2010): 554-58 参照。

【29】リリエンフェルド、ブライアン・アンドルーズ（Brian P. Andrews）、"Development and Preliminary Validation of a Self-Report Measure of Psychopathic Personality Traits in Noncriminal Populations," *Journal of Personality Assessment 66, no. 3* (1996): 488-524 参照。

【30】自閉症スペクトラム障害には、自閉症、アスペルガー症候群、小児崩壊性障害、レット症候群、特定不能の広汎性発達障害などがふくまれる。自閉症全般についての情報は www.autism.org.uk/ 参照。自閉症スペクトラムの考えかたに関する情報は www.autism.org.uk/about-autism/autism-and-asperger-syndrome-an-introduction/what-is-autism.aspx 参照。

【31】統合失調症に関する情報――症状、診断、治療、支援――については、www.schizophrenia.com/ 参照。統合失調症スペクトラムおよび考えられる神経的関連要因については、www.schizophrenia.com/sznews/archives/002561.html 参照。

【32】Kristina D. Hiatt, William A. Schmitt, ニューマン、"Stroop Tasks Reveal Abnormal Selective Attention Among Psychopathic Offenders," *Neuropsychology* 18, no.1 (2004): 50-59 参照。

【33】ニューマン、John J. Curtin, Jeremy D. Bertsch, and Arielle R. Baskin-Sommers, “Attention Moderates the Fearlessness of Psychopathic Offenders,” *Biological Psychiatry* 67, no. 1 (2010): 66-70 参照。

3. 闇に潜む光

【1】Matthew Moore, “Officers ‘Not Trained’ to Rescue Drowning Boy,” *The Telegraph*, September 21, 2007, www.telegraph.co.uk/news/uknews/1563717/Officers-not-trained-to-rescue-drowning-boy.html 参照。

【2】ヴラダス・グリスケヴィシアス(Vladas Griskevicius)、Noah J. Goldstein, Chad R. Mortensen, Robert B.Cialdini, and Douglas T. Kenrick, “Going Along Versus Going Alone: When Fundamental Motives Facilitate Strategic (Non)Conformity,” *Journal of Personality and Social Psychology* 91, no. 2 (2006): 281-94, doi:10.1037/00223514.91.2.281 参照。

【3】アーヴィング・ジャニス (Irving L. Janis)、Leon Mann, *Decision Making: A Psychological Analysis of Conflict, Choice and Commitment* (New York: Free Press, 1977) 参照。

【4】アンドルー・コールマン (Andrew M. Colman)、Andrew &J. Clare Wilson, “Antisocial Personality Disorder: An Evolutionary Game Theory Analysis,” *Legal and Criminological Psychology* 2, no. 1 (1997): 23-34, doi:10.1111/j.2044-8333.1997.tb00330.x 参照。

【5】大隅尚広、大平英樹、“The Positive Side of Psychopathy: Emotional Detachment in Psychopathy and Rational Decision-Making in the Ultimatum Game,” *Personality and Individual Differences* 49, no. 5 (2010); 451-56 参照。

【6】『孫子の兵法』(守屋洋著、産業能率大学出版部、2011年ほか)参照。

【7】チンパンジーの利他的行動に関する最新の情報は、Victoria Horner, J. Devyn Carter, Malini Suchak, フランス・ド・ヴァール(Frans B. M. de Waal)、"Spontaneous Prosocial Choice by Chimpanzees," *PNAS* 108, no. 33 (2011): 13847-51, doi:10.1073/pnas.1111088108.参照。利他的行動を張り合う傾向は鳥類でも見られる。たとえば、カラスのオス同士は攻撃ではなく、むしろ「勇敢な行為」をすることによってメスを競う。つまり、直接くちばしを交えるのではなく、先手必勝の危険なゲームを挑むのだ。この場合の「ゲーム」とは、エサとなる動物が死んでいるかどうかを、危険を冒して確かめるというものだ(眠っていたり、けがをしていたり、死んだふりをしていたりする恐れもある)。「カラスがときおり見せる大胆さは、勇気、経験、反応の素早さを示すことで、地位を向上させ、未来の伴侶に自分を印象づけるのに役立っている」と、エモリー大学の霊長類行動学教授であるド・ヴァールは言う(ド・ヴァール、*Good Natured: The Origins of Right and Wrong in Humans and Other Animals* [Cambridge, MA: Harvard University Press, 1996], 134 より。邦訳『利己的なサル、他人を思いやるサル――モラルはなぜ生まれたのか』西田利貞、藤井留美訳、草思社、1998年)。

【8】ド・ヴァール、*Good Natured*, 144 より。

【9】同上、129.

【10】同上、144.

【11】クリストフ・ツォリコファー(Christoph P. E. Zollikofer)、Marcia S. Ponce de Leon, Bernard Vandermeersch, and François Lévêque, "Evidence for Interpersonal Violence in the St. Cesaire Neanderthal,"*PNAS* 99, no. 9 (2002): 6444-48, doi:10.1073/pnas.082111899 参照。

【12】囚人のジレンマの原型は1950年にランド研究所(RAND Corporation)の数学者 Merrill Flood と Melvin Dresher が考案した。同年、Albert Tucker が減刑の見返りを伴う形で定式化し、正式にこう呼ばれるようになった。

【13】「繰り返されるやりとり」の世界(毎日の生活など)では、サイコパス的戦略にはたしかに欠点がある。しかし、そうした意見は次の 2 点を考慮していない。

A. サイコパスは親密な関係を必要とせずにすむので、あちこちをさまよって、自分の

「バーチャルワールド」を生み出し、同じ相手に再び出くわす可能性をできるだけ減らせる。

B. サイコパスは他者を魅了し、心理的カムフラージュをすることに長けているので「競争者」だと露見しにくい。そうした能力が少なくともしばらくは煙幕の役割を果たし、サイコパスの悪事がばれずにすむ。実際、察知されないようにするためだと考えれば、「群衆に溶け込む」選択肢がより少ない農村部よりも、望めば匿名性が保証されている都市部でサイコパシーがより多く見受けられるのも、ある程度うなずける。

要するに、サイコパスはルールを曲げる、あるいは破るのにぴったりの「人格キット」をもっているわけだ。人生のゲームでずるをするつもりなら、非情で怖いもの知らずだと自分の快適ゾーンからあまり離れずにすみ、外向的で魅力的であればより長いあいだとがめられずにすむ。万一ばれた場合も、自尊心が強いので、拒絶されてもあまりめげない。

【14】ロバート・アクセルロッドによるバーチャル・トーナメントと、ゲーム理論全般の教訓について、詳細は、ロバート・アクセルロッド (Robert Axelrod)、*The Evolution of Cooperation* (New York: Basic Books, 1984) 参照。邦訳『つきあい方の科学――バクテリアから国際関係まで』(松田裕之訳、ミネルヴァ書房、1998年)。

【15】ロバート・トリヴァース (Robert L. Trivers)、"The Evolution of Reciprocal Altruism," *Quarterly Review of Biology* 46, no. 1 (1971): 35-57 参照。

【16】トマス・ホッブス (Thomas Hobbes)、*Leviathan* , Parts I and II, Revised Edition, eds. A.P.Martinich and Brian Battiste (Peterborough, ON: Broadview Press, 2010) 参照。邦訳『リヴァイアサン』(水田洋訳、岩波文庫、1992年 ほか)。

4. 人生で成功するヒント

【1】ピーター・ジョナソン（Peter K. Jonason）、Norman P. Li, Emily A. Teicher, "Who Is James Bond? The Dark Triad as an Agentic Social Style," *Individual Differences Research* 8, no. 2 (2010): 111-20 参照。

【2】ジョナソン、Li, Gregory W. Webster, David P. Schmitt, "The Dark Triad: Facilitating a Short-Term Mating Strategy in Men," *European Journal of Personality* 23 1(2009): 5-18, doi:10.1002/per.698 参照。

【3】ババ・シャイヴ（Baba Shiv）、ジョージ・ローエンスタイン（George Loewenstein）、アントワーヌ・ベシャラ（Antoine Bechara）、"The Dark Side of Emotion in Decision-Making: When Individuals with Decreased Emotional Reactions Make More Advantageous Decisions," *Cognitive Brain Research* 23, no. 1 (2005): 85-92, doi:10.1016/j.cogbrainres.2005.01.006 参照。神経経済学は、経済的意思決定の根底にある精神的プロセスに焦点を当てる学際的分野だ。神経科学、経済学、社会・認知心理学の研究方法を組み合わせ、理論生物学、コンピューター科学、数学のアイディアや概念も取り入れる。感情と意思決定の関係を掘り下げたい向きには、手始めにAntonio Damasio, *Descartes' Error: Emotion, Reason, and the Human Brain*（New York: Putnam, 1994. 邦訳『デカルトの誤り――情動、理性、人間の脳』田中三彦訳、筑摩書房、2010年）が非常に読みやすい。シャイヴらの実験の結果が、経済的意思決定において感情が有益な役割を果たしている事実を否定するものではないこと、（これほど経済が混迷した時代にあってもまだ懲りないかのように）むやみにリスクを負えば、ときとして惨事につながることにも注意すべきだ。例を挙げて説明すると、実験では脳に損傷のある参加者はいい成績をあげたが、実験以外では、3人が破産申請するなど成績はあまり芳しくなかった。恐怖を感じない結果、現実の世界でリスクを負いすぎる場合や、感情的な判断ができずに他人に利用されてしまう場合がある。要するに、感情はたしかにときとして理性的な意思決定の邪魔をするが、それでもわたしたちの利益を守るうえで重要な役割を果たすということだ。

【4】ケアリー・フリードマン（Cary Frydman）、Colin Camerer, Peter Bossaerts, and Antonio Rangel, "MAOA-L Carriers Are Better at Making Optimal Financial Decisions Under Risk," *Proceedings of the Royal Society B* 278, no. 1714 (2011): 2053-59, doi:10.1098/rspb.2010.2304 参照。「戦士の遺伝子」と攻撃性の結びつきについては、フリードマンが拠点とする研究室のリー

ダーAntonio Rangelが警鐘を鳴らしている。「*MAOA-L*を攻撃性や衝動性と関連づけてきたこれまでの研究は、慎重に解釈する必要があるかもしれない」と、Rangelは指摘する。「重要なのは、被験者の人生において、こうした意思決定が最適かどうかだ」(Debora McKenzie, "People with 'Warrior Gene'Better at Risky Decisions," *New Scientist*, December 9, 2010参照。www.newscientist.com/article/dn19830-people-with-warrior-gene-better-at-risky-decisions.html)。たとえば、2009年に発表された研究で、エディンバラ大学のDominic Johnsonは、*MAOA-L*をもっている人のほうが実際に攻撃的だが、それはひどく挑発された場合であって、明白な衝動性はないことを発見した——この発見もフリードマンの発見同様、見境のない自滅というより、戦略的な利己主義を示唆しているようだ。Rose McDermott, Dustin Tingley, Jonathan Cowden, Giovanni Frazzetto, and Dominic D. P. Johnson, "Monoamine Oxidase A Gene (MAOA) Predicts Behavioral Aggression Following Provocation," *PNAS* 106, no. 7 (2009): 2118-23, doi:10.1073/pnas.0808376106参照。

【5】Richard Alleyne, "Gene That Makes You Good at Taking Risky Decisions," *The Telegraph*, December 8, 2010参照。

【6】ポール・バビアク (Paul Babiak)、Neumann, ヘア、"Corporate Psychopathy: Talking the Walk," *Behavioral Sciences and the Law* 28, no. 2 (2010): 174-93, doi:10.1002/bsl.925参照。

【7】Alan Deutschman, "Is Your Boss a Psychopath?" *Fast Company*, July 1, 2005, www.fastcompany.com/magazine/96/open_boss.htmlより引用。

【8】ケヴィン・ダットン (Kevin Dutton), *Split-Second Persuasion: The Ancient Art and New Science of Changing Minds* (New York: Houghton Mifflin Harcourt, 2011)参照。邦訳『瞬間説得——その気にさせる究極の方法』(雨沢泰訳、NHK出版、2011年)。

【9】Morgan Worthy, Albert L. Gary, and Gay M. Kahn,"Self-Disclosure as an Exchange Process," *Journal of Personality and Social Psychology* 13, no. 1 (1969): 59-63参照。

【10】以下を参照。ジョン・ブラウン (John Brown)、"Some Tests of the Decay Theory of Immediate Memory," *Quarterly Journal of Experimental Psychology* 10, no. 1 (1958): 12-21, doi:10.1080/17470215808416249; ロイド・ピーターソン (Lloyd R. Peterson)、マーガレット・

ピーターソン（Margaret J. Peterson）、“Short-Term Retention of Individual Verbal Items,” *Journal of Experimental Psychology* 58, no. 3 (1959): 193-98.

【11】治療的介入のさまざまなテクニックとジョセフの研究については、ジョセフ、*Theories of Counselling and Psychotherapy: An Introduction to the Different Approaches*, 2nd revised edition (New York: Palgrave Macmillan, 2010) 参照。

【12】エヤル・アハロニ（Eyal Aharoni）、ケント・キール（Kent A. Kiehl）、“Quantifying Criminal Success in Psychopathic Offenders”（2011年5月のサイコパシー研究学会の報告集所収）参照。

【13】ヘリナ・ハッカネン=ニュホルム（Helinä Häkkänen-Nyholm）、ヘア、“Psychopathy, Homicide, and the Courts: Working the System,” *Criminal Justice and Behavior* 36, no. 8 (2009): 761-77, doi:10.1177/0093854809336946 参照。

【14】スティーヴン・ポーター（Stephen Porter）、Leanne ten Brinke, Alysha Baker, and Brendan Wallace, “Would I Lie to You? ‘Leakage’ in Deceptive Facial Expressions Relates to Psychopathy and Emotional Intelligence,” *Personality and Individual Differences* 51, no. 2 (2011): 133-37, doi:10.1016/j.paid.2011.03.031 参照。

【15】アーメド・カリム（Ahmed A. Karim）、Markus Schneider, Martin Lotze, Ralf Veit, Paul Sauseng, Christoph Braun, and Niels Birbaumer, “The Truth About Lying: Inhibition of the Anterior Prefrontal Cortex Improves Deceptive Behavior,” *Cerebral Cortex* 20, no. 1 (2010): 205-13, doi:10.1093/cercor/bhp090 参照。

【16】マイケル・クレイグ（Michael C. Craig）、Marco Catani, Quinton Deeley, Richard Latham, Eileen Daly, Richard Kanaan, Marco Picchioni, Philip K. McGuire, Thomas Fahy, and Declan G. M. Murphy, “Altered Connections on the Road to Psychopathy,” *Molecular Psychiatry* 14 (2009): 946-53 参照。

【17】Angela Scerbo, エイドリアン・レイン（Adrian Raine）、Mary O’Brien, Cheryl-Jean Chan, Cathy Rhee, and Norine Smiley, “Reward Dominance and Passive Avoidance Learning in

Adolescent Psychopaths," *Journal of Abnormal Child Psychology* 18, no. 4 (1990): 451-63, doi:10.1007/BF00917646 参照。

【18】ジョシュア・バックホルツ（Joshua W. Buckholtz)、Michael T. Treadway, Ronald L. Cowan, Neil D. Woodward, Stephen D. Benning, Rui Li, M. Sib Ansariほか、"Mesolimbic Dopamine Reward System Hypersensitivity in Individuals with Psychopathic Traits," *Nature Neuroscience* 13, no. 4 (2010): 419-21, doi:10.1038/nn.2510 参照。

【19】完全な引用と研究の詳細については、"Psychopaths' Brains Wired to Seek Rewards, No Matter the Consequences," *Science Daily*, March 14, 2010, www. sciencedaily.com/releases/2010/03/100314150924.htm 参照。

【20】ジェフリー・ハンコック（Jeffrey T. Hancock)、Michael T. Woodworth, ポーター、"Hungry Like the Wolf: A Word-Pattern Analysis of the Language of Psychopaths," *Legal and Criminological Psychology* (2011), doi:10.1111/j.2044-8333.2011.02025.x 参照。

【21】シャーリー・フェクトー（Shirley Fecteau)、Alvaro Pascual-Leone, and Hugo Theoret, "Psychopathy and the Mirror Neuron System: Preliminary Findings from a Non-Incarcerated Sample," *Psychiatry Research* 160, no. 2 (2008): 137-44 参照。

【22】ミラーニューロンは1992年、パルマ大学のGiacomo Rizzolattiらの研究チームによって（サルにおいて）発見された。ミラーニューロンは簡単に言えば、他者の行動——および感情——を模倣するための脳細胞である。以下を参照。Giuseppe Di Pellegrino, Luciano Fadiga, Leonardo Fogassi, Vittorio Gallese, and Giacomo Rizzolatti, "Understanding Motor Events: A Neurophysiological Study," *Experimental Brain Research* 91 (1992):176-80; G. Rizzolatti, L. Fadiga, V. Gallese, and L. Fogassi, "Premotor Cortex and the Recognition of Motor Actions," *Cognitive Brain Research* 3 (1996): 131-41.

【23】あくびの伝染と共感について、最近の興味深い論文は、Ivan Norscia and Elisabetta Palagi, "Yawn Contagion and Empathy in *Homo sapiens*," *PLoS ONE* 6, no. 12 (2011): e28472, doi:10.1371/journal.pone.0028472 参照。

【24】Heather L. Gordon, アビゲイル・ベアード(Abigail A. Baird)、Alison End, "Functional Differences Among Those High and Low on a Trait Measure of Psychopathy," *Biological Psychiatry* 56, no. 7 (2004): 516-21 参照。

【25】鄭雅薇(Yawei Cheng)、Ching-Po Lin, Ho-Ling Liu, Yuan-Yu Hsu, Kun-Eng Lim, Daisy Hung, and Jean Decety, "Expertise Modulates the Perception of Pain in Others," *Current Biology* 17, no. 19 (2007): 1708-13, doi:10.1016/j.cub.2007.09.020 参照。

【26】Clemens Kirschbaum, Karl-Martin Pirke, and Dirk H.Hellhammer, "The Trier Social Stress Test — A Tool for Investigating Psychobiological Stress Responses in a Laboratory Setting," *Neuropsychobiology* 28, no. 1-2 (1993): 76-81 参照。

【27】ジョン・レイ (John J. Ray), J.A.B. Ray, "Some Apparent Advantages of Subclinical Psychopathy," *Journal of Social Psychology* 117 (1982) 135-42 参照。

【28】レイ、Ray, 1982 参照。

【29】B スキャンについては www.b-scan.com/index.html 参照(2012 年 2 月 3 日にアクセス)。企業などの組織におけるサイコパシーについて、手ごろで楽しめる入門書としては、バビアク、ヘア、*Snakes in Suits: When Psychopaths Go to Work* (New York: HarperBusiness, 2006) 参照。邦訳『社内の「知的確信犯」を探し出せ』(真喜志順子訳、ファーストプレス、2007年)。

5. サイコパスに「変身」する

【1】ヘアが話しているような状況を垣間見るには、Tom Geoghegan, *BBC News Magazine,* May 5, 2008, http://news.bbc.co.uk/1/hi/magazine/7380400.stm 参照。より学問的な見方については、Susan Batchelor,"Girls, Gangs, and Violence: Assessing the Evidence," *Probation Journal* 56, no. 4 (2009): 399- 414, doi: 10.1177/0264550509346501 参照。

【2】スティーヴン・ピンカー（Steven Pinker）、*The Better Angels of Our Nature: Why Violence Has Declined* (New York: Viking, 2011) 参照。

【3】Manuel Eisner, “Long-Term Historical Trends in Violent Crime,” *Crime and Justice* 30 (2003): 83-142 参照。

【4】Michael Shermer, “The Decline of Violence,” *Scientific American*, October 7, 2011, www.scientificamerican.com/article.cfm?id=the-decline-of-violence 参照。

【5】ピンカー、*The Better Angels of Our Nature*, 47-56: “Rates of Violence in State and Nonstate Societies” 参照。

【6】Shermer, “The Decline of Violence,” 2011 より。今の世界がこれまで以上に危険だという主張を鵜呑みにしないほうがいい。

【7】Gary Strauss, “How Did Business Get So Darn Dirty ? ” *USA Today* (Money), June 12, 2002, www.usatoday.com/money/covers/2002-06-12-dirty-business.htm より。

【8】クライヴ・R・ボディー（Clive R. Boddy）、“The Corporate Psychopaths Theory of the Global Financial Crisis,” *Journal of Business Ethics* 102, no. 2 (2011): 255-59, doi:10.1007/s10551-011-0810-4 参照（「企業の蛮族」の異名をとった第1号は、容赦ないコスト削減で「フレッド・ザ・シュレッド（切り裂きフレッド）」と呼ばれたフレッド・グッドウィンだ。グッドウィンがロイヤル・バンク・オブ・スコットランドの最高経営責任者（CEO）だった2001～09年、同行は241億ポンドというイギリス史上最多の企業損失を計上した）。

【9】Strauss, “How Did Business Get So Darn Dirty?” 参照。

【10】この引用箇所についての報道はCamille Mann, “Elizabeth Smart Was Not Severely Damaged by Kidnapping, Defense Lawyers Claim,” *CBS News*, May 19, 2011, www.cbsnews.com/8301-504083_162-20064372-504083.html 参照。

【11】青年犯罪の蔓延、動機、リスク要因など、掘り下げた分析は、Debbie Wilson, Clare Sharp,

and Alison Patterson, "Young People and Crime: Findings from the 2005 Offending, Crime and Justice Survey" (London: Home Office, 2005) 参照。

【12】サラ・コンラス(Sara Konrath)、Edward H. O'Brien, and Courtney Hsing, "Changes in Dispositional Empathy in American College Students over Time: A Meta-Analysis," *Personality and Social Psychology Review* 15, no. 2 (2011): 180-98, doi:10.1177/1088868310377395 参照。

【13】IRIの背景と発展に関する詳細は、以下を参照。Mark H. Davis, "A Multidimensional Approach to Individual Differences in Empathy," *JSAS Catalog of Selected Documents in Psychology* 10, no. 85 (1980); Davis,"Measuring Individual Differences in Empathy: Evidence for a Multidimensional Approach," *Journal of Personality and Social Psychology* 44, no. 1 (1983): 113-26.

【14】"Today's College Students More Likely to Lack Empathy," *U.S. News* (Health), May 28, 2010, http://health.usnews.com/health-news/family-health/brain-and-behavior/articles/2010/05/28/todays-college-students-more-likely-to-lack-empathy 参照。

【15】以下を参照。ジーン・トウェンジ(Jean M. Twenge)、コンラス、Joshua D. Foster, W. Keith Campbell, and Brad J. Bushman, "Egos Inflating Over Time: A Cross-Temporal Meta-Analysis of the Narcissistic Personality Inventory," *Journal of Personality* 76, no. 4 (2008a): 875-901, doi:10.1111/j.1467-6494.2008.00507.x; トウェンジほか、"Further Evidence of an Increase in Narcissism Among College Students," *Journal of Personality* 76(2008b): 919-27, doi:10.1111/j.1467-6494.2008.00509.x.

【16】*U.S. News*,"Today's College Students More Likely to Lack Empathy" 参照。

【17】Thomas Harding, "Army Should Provide Moral Education for Troops to Stop Outrages," *The Telegraph*, February 22, 2011, www.telegraph.co.uk/news/8341030/Army-should-provide-moral-education-for-troops-to-stop-outrages.html 参照。

【18】ニコール・スピア(Nicole K. Speer)、Jeremy R. Reynolds, Khena M. Swallow, ジェフリー・ザックス(Jeffrey M. Zacks)、"Reading Stories Activates Neural Representations of

Perceptual and Motor Experiences," *Psychological Science* 20, no. 8 (2009): 989-99 参照。

【19】ニコラス・カー（Nicholas Carr）の "The Dreams of Readers" は、読書の影響力についてのエッセイ集、Mark Haddon 編、*Stop What You're Doing and Read This!* (London: Vintage, 2011) 所収。

【20】Christina Clark, Jane Woodley, and Fiona Lewis, *The Gift of Reading in 2011: Children and Young People's Access to Books and Attitudes Towards Reading* — www.literacytrust.org.uk/assets/0001/1303/The_Gift_of_Reading_in_2011.pdf 参照。

【21】神経法学という新分野に関する入門書としては、David Eagleman, "The Brain on Trial," *The Atlantic*., July/August 2011, www.theatlantic.com/magazine/print/2011/07/the-brain-on-trial/8520/ がお勧めだ。

【22】アヴシャロム・カスピ（Avshalom Caspi）、Joseph McClay, テリー・モフィット（Terrie E. Moffitt）、Jonathan Mill, Judy Martin, Ian W. Craig, Alan Taylor, and Richie Poulton, "Role of Genotype in the Cycle of Violence in Maltreated Children," *Science* 297, no. 5582 (2002): 851-54, doi:10.1126/science.1072290 参照。

【23】「戦士の遺伝子」をめぐる、この研究に関する微妙に異なる議論や論争については、Ed Yong, "Dangerous DNA: The Truth About the 'Warrior Gene,'" *New Scientist*, April 12, 2010, www.newscientist.com/article/mg20627557.300-dangerous-dna-the-truth-about-the-warrior-gene.html?page=1 参照。

【24】ウォルドラウプのケースについて詳細は、"What Makes Us Good or Evil?" BBC Horizon, September 7, 2011, www.youtube.com/watch?v=xmAyxpAFS1s 参照。暴力的な殺人犯の神経学、遺伝学、心理学的プロファイルについては、Barbara Bradley Hagerty の NPR（全米公共ラジオ）*Inside the Criminal Brain* シリーズがすばらしい（NPR, June 29-July 1, 2010, www.npr.org/series/128248068/inside-the-criminal-brain）。

【25】文化神経科学の新分野に関する詳細は、以下を参照。Joan Y. Chiao and Nalini Ambady, "Cultural Neuroscience: Parsing Universality and Diversity across Levels of Analysis," 北

山忍、Dov Cohen編、*Handbook of Cultural Psychology* (New York: Guilford Press, 2007), 237-54 所収、Chiao編 *Cultural Neuroscience: Cultural Influences on Brain Function*, Progress in Brain Research (New York: Elsevier, 2009).

【26】エピジェネティクスに関する明快でとっつきやすい入門書としては、Nessa Carey, *The Epigenetics Revolution: How Modern Biology Is Rewriting Our Understanding of Genetics, Disease, and Inheritance* (New York: Columbia University Press, 2012) 参照。

【27】Gunnar Kaat, Lars O. Bygren, and Soren Edvinsson, "Cardiovascular and Diabetes Mortality Determined by Nutrition During Parents' and Grandparents' Slow Growth Period," *European Journal of Human Genetics* 10, no. 11 (2002): 682-88, doi:10.1038/sj.ejhg.5200859 参照。

【28】アラン・ハリントン (Alan Harrington)、*Psychopaths* (New York: Simon & Schuster, 1972) 参照。

【29】Robert A. Josephs, Michael J. Telch, J. Gregory Hixon, Jacqueline J. Evans, Hanjoo Lee, Valerie S. Knopik, John E. McGeary, Ahmad R. Hariri, and Christopher G. Beevers, "Genetic and Hormonal Sensitivity to Threat: Testing a Serotonin Transporter Genotype X Testosterone Interaction," doi:10.1016/j.psyneuen.2011.09.006 参照。

【30】"Gary Gilmore's Eyes"/"Bored Teenagers" (August 19,1977: Anchor Records ANC 1043) 参照。

【31】TMSを使った最初の研究については、Anthony T. Barker, Reza Jalinous, and Ian L. Freeston, "Non-Invasive Magnetic Stimulation of Human Motor Cortex," *Lancet* 325, no. 8437 (1985): 1106-07, doi:10.l016/S0l40-6736(85)92413-4 参照。

【32】ライアン・ヤング (Liane Young)、Joan Albert Camprodon, Marc Hauser, Alvaro Pascual-Leone, and Rebecca Saxe, "Disruption of the Right Temporoparietal Junction with Transcranial Magnetic Stimulation Reduces the Role of Beliefs in Moral Judgments," *PNAS* 107, no. 15 (2010): 6753-58, doi:10.1073/pnas.0914826107 参照。化学工場の従業員

が同僚のコーヒーに砂糖を入れているのを、あなたが目撃したとしよう。その砂糖が入っている容器には「毒」と書いてある。そのとき、ふいに時間の裂け目から怪しげな煙が上がり、この世のものならぬ倫理哲学者がハザードスーツにゴーグルといういでたちで現れて、あなたに4つのシナリオを提示する。シナリオには2面の可能性空間があり、直交して並んでいる。第1面はその従業員が容器の中身を何だと考えているか（信念内容——砂糖か毒か）に関連する。第2面は容器には実際に何が入っているかに対応する（砂糖か毒か）。すると、以下のような、結果と個人の信念を混ぜ合わせて発酵させた量子論的確率の混合物ができあがる（下図参照）。

1. 従業員は容器の中身が砂糖だと思っている。実際の中身も砂糖だ。
   コーヒーを飲んだ同僚は死なない。

2. 従業員は容器の中身が砂糖だと思っている。だが実際の中身は毒だ。
   コーヒーを飲んだ同僚は死ぬ。

3. 従業員は容器の中身が毒だと思っている。だが実際の中身は砂糖だ。
   コーヒーを飲んだ同僚は死なない。

4. 従業員は容器の中身が毒だと思っている。実際の中身も毒だ。
   コーヒーを飲んだ同僚は死ぬ。

結果

信念 ＼ 結果	ニュートラル	悪い
ニュートラル	1	2
悪い	3	4

刑法の基本理念によれば「罪を犯す意思のない行為は罰しない」。このことを念頭に、4つのシナリオにおける従業員の行為の許容度を、1（まったく許されない）～7（まったく問題ない）で評価するとしたら？——と謎の哲学者はあなたに問いかける。

2010年、マサチューセッツ工科大学（MIT）脳・認知科学科のライアン・ヤングらは、倫理的意思決定の神経生物学的研究の一環として、協力者を募ってまさに同じ判断を求めた。

ただし、判断をくだす前に、一部の参加者は道徳的判断に関連があるとされている脳の領域（右脳の側頭頭頂接合部、RTPJ）に経頭蓋磁気刺激（TMS）を加えられた。より具体的には（ここが、4章で紹介したアーメド・カリムらによる倫理的葛藤をスキップさせる実験と違うところで）、第三者の行為の根底にある思い込みや考えかたや意図を評価するときの道徳的判断だ。

参加者のRTPJに人工的な刺激を加えることで、4つのシナリオに対する見かたに影響が出るだろうか、とヤングら論文執筆陣は考えた。言いかえれば、倫理観は影響されやすいのだろうか。

答えは、イエスだった。

実験群の道徳的判断を対照領域（RTPJ以外の領域）にTMSを加えた対照群の判断と比較したところ、あるパターンが浮かび上がった。シナリオ3（悪意はあったが悪い結果にはならなかった）について、RTPJにTMSを加えた参加者のほうが、他の領域にTMSを加えた参加者よりも道徳的に寛容だった。

どうやら倫理観は本当に操作できるらしい。というより、倫理観の構成要素のひとつは操作可能らしい。他人の行為が意図的なものかどうかを正確に判断する能力は強化したり弱めたりできるのかもしれない。


【33】アンディ・マクナブ（Andy McNab）、*Bravo Two Zero: The Harrowing True Story of a Special Forces Patrol Behind the Lines in Iraq* (London: Bantam Press, 1993; New York: Dell, 1994) 参照。邦訳『ブラヴォー・ツー・ゼロ——SAS兵士が語る湾岸戦争の壮絶な記録』（伏見威蕃訳、早川書房、2000年）。

【34】番組はwww.bbc.co.uk/programmes/p006dg3yで聴くことができる。

【35】恐ろしい選抜プロセスや尋問テクニックなど、SASでのマクナブの経験に関する詳細は、マクナブ、*Immediate Action: The Explosive True Story of the Toughest — and Most Highly Secretive — Strike Force in the World* (London: Bantam Press, 1995; New York: Dell, 1996) 参照。邦訳『SAS戦闘員——最強の対テロ・特殊部隊の極秘記録』（伏見威蕃訳、早川書房、2000年）。

6. 七つの決定的勝因

【1】番組は http://soundcloud.com/profkevindutton/great-british-psychopath で聴くことができる。

【2】マイケル・レヴェンソン（Michael R. Levenson）、ケント・キール（Kent A. Kiehl）、Cory M. Fitzpatrick, "Assessing Psychopathic Attributes in a Noninstitutionalized Population," *Journal of Personality and Social Psychology* 68, no. 1 (1995): 151-58 参照。テストに挑戦する場合は www.kevindutton.co.uk/ へ。

【3】サイコパスは気難しいことで知られ、魅力的で説得力があることはえてして、文字どおり、お世辞で相手をだますためのものだ——更生しているような印象を与えるが、実際は（たいていの場合）仮釈放されるためにそういうふりをしているだけ、というように。しかし最近は、サイコパス的傾向があって更生しにくい未成年犯罪者に対する新たな治療法が、楽観的な見方を生んでいる。ウィスコンシン州マディソン郡にある少年メンドータ治療センターの心理学者 Michael F. Caldwell は、「減圧療法（ディコンプレッション）」という1対1の集中療法で有望な成果を上げている。減圧療法の狙いは、悪い行為を罰した結果、さらに悪い行いを招き、再び罰した結果……という悪循環に終止符を打つことだ。収監された若者は Caldwell の治療によって次第に従順に行動するようになり、その結果、より主流の更生事業に参加できるようになった。たとえば、Caldwell のプログラムに登録した150人を超える若者のグループは、ふつうの未成年者矯正施設で更生を行ったグループに比べて、治療後に暴力犯罪に関与する可能性が 50%低かった。
減圧療法およびサイコパスの治療全般についてのくわしい情報は、Michael F. Caldwell, Michael Vitacco, and Gregory J. Van Rybroek, "Are Violent Delinquents Worth Treating? A Cost-Benefit Analysis," *Journal of Research in Crime and Delinquency* 43, no. 2 (2006): 148-68, doi:10.1177/0022427805280053 参照。

【4】ジョン・アーリッジ（John Arlidge）、"A World in Thrall to the iTyrant," *Sunday Times* News Review, October 9, 2011 参照。

【5】ジェームズ・リリング（James K. Rilling）、Andrea L. Glenn, Meeta R. Jairam, Giuseppe Pagnoni, David R. Goldsmith, Hanie A. Elfenbein, リリエンフェルド、"Neural Correlates

of Social Cooperation and Non-Cooperation as a Function of Psychopathy," *Biological Psychiatry* 61, no. 11 (2007): 1260-71 参照。

【6】リー・クラスト(Lee Crust)、リチャード・キーガン(Richard Keegan)、"Mental Toughness and Attitudes to Risk-Taking," *Personality and Individual Differences* 49, no. 3 (2010): 164-68 参照。

【7】ウィリアムズらのチームはオックスフォード大学マインドフルネス・センターを拠点にしている。同センターで現在進められている研究の詳細は公式ウェブサイト http://oxfordmindfulness.org/ 参照。
マインドフルネスに関する書籍に興味があれば、マーク・ウィリアムズ(Mark Williams)、Danny Penman, *Mindfulness: A Practical Guide to Finding Peace in a Frantic World* (London: Piatkus, 2011; New York: Rodale Books, 2011) も参照。

【8】この問いへの答えはいろいろと書かれてきた。重苦しくなるのは嫌で、少しは空想の余地も欲しいという人には、Robert Harris の小説がお勧めだ。Robert Harris, *The Fear Index* (New York: Knopf, 2012)。

【9】Artur Z. Arthur, "Stress as a State of Anticipatory Vigilance," *Perceptual and Motor Skills* 64, no. 1 (1987): 75-85, doi:10.2466/pms.1987.64.1.75 参照。

7. 正気を超える正気

【1】ハリントン、*Psychopaths*, 45 参照。

【2】クレックレー、*The Mask of Sanity*, 391, www.cassiopaea.org/cass/sanity_1.PdF 参照。

【3】ノーマン・メイラー(Norman Mailer)、*The White Negro,* 初出は *Dissent* (Fall 1957) 誌。

www.learntoquestion.com/resources/database/archives/003327.html 参照。

【4】ハリントン、*Psychopaths*, 233 参照。

【5】聖パウロの詳細な伝記と、複雑な心理についての情報に基づく洞察は、A. N. Wilson, Paul: *The Mind of the Apostle* (New York: W. W. Norton, 1997) 参照。

【6】マイケル・ホワイト（L. Michael White）、*From Jesus to Christianity: How Four Generations of Visionaries and Storytellers Created the New Testament and Christian Faith* (San Francisco: HarperCollins, 2004), 170 参照。

【7】ラドヤード・キプリング（Rudyard Kipling）の詩 "If —" より。"If —" はキプリングの詩集、*Rewards and Fairies* (London: Macmillan, 1910) 所収。

【8】デレク・ミッチェル（Derek G. V. Mitchell）、Rebecca A. Richell, Alan Leonard, ブレア、"Emotion at the Expense of Cognition: Psychopathic Individuals Outperform Controls on an Operant Response Task," *Journal of Abnormal Psychology* 115, no. 3 (2006): 559-66 参照。

【9】フロー体験の概念について詳細は、ミハイ・チクセントミハイ（Mihaly Csikszentmihalyi）、*Finding Flow: The Psychology of Engagement with Everyday Life* (New York: Basic Books, 1996) 参照。邦訳『フロー体験入門――楽しみと創造の心理学』（大森弘監訳、世界思想社、2010年）。

【10】マルティン・クラーゼン（Martin Klasen）、Rene Weber, Tilo T. J. Kircher, Krystyna A. Mathiak, and Klaus Mathiak, "Neural Contributions to Flow Experience During Video Game Playing," *Social Cognitive and Affective Neuroscience* 7, no. 4 (2012): 485-95, doi: 10.1093/scan/nsr021 参照。

【11】Elsa Ermer, ジョシュア・グリーン（Joshua D. Greene）、Prashanth K. Nyalakanti, キール、"Abnormal Moral Judgments in Psychopathy"（サイコパシー研究学会年次総会におけるポスター発表）参照。

【12】Antoine Lutz, Lawrence L. Greischar, Nancy B. Rawlings, Matthieu Ricard, リチャード・デヴィッドソン（Richard J. Davidson）、"Long-Term Meditators Self-Induce High-Amplitude Gamma Synchrony During Mental Practice,"*PNAS* 101, no. 46 (2004): 16369-73, doi: 10.1073/pnas.0407401101 参照。
デヴィッドソンはウィスコンシン大学情動神経科学研究所（the Laboratory for Affective Neuroscience）所長。彼の研究の詳細は研究所のウェブサイト（http://psyphz.psych.wisc.edu）およびデヴィッドソン、Sharon Begley, *The Emotional Life of Your Brain: How Its Unique Patterns Affect the Way You Think, Feel, and Live — And How You Can Change Them* (New York: Hudson Street Press, 2012) 参照。

【13】Steve Conner, "Psychology of Sport: How a Red Dot Swung It for Open Champion," *The Independent*, July 20, 2010, www.independent.co.uk/sport/general/others/psychology-of-sport-how-a-red-dot-swung-it-for-open-champion-2030349.html より引用。

【14】ビークー・ボーディ（Bikkhu Bodhi）、"Right Mindfulness (Samma Sati)," *The Noble Eightfold Path: The Way to the End of Suffering* (Onalaska, WA: BPS Pariyatti Publishing, 2000) 第 6 章参照。

【15】*Mahāsatipaṭṭhāna Sutta:The Great Discourse on the Establishing of Awareness* (Onalaska, WA: Vipassana Research Publications, 1996) 参照。

【16】スコット・ビショップ（Scott R. Bishop）、Mark Lau, Shauna Shapiro, Linda Carlson, Nicole D. Anderson, James Carmody, Zindel V. Segalほか"Mindfulness: A Proposed Operational Definition," *Clinical Psychology: Science and Practice* 11, no. 3 (2004): 230-41, doi:10.1093/clipsy.bph077 参照。

【17】鈴木俊隆、*Zen Mind, Beginner's Mind: Integrated Talks on Zen Meditation and Practice*, Trudy Dixon and Richard Baker, eds. (New York and Tokyo: Weatherhill, 1970) 参照。邦訳『禅マインド　ビギナーズ・マインド』（松永太郎訳、サンガ、2012年）。

【18】メメット・マームート（Mehmet Mahmut）、and Louise Cridland, "Exploring the Relationship Between Psychopathy and Helping Behaviors"（サイコパシー研究学会年次総会でのポスター

発表）参照。

【19】サマセット・モーム（W. Somerset Maugham）、*Of Human Bondage* (London: George H. Doran and Company, 1915) 参照。邦訳『人間の絆』（守屋陽一訳、角川書店、1961年 ほか）。

【20】ダイアナ・ファルケンバック（Diana Falkenbach）、マリア・ツーカラス（Maria Tsoukalas）、"Can Adaptive Psychopathic Traits Be Observed in Hero Populations?"（サイコパシー研究学会年次総会でのポスター発表）参照。

【21】ヒロイック・イマジネーション・プロジェクトの詳細は公式サイト参照（http://heroicimagination.org/）。

【22】以下を参照。フィリップ・ジンバード（Philip G. Zimbardo）、"The Power and Pathology of Imprisonment,"Hearings before Subcommittee No. 3 of the Committee on the Judiciary, House of Representatives, Ninety-Second Congress, First Session on Corrections, Part II, Prisons, Prison Reform and Prisoner's Rights: California, *Congressional Record*, Serial No. 15, October 25,1971. Washington, DC: U.S. Government Printing Office, 1971, www.prisonexp.org/pdf/congress.pdf.

【23】アーヴィング・ジャニス（Irving L. Janis）、*Groupthink: A Psychological Study of Policy Decisions and Fiascoes*, 2nd ed. (Boston: Houghton Mifflin, 1982) 参照。

【24】Timothy A. Judge, Beth A.Livingston, and Charlice Hurst, "Do Nice Guys — and Gals — Really Finish Last? The Joint Effects of Sex and Agreeableness on Income," *Journal of Personality and Social Psychology* 102, no. 2 (2012): 390-407, doi:10.1037/a0026021 参照。

【25】Uma Vaidyanathan, Jason R. Hall, Christopher J. Patrick, and Edward M.Bernat, "Clarifying the Role of Defensive Reactivity Deficits in Psychopathy and Antisocial Personality Using Startle Reflex Methodology," *Journal of Abnormal Psychology* 120, no. 1 (2011): 253-58, doi:10.1037/a0021224 参照。

【26】犯罪プロファイリングの詳細は以下を参照。 Brent Turvey, *Criminal Profiling: An*

Introduction to Behavioral Evidence Analysis (San Diego: Academic Press, 1999); David V. Canter and Laurence J. Alison編、*Criminal Detection and the Psychology of Crime* (Brookfield, VT: Ashgate Publishing, 1997) 所収。

【27】Andreas Mokros, Michael Osterheider, Stephen J. Hucker, and Joachim Nitschke, "Psychopathy and Sexual Sadism," *Law and Human Behavior* 35, no. 3 (2011): 188-99 参照。

ケレハー類型では男性の連続殺人犯を幻覚型（Visionary）、使命感型（Missionary）、快楽型（Hedonist）、権力欲型（Power Seeker）の4つに分類している。幻覚型は霊的なメッセージや神の声を聞いて、あるいはもうひとりの自分に殺せと命じられて殺人を犯す。使命感型は社会を「掃除する」のが自分の務めだと感じ、ふつうは売春婦、同性愛者や特定の民族・宗教集団など少数派を狙って標的にする。快楽型——男性の連続殺人犯に最もよく見られるタイプ——はもっぱら快楽本位で、殺しを楽しむ。快楽型はさらに性欲型（性的満足感を得ることが目的）、スリル型（獲物を狩り、仕留めて楽しむことだけが目的）、物欲型（金銭など物質的利益を手にすることが目的）の3つに分類できる。最後の権力欲型は被害者を支配するために殺す。権力欲型は多くの場合、被害者を虐待するが、性欲型と違ってレイプは性的満足を得るためではなく、相手を支配する手段である。

ケレハー類型では女性の連続殺人犯を5つに分類している。ブラック・ウィドー型（Black Widow）、死の天使型（Angel of Death）、性犯罪型（Sexual Predator）、報復型（Revenge Killer）、利益型（Profit Killer）だ。ブラック・ウィドー型は家族や友人など親しい間柄の人間を殺して、注目や同情を集めようとする。死の天使型は病院や介護施設で働き、他人の生死を左右できることに快感を覚えるタイプで、被害者を死の淵に追いやったうえで奇跡的に「治す」ことも珍しくない。このタイプはたいてい、代理ミュンヒハウゼン症候群（MSBP）と診断される。

性犯罪型、報復型、利益型の動機はかなり自明だが、注目すべきことに性犯罪型はきわめてまれだ（このタイプに当てはまる女性の連続殺人犯は、おそらくAileen Wuornos〔アイリーン・ウォーノス。1989年から90年にかけ、フロリダ州で7人の男性を殺害。「モンスター」のタイトルで映画化〕だけだろう）。逆に最もよく見られるのが利益型で、女性の連続殺人犯の4分の3近くを占める。

連続殺人犯（男女とも）の詳細は以下を参照。Michael D. Kelleher and C.L. Kelleher, *Murder Most Rare: The Female Serial Killer* (Westport, CT: Praeger, 1998); Michael Newton, *The Encyclopedia of Serial Killers*,2nd ed. (New York: Checkmark Books, 2006).

【28】 Heinz Wimmer and Josef Perner, "Beliefs About Beliefs: Representation and Constraining Function of Wrong Beliefs in Young Children's Understanding of Deception," *Cognition* 13, no. 1 (1983):103-28, doi:10.1016/0010-0277(83)90004-5 参照。

【29】 アルフレッド・ハイルブラン (Alfred B. Heilbrun)、"Cognitive Models of Criminal Violence Based upon Intelligence and Psychopathy Levels," *Journal of Consulting and Clinical Psychology* 50, no. 4 (1982): 546-57 参照。

【30】 ポール・エクマンとロバート・レヴェンソンの研究については、Daniel Goleman, "ダライ・ラマ(Dalai Lama)"(序文)、*Destructive Emotions: How Can We Overcome Them? A Scientific Dialogue with the Dalai Lama* (New York: Bantam Books, 2003) 参照。一般的背景については以下も参照。エクマン、デヴィッドソン、Matthieu Ricard, and B. Alan Wallace、"Buddhist and Psychological Perspectives on Emotions and Well-Being," *Current Directions in Psychological Science* 14, no. 2 (2005): 59-63,doi:10.1111/j.0963-7214.2005.00335.x 所収。

【31】 データは未公表。

【32】 クリストファー・パトリック (Christopher J. Patrick)、Margaret M. Bradley, and Peter J. Lang, "Emotion in the Criminal Psychopath: Startle Reflex Modulation," *Journal of Abnormal Psychology* 102, no. 1 (1993): 82-92 参照。

【33】 アーティシャの著作および哲学の手ごろな案内書としては、Geshe Sonam Rinchen, *Atisha's Lamp for the Path to Enlightenment*, Ruth Sonam 英訳・編 (Ithaca, NY: Snow Lion Publications, 1997) 参照。

【34】 Blake Morrison, "Along Highways, Signs of Serial Killings," *USA Today*, October 5, 2010, www.usatoday.com/news/nation/2010-10-05-1Ahighwaykiller05_CV_N.htm 参照。

【35】 以下を参照。ドン・マーキス (Don Marquis)、"the lesson of the moth," *The Annotated Archy and Mehitabel*, Michael Sims 編 (New York: Penguin, 2006) 所収。